LE CHIRURGIEN DENTISTE,

OU

TRAITE' DES DENTS.

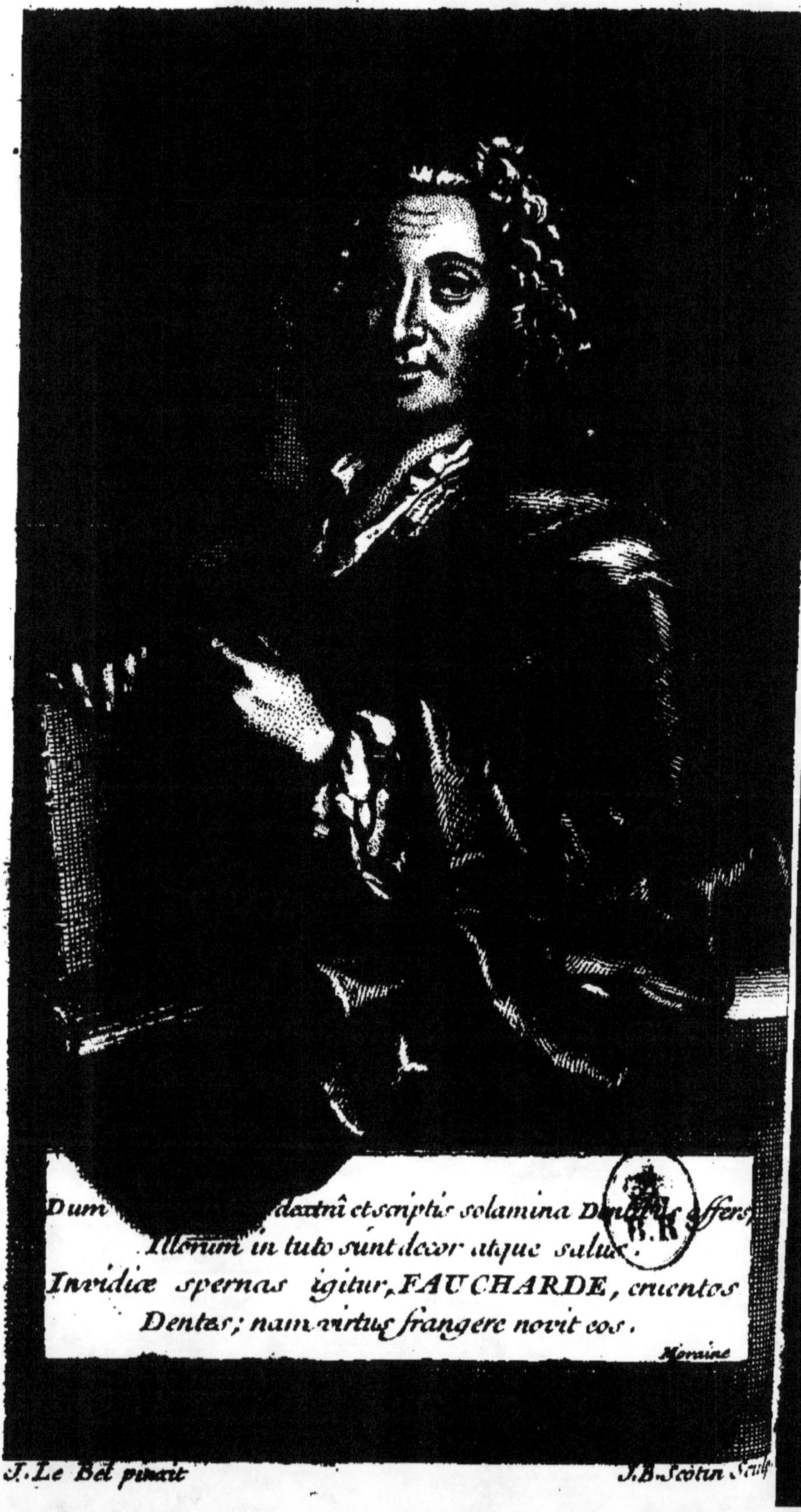

Dum [illegible] dextrâ et scriptis solamina Dent[illegible]s affers,
Illorum in tuto sunt decor atque salus.
Invidiae spernas igitur, FAUCHARDE, cruentos
Dentes; nam virtus frangere novit eos.

Moraine

J. Le Bel pinxit — *J.B. Scotin Sculp.*

LE CHIRURGIEN DENTISTE,

OU

TRAITÉ DES DENTS,

OU L'ON ENSEIGNE LES MOYENS de les entretenir propres & saines, de les embellir, d'en réparer la perte & de remédier à leurs maladies, à celles des Gencives & aux accidens qui peuvent survenir aux autres parties voisines des Dents.

Avec des Observations & des Réflexions sur plusieurs cas singuliers.

Ouvrage enrichi de quarante-deux Planches en taille douce.

Par PIERRE FAUCHARD, Chirurgien Dentiste à Paris.

Deuxiéme Edition revûë, corrigée & considérablement augmentée.

TOME PREMIER.

A PARIS,
Chez PIERRE-JEAN MARIETTE, ruë S. Jacques aux Colonnes d'Hercule.
Et chez l'Auteur, ruë des grands Cordeliers.

M. DCC. XLVI.
Avec Approbations & Privilége du Roi.

A MONSEIGNEUR LE COMTE DE MAUREPAS,

Ministre & Secrétaire d'Etat, Commandeur des Ordres du Roi.

MONSEIGNEUR,

Je n'aurois jamais osé présenter à VOTRE GRANDEUR *un Traité sur les Dents, si l'amour que vous avez pour les Arts, & la protection que vous leur accordez, au milieu même des fonctions les plus importantes de votre Ministére, ne m'eussent fait espérer que vous ne refuseriez pas mon hommage. Toutes les fois que des*

Artiſtes ont le bonheur d'être admis auprès de Votre Grandeur, *vous les recevez avec bonté, voûs vous plaiſez à animer leur zéle, à exciter leur émulation, en répandant ſur eux les graces du Prince. Je ne veux point devenir ſur ce ſujet le foible Echo de la voix publique, convaincu que plus vous méritez de loüanges, plus vous marquez de l'éloignement à en recevoir. Je borne ma reconnoiſſance à vous aſſurer que je ne ceſſerai jamais d'être avec un très-profond reſpect,*

MONSEIGNEUR,

de Votre Grandeur,

Le très-humble & très-obéiſſant
Serviteur, Fauchard.

PREFACE.

Les Dents ſont dans leur état naturel les plus polis & les plus durs de tous les os du corps humain ; mais elles ſont en même tems les plus ſujettes à des maladies qui cauſent de vives douleurs, & deviennent quelquefois très-dangéreuſes : Nous en faiſons tous la triſte expérience preſque auſſi-tôt que nous voyons le jour.

Ceux qui conſervent toutes leurs dents ſaines juſqu'à un âge avancé, ſont en très-petit nombre : Les uns doivent cet avantage à un heureux tempérament, les autres à une attention & à des ſoins particuliers ; au lieu que la plus grande partie des hommes ont les dents viciées dès le premier âge, ou les perdent avant le tems.

Comme la variété des maladies des dents, des causes qui les produisent & de leurs simptômes, est infinie, les opérations que la Chirurgie met en usage pour les guérir, demandent aussi différentes connoissances, & la pratique seule ne suffit pas pour porter ces opérations à leur perfection, à moins qu'elle ne soit dirigée par une étude exacte de l'anatomie de la bouche: Cette étude est absolument nécessaire pour bien connoître la structure, la situation, le rapport & l'usage des différens organes qui la composent. Ces connoissances nous menent insensiblement à la découverte des diverses maladies qui attaquent les dents, & à celle de leurs causes & de leur curation; cependant il faut convenir que cette partie de la Chirurgie, qui regarde les maladies de la bouche, a été jusqu'à présent la plus négligée.

Quoique la Chirurgie en général se soit beaucoup perfectionnée dans ces derniers tems; qu'on ait fait d'importantes découvertes dans l'anatomie & dans la maniére d'opérer, & qu'on ait mis au jour quantité d'Observations sçavantes & curieuses, les Dentistes n'y trouvent pourtant pas encore à beaucoup près des secours suffisans, pour les guider dans toutes leurs opérations.

Les Auteurs qui ont écrit de l'anatomie, des maladies & des opérations Chirurgiques, n'ont, en parlant des dents, traité que très-superficiellement de plusieurs maladies de la bouche, & seulement pour ne pas paroître rien omettre de ce qui pouvoit entrer dans l'exécution de leurs systêmes.

Si quelques Ecrivains ont parlé des dents & de leurs maladies en particulier, comme Urbain Hémard & B. Martin, ils ne l'ont pas fait d'une maniére assez étenduë. Le premier, qui étoit Chirurgien du Cardinal Georges d'Armagnac, a intitulé son Livre, qu'il lui dédie : *Recherche de la vraie Anatomie des dents, nature & propriétez d'icelles, avec les maladies qui leur adviennent. A Lyon, chez Benoît Rigaud* 1582. *in*-12. Ses Recherches, qui sont très-bonnes & très-utiles, font voir que ce Chirurgien avoit lû les anciens Auteurs Grecs & Latins, qu'il employe judicieusement dans tout son Ouvrage.

Le second, qui étoit Apotiquaire de feuë S. A. S. M. le Prince, nous a donné une *Dissertation sur les dents, imprimée à Paris chez Thierry en* 1679. formant un petit volume in-12. dans laquelle il explique la nature des dents, & traite de leurs maladies & de leur guérison avec assez de méthode; mais un peu trop succintement, & sans parler des opérations qui leur conviennent.

On ne connoît au reste ni Cours public, ni Cours particulier de Chirurgie, où la théorie des maladies des dents soit amplement enseignée, & où l'on puisse s'instruire à fond de la pratique de cet art si nécessaire à la guérison de ces maladies, & de celles qui surviennent aux parties dont les dents sont environnées.

Les plus célébres Chirurgiens ayant abandonné cette partie de l'art, ou du moins l'ayant peu cultivée, leur négligence a été cause que des gens sans théorie & sans expérience, s'en sont emparez, & la pratiquent au hazard, n'ayant ni principes, ni méthode. Ce n'est que depuis environ 1700.

que dans la Ville de Paris on a ouvert les yeux ſur cet abus.

On y fait à préſent ſubir un examen à ceux qui ſe deſtinent à être Dentiſtes ; mais quoique Meſſieurs les Examinateurs ſoient très-ſçavans dans toutes les autres parties de la Chirurgie, je crois, ſi j'oſe dire mon ſentiment, que ne s'appliquant pas ordinairement à la pratique de celle-ci, il ne ſeroit pas mal que dans ces occaſions on admît un Dentiſte habile & expérimenté, qui ſçauroit ſonder les Aſpirans ſur les difficultez qu'un long uſage lui auroit fait rencontrer dans ſon art, & leur communiquer les moyens de les ſurmonter : Par ce moyen, on ne verroit pas que la plûpart des Experts pour les dents, ne ſont munis que d'un ſçavoir au-deſſous du médiocre.

Pour ſuppléer à ce défaut d'inſtruction, il ſeroit à ſouhaiter que quelque habile Dentiſte, par exemple, feu M. Carmeline, qui a dans ſon tems travaillé avec un applaudiſſement général, nous eût fait part de ſa maniére d'opérer, & des connoiſſances qu'il avoit acquiſes dans le grand nombre de maladies ſinguliéres qu'il avoit traitées avec ſuccès.

Si les lumiéres de l'eſprit croiſſent & ſe multiplient dans le commerce des habiles gens, on ne peut ſe dédommager de leur perte que par la lecture de leurs Ouvrages ; & ſi l'on ne peut avoir la ſatisfaction de leur propoſer ſes doutes, du moins leurs idées ſur le papier nourriſſent, pour ainſi dire, l'eſprit de ceux qui les digérent & les méditent : Elles leur deviennent propres, & ſouvent en font naître de nouvelles ; & le ſuccès de ceux qui nous ont précédez & dont nous avons les préceptes, donne l'émulation d'atteindre à leur gloire, & même de parvenir à de nouveaux progrès.

Ce que ce célébre Chirurgien Dentiste n'a pas fait, j'ose aujourd'hui l'entreprendre : Je donnerai du moins l'exemple de ce qu'il auroit pû faire avec plus d'érudition & de réussite.

Destiné dès ma jeunesse à la Chirurgie, les autres Arts que j'ai pratiquez, ne me l'ont jamais fait perdre de vûë. Je fus l'Eléve de M. Alexandre Poteleret Chirurgien Major des Vaisseaux du Roi, très-expérimenté dans les maladies de la bouche : Je lui dois les premiéres teintures des connoissances que j'ai acquises dans la Chirurgie que j'exerce ; & les progrès que je fis avec cet habile homme me donnérent l'émulation qui m'a conduit dans la suite à des découvertes plus considérables : J'ai recueilli ce qui m'a paru de mieux établi dans les Auteurs : J'en ai ſouvent conféré avec les Médecins & les Chirurgiens de mes amis les plus habiles, & je n'ai rien négligé pour profiter de leurs conſeils & de leurs lumiéres.

L'expérience que m'a donnée une pratique ſans relâche de plus de quarante années, m'a conduit inſenſiblement à de nouvelles connoiſſances, & à corriger ce qui m'a paru défectueux dans mes premiéres idées. J'offre au Public le fruit de mes ſoins & de mes veilles, eſpérant qu'il pourra être de quelque utilité à ceux qui veulent exercer la profeſſion de Chirurgien Dentiſte, & très-avantageux encore aux perſonnes qui ont quelque attention à conſerver leur bouche en bon état.

Mais quoique j'aye tâché de ne rien avancer qui ne ſoit fondé ſur les principes les plus sûrs & les plus conformes à l'expérience; ſi cependant j'avois hazardé quelque choſe de répréhenſible dans ce Traité, je profiterai avec docilité des avis des perſonnes aſſez bien intentionnées pour me faire connoître mon erreur. C'eſt un avantage qu'un Auteur vivant doit mettre à profit avec bien du plaiſir & de la reconnoiſſance; & c'eſt ſur quoi je fonde principalement l'eſpérance que j'ai de me rendre de plus en plus utile au Public.

Je traite d'abord de la nature des dents en général, de leur accroiſſement, de leur ſtructure, de leur ſituation & de leur utilité; & après avoir parlé des maladies que les dents de lait cauſent aux enfans, avoir enſeigné les remédes qui y conviennent, & avoir marqué ce qui peut concourir dans la ſuite à la conſervation & à l'embelliſſement des dents, je parle de toutes les maladies qui peuvent les attaquer pendant le cours de la vie. J'en déſigne plus de cent réellement diſtinctes les unes des autres ; ce qui ſurpaſſe de beaucoup le nombre qui en avoit été indiqué juſqu'à préſent par les Auteurs. Je les partage en trois claſſes. La premiére renferme les maladies dont les cauſes ſont extérieures : La ſeconde, celles dont les cauſes ſont cachées : Et la troiſiéme, contient les maladies ſimptomatiques ; je rapporte dans cette derniére claſſe leurs accidens les plus ſinguliers ; & je m'étens enfin ſur la maniére de les prévenir, ou de les guérir.

L'affinité des gencives avec les dents, fait que les maladies des unes ſe communiquent aiſément aux autres ; c'eſt pourquoi je traite auſſi des gencives & de leurs maladies.

Je passe à la maniére d'opérer. Rien n'est plus commun que d'ôter les dents; cependant cette opération demande beaucoup plus de prudence & de connoissance que le vulgaire ne se l'imagine. Je parle des soins qu'il faut apporter, pour nettéïer les dents, les limer, les ruginer, les cautériser & les plomber. Je traite des moyens de remédier à leur déplacement; de procurer & embellir leur ordonnance; d'y suppléer, quand elle est détruite, & de les rafermir.

La perte des dents est quelquefois inévitable; mais l'art peut y suppléer. J'ai perfectionné, & même inventé plusieurs piéces artificielles, soit pour remplacer une partie des dents, soit pour remédier à leur perte totale; & ces piéces les remplacent si bien, qu'elles servent parfaitement aux mêmes usages que les dents naturelles : J'en donne au préjudice de mon propre intérêt, la description la plus exacte qu'il m'a été possible.

Les maladies de la bouche, ou celles qui peuvent y donner occasion, sont quelquefos si opiniâtres & si malignes, qu'elles détruisent les alvéoles, les os maxillaires, & ceux qui forment la voûte du palais, soit totalement, ou en partie; ensorte qu'une partie de la salive & des alimens n'étant plus portée dans leurs conduits ordinaires, s'échappe par le nez, & que l'excrément qui doit couler par ce canal tombe dans la bouche. Alors la voix n'est plus articulée, & la respiration ne se fait qu'avec peine. Pour remédier à ces accidens, j'ai inventé cinq sortes d'obturateurs du palais, ou cinq machines avec le secours desquelles le malade recouvre presque toujours l'usage de ces parties qu'il avoit perdu : J'en donne une description très-détaillée.

J'ai crû aussi qu'il étoit nécessaire de joindre à ce Traité l'explication & la maniére de se servir de différens Instrumens propres pour opérer sur les dents : J'en ai perfectionné quelques-uns, & j'en ai inventé d'autres, dont je crois qu'on trouvera l'usage plus commode.

J'ai mis à la fin de la premiére Partie de cet Ouvrage soixante & douze Observations sur les maladies les plus singuliéres, que j'ai traitées & guéries; avec quelques enseignemens pour se conduire en pareil cas.

Pour ne rien omettre de ce qui peut contribuer à l'utilité publique, qui est la seule vûë que je me suis proposée en composant ce Livre : J'ai fait graver quarante-deux Planches, qui repréſentent les dents dans leur état naturel, des dents difformes & mal figurées, différens corps d'un volume extraordinaire, ſoit tartareux, pierreux, ou oſſeux, détachez des dents, ou de quelque autre partie de la bouche; les Inſtrumens néceſſaires pour opérer, les piéces artificielles qui ſervent à remplacer une partie des dents, ou leur totalité; & les cinq différens obturateurs du palais, dont j'ai parlé.

Enfin je donne dans ce Traité des inſtructions nouvelles & eſſentielles, concernant la ſituation des parties de la bouche, celle où l'on doit placer le malade pour opérer, & l'attitude que doit prendre le Dentiſte.

Au reſte j'avertis le Lecteur qu'il pourra ſe trouver des gens, & ſurtout de ceux qui ne ſe ſoucient pas d'approfondir ce qu'il y a de difficile dans l'art du Dentiſte, qui ne goûteront pas la lecture du Manuel, ni la deſcription des Inſtrumens ; que d'autres pourront bien auſſi critiquer cet Ouvrage, parce que je dis des choſes qui leur paroîtront ou trop faciles, ou trop connuës; mais je leur réponds d'avance, que mon intention a été de travailler pour tout le monde, & principalement pour ceux qui veulent apprendre la partie de Chirurgie que je profeſſe ; que j'ai voulu leur applanir tout ce qui peut les arrêter, & leur donner la méthode qui m'a paru la plus claire & la plus aiſée, afin que le Public en reçoive plus de ſatisfaction. D'ailleurs ceux qui ne liront pas cet Ouvrage dans le deſſein d'apprendre à opérer, trouveront dans le reſte de ce Livre à s'inſtruire de mille choſes qui leur ſeront utiles & agréables, ſans s'arrêter à lire le Manuel & la deſcription des Inſtrumens, dont j'avouë que la lecture peut ennuyer ceux qui ne veulent pas exercer cette profeſſion : c'eſt ce qui m'a déterminé à mettre cette matiére de ſuite, comme faiſant un corps à part, & diſtingué du reſte de l'Ouvrage.

Comme je n'ai compoſé ce Livre qu'après avoir recueilli beaucoup de connoiſſances puiſées dans la bonne Chirurgie, & confirmées par différens ſuccès ; qu'il a été approuvé par pluſieurs Sçavans; que ſa premiére édition a été rapidement enlevée, & qu'on l'a jugé digne d'être traduit en langue étrangére, je me flate que le Public recevra avec la même bonté & un égal empreſſement cette ſeconde édition, dans laquelle on trouvera pluſieurs augmentations & de nouvelles diſſertations auſſi curieuſes qu'utiles.

Si j'ai ci-devant relevé les erreurs d'un Auteur moderne, j'ai crû devoir encore faire remarquer celles d'un autre Auteur postérieur, y étant excité par le même amour de la vérité, & j'espére que les gens sensez me tiendront compte des efforts que j'ai faits, pour vaincre la répugnance que j'avois à censurer, & que même ces Auteurs seront assez raisonnables, pour recevoir sans aigreur les observations que j'ai faites sur leurs écrits. Je répéte que je ne les mets au jour, que pour l'instruction générale, & non pour ma gloire particuliére. Au reste s'il est mortifiant d'avoir fait des fautes, on est digne de loüanges, quand on a la force de les avoüer.

TABLE

DES CHAPITRES, contenus dans ce premier Volume.

CHAPITRE PREMIER.

De la structure, situation & connexion des dents, de leur origine, de leur accroissement, &c. page 1

CHAPITRE II.

Des maladies des Enfans à la sortie des dents de lait, & des remédes qui y conviennent; & dans lequel on parle de deux Livres nouveaux sur cette matiére, 45

CHAPITRE III.

De l'utilité des dents, & du peu de soin que l'on prend pour les conserver, 60

CHAPITRE IV.

Le régime & la conduite que l'on

doit tenir pour conſerver les dents, 64

CHAPITRE V.

Maniére d'entretenir les dents blanches, & d'affermir les gencives. Opiats, poudres, racines & liqueurs utiles, ou contraires à cet uſage, 71

CHAPITRE VI.

Cauſes générales des maladies eſſentielles, ſymptomatiques, accidentelles & relatives aux dents, aux alvéoles & aux gencives: Le pronoſtic, diagnoſtic & denombrement de ces maladies, 99

CHAPITRE VII.

De la ſenſibilité & de l'agacement des dents, 135

CHAPITRE VIII.

Des différentes caries des dents, & des cauſes qui les produiſent, 142

CHAPITRE IX.

De la carie des dents; ce qu'il faut obſerver avant que de ruginer les dents cariées, 154

CHAPITRE X.
De la maniére de trépaner les dents quand elles sont usées, ou cariées, & qu'elles causent de la douleur, 169
CHAPITRE XI.
Du tartre, ou tuf, qui se forme sur les dents, & les mauvais effets qu'il y produit, 177
CHAPITRE XII.
L'idée générale de la pratique contenuë dans les Chapitres suivans, 183
CHAPITRE XIII.
La situation des parties de la bouche, eû égard aux dents. La situation du malade sur lequel on doit opérer, & celle du Dentiste, avec les différentes attitudes de l'un & de l'autre, 185
CHAPITRE XIV.
Ce qu'il faut observer avant que d'ôter les dents, en les ôtant, & après les avoir ôtées, 194
CHAPITRE XV.
Du resserrement des dents & de la

maniére d'ouvrir la bouche par force, lorſque par quelque accident elle eſt fermée à un tel point, qu'on eſt obligé d'en venir à l'opération, pour faire prendre des alimens au malade, ou pour reconnoître ce qui ſe paſſe dans toute l'étenduë de la bouche, 205

CHAPITRE XVI.

De la ſtructure, de l'étenduë, de la connéxion & des uſages des gencives, 216

CHAPITRE XVII.

Des maladies des gencives, & en premier lieu de l'excroiſſance ordinaire aux gencives, & l'opération convenable pour traiter cette maladie, 220

CHAPITRE XVIII.

De l'époulis, ou excroiſſance charnuë excédant le niveau de la ſurface des gencives, & de l'opération convenable pour traiter cette maladie, 227

CHAPITRE XIX.

Du paroulis, ou abcès qui ſe forme

aux gencives par fluxion & inflammation, quelquefois par congestion, épanchement & infiltration. La manière d'opérer pour traiter cette maladie, 238

CHAPITRE XX.

Des ulcéres qui surviennent aux gencives : Opération convenable pour traiter cette maladie, 255

CHAPITRE XXI.

Des fistules qui surviennent aux gencives à l'occasion des maladies des dents, & l'opération convenable pour traiter ces fistules, 260

CHAPITRE XXII.

Des mauvais effets que le scorbut produit sur les dents, sur les gencives & même sur les os des machoires. Opération convenable pour traiter les accidens causez par cette maladie, 264

CHAPITRE XXIII.

Des accidens les plus considérables qui surviennent en conséquence de la carie des dents, aux parties qui en sont les plus voisines, &

successivement à d'autres plus éloignées, 282

CHAPITRE XXIV.

Dix Observations concernant les dents, 285

CHAPITRE XXV.

Six Observations sur les dents régénérées, 328

CHAPITRE XXVI.

Observations faites sur les dents qui viennent tard, ou qui ne viennent point du tout, 340

CHAPITRE XXVII.

Cinq Observations concernant les dents diversement réünies ensemble, 342

CHAPITRE XXVIII.

Douze Observations sur les dents difformes & mal arrangées, 351

CHAPITRE XXIX.

Observation par laquelle on reconnoîtra la vraie luxation d'une dent, & quelles furent les adhérences qui survinrent en conséquence, 372

CHAPITRE XXX.

Cinq Observations sur les dents remises dans leurs mêmes alvéoles, ou transplantées dans une bouche étrangére, 375

CHAPITRE XXXI.

Deux Observations sur des dents qui furent enfoncées dans le sinus maxillaire supérieur droit, & dans l'alvéole, en voulant les ôter, 391

CHAPITRE XXXII.

Trois Observations sur les excroissances pierreuses formées sur les dents, ou dans leur voisinage, 397

CHAPITRE XXXIII.

Quatre Observations sur les violentes douleurs de tête, &c. causées par les dents, 411

CHAPITRE XXXIV.

Deux Observations sur les désordres que cause le scorbut dans la bouche, 422

CHAPITRE XXXV.

Douze Observations qui concer-

nent les dépôts, tumeurs & abcès occasionnez par les dents, 426

CHAPITRE XXXVI.

Observation sur les excoriations calleuses de la langue, des jouës & des gencives, causées par le frottement des chicots, ou dents éclatées, &c. 461

CHAPITRE XXXVII.

Sur des ulcéres calleux situez audedans de la jouë & aux gencives, causez & entretenus par la compression d'une derniére dent molaire, 462

CHAPITRE XXXVIII.

Six Observations singuliéres, 465

Fin de la Table des Chapitres du premier Volume.

LE CHIRURGIEN DENTISTE, OU TRAITE' DES MALADIES des Dents, des Alvéoles, & des Gencives.

CHAPITRE PREMIER.

De la structure, situation & connexion des Dents, de leur origine, de leur accroissement, &c.

POUR donner une intelligence parfaite de la matiere dont je traite, il paroît nécessaire d'expliquer la structure, la connexion & la mécanique particuliere des dents.

C'est sur la connoissance de ces parties que j'établirai ma théorie & ma pratique ; & que je tâcherai ensuite de donner une juste idée des maladies qui affligent les dents, pour la conservation desquelles j'indiquerai aussi les moyens les plus assurez.

Les dents considérées dans leur naturelle constitution, sont les os les plus blancs, les plus durs ou les plus compactes du corps humain. L'arrangement & l'ordre particulier du tissu qui les compose, contribuë beaucoup à leur blancheur. Elles sont très difficiles à entamer, surtout par leur partie émaillée; & elles contiennent beaucoup de matiere osseuse dans un petit volume.

Urbain Hemard, après Aristote, (a) dit qu'elles sont plus dures que les autres os, qu'elles les brisent, que leur dureté égale celle des pierres, qu'elles résistent au tranchant du fer, & ne peuvent être brûlées, ni réduites en cendre comme le reste des os de notre corps. Galien qui a suivi l'opinion d'Hippocrate & d'Aristote, n'a pas non plus ignoré que les dents différoient des autres os par leur naissance, par leur accroissement & par leur sensibilité.

(a) Arist. liv. 2. ch. 9. & liv. 3. ch. 7. des parties des animaux.

Toutes les dents sont engagées dans plusieurs cavitez nommées alvéoles, qui sont creusées dans les deux os maxillaires. Le nombre de ces cavitez répond à celui des dents, qui pour l'ordinaire dans les adultes est de trente deux, seize à chaque machoire; sçavoir, quatre incisives, deux canines & dix molaires; quelquefois il n'y en a que trente-une; quelquefois trente, ou vingt-neuf. Les quatre dernieres nommées dents de sagesse, ne paroissent souvent que fort tard, ou ne viennent pas toutes, ou ne viennent jamais; ce qui fait que beaucoup de personnes n'en ont que vingt-huit.

Outre cette diversité, j'en ai vû qui avoient trente-trois dents bien arrangées, chacune placée dans son alvéole particulier.

Il faut remarquer que la dent qui excede le nombre de trente-deux, doit être regardée comme surnuméraire, qu'elle vient pour l'ordinaire entre les deux grandes incisives à la machoire supérieure, & que pour lors ce sont les incisives qui sont multipliées. Cette dent surnuméraire ressemble assez bien aux incisives latérales, ou moyennes de la machoire supérieure.

J'ai vû même deux personnes en avoir chacune trente-quatre, seize à la machoire inférieure, & dix-huit à la supérieure, dont les deux qui excédoient le nombre ordinaire, étoient situées à la partie postérieure des incisives supérieures.

Les alvéoles sont séparez entre eux par des cloisons osseuses: Leur substance spongieuse est revêtuë d'une petite lame poreuse fort mince, beaucoup moins dure que le reste de l'os, flexible, capable d'obéïr plus ou moins, suivant les différens états où elle se trouve. La figure de chaque alvéole est toujours conforme à celle de chaque dent qu'elle reçoit, & dont elle est comme le moule.

La substance charnuë qui revêt & entoure extérieurement les alvéoles, est appellée gencive. Elle est la continuation de la membrane connuë sous le nom de périoste, qui couvre immédiatement les os, & de celle qui recouvre l'intérieur de la bouche. Les gencives, aussi-bien que les bords osseux des alvéoles, servent à contenir & à affermir les dents.

Dans chaque dent on distingue deux parties: La premiere est celle qui paroît en dehors, n'étant point renfermée dans l'alvéole : On la nomme le corps de la dent. On remarque ordinairement à sa base un petit enfoncement circulaire plus ou moins apparent, nommé le colet de la dent. Il est peu couvert de la gencive. La seconde partie est cachée dans l'alvéole : Elle se nomme la racine de la dent.

La différente conformation que l'on remarque dans le corps des dents, fait qu'on les distingue en incisives, canines & molaires.

Les quatre dents qui sont placées au-devant de chaque machoire, sont nommées incisives, du verbe Latin *incidere*, qui signifie couper. En effet, l'extrêmité extérieure de ces dents, est très-propre à couper les alimens : Elle est un peu convéxe antérieurement, cave postérieurement & tranchante par l'extrêmité opposée à la racine. Les deux incisives du milieu de la machoire supérieure, sont toujours plus larges & ordinairement plus longues que les incisives latérales, & que les autres incisives: Les latérales de cette machoire sont plus larges que les incisives de la machoire inférieure. Je nomme les deux premieres, grandes incisives; les latérales, moyennes incisives; & les quatre de la machoire inférieure, petites incisives.

Les canines sont situées immédiatement après les incisives. Leur nombre est de deux à chaque machoire: On les nomme canines, par le rapport qu'elles ont avec quelques-unes des dents du chien. Le corps de ces dents est plus rond, plus épais que celui des incisives; l'extrêmité de leur corps opposée à la racine, est en pointe émoussée.

Les dents canines, par rapport à leur structure, sont non-seulement très-propres à percer les alimens; mais encore à les tenir fermes, tandis qu'on fait effort à les tirer pour les rompre ou déchirer: Elles servent aussi à ronger les alimens qui sont propres à l'être: De-là vient que naturellement on les porte entre ces dents.

Celles qui suivent immédiatement les canines, sont deux petites & trois grosses molaires à chaque côté des machoires. On les divise en petites & en grosses molaires, ou par rapport à ce que les deux premieres sont moins grosses dans les adultes que leurs voisines de la même espéce, & moins garnies d'éminences à l'extrêmité de leur corps, ou parce qu'elles ont moins de racines que celles qui leur sont postérieures.

Le corps des grosses molaires est presque quarré : Il se trouve applati à son extrêmité, ayant néanmoins extérieurement de petites éminences & de petites cavitez. Les deux machoires étant fermées, les éminences des dents de la machoire inférieure sont reçuës dans les cavitez des dents de la machoire supérieure ; & réciproquement les éminences des dents de la machoire supérieure sont reçuës dans les cavitez des dents de la machoire inférieure. Cette disposition les rend propres à briser & moudre parfaitement les alimens les plus durs. Elles perfectionnent ainsi la trituration de ceux qui ont échappé à l'action que les incisives & les canines ont commencée.

On a donné au corps de chaque dent le nom de couronne ; mais ce nom semble ne convenir qu'à celui des molaires. Il n'y a que celles-ci qui ayent quelque rapport aux couronnes antiques, par les éminences qui sont à leur extrêmité.

Lorſque les enfans viennent au monde, il ne leur paroît ordinairement aucune dent. Elles ſont alors renfermées dans les gencives pour quelque tems : Après quoi il en paroit ſucceſſivement juſqu'à vingt, qui ſont huit inciſives, quatre canines, & huit petites molaires. Ces vingt premieres dents ne ſont pas ſans racines, comme le vulgaire & quelques Auteurs le diſent. Il eſt bien vrai qu'il n'en paroît preſque point, lorſqu'elles tombent d'elles mêmes ; mais ſi on les ôte avant qu'elles ſoient chancelantes, ou prêtes à tomber, on y en trouve qui ſont à proportion de leur corps, auſſi longues, auſſi fortes, & preſque auſſi dures que celles des ſecondes dents. Cela ſe confirme encore par la remarque que l'on a faite de certaines racines de dents de lait, qu'on trouve dans les adultes, & qui ſont ſituées à côté des dents renouvellées depuis pluſieurs années.

Un peu par-delà l'extrêmité des racines de ces vingt premieres dents qui tombent ſucceſſivement, ſont contenus d'autres germes, dont ſe forment les ſecondes dents, qui paroiſſent lorſque les premieres ſont tombées, &

quelquefois avant leur chûte. On peut dire par conféquent que les enfans ont cinquante-deux dents, en comprenant les douze groſſes molaires, qui ne ſe regénerent point ordinairement, ſans compter les germes qui peuvent ſe trouver par extraordinaire à l'extrêmité des racines des groſſes molaires. Je ſuis d'autant plus aſſuré que ces germes ſe trouvent quelquefois, qu'il y a eu deux perſonnes, à chacune deſquelles j'ai vû renaître une groſſe dent molaire, à la place de celle qu'elles avoient été obligées de ſe faire ôter.

Je pourrois citer pluſieurs exemples ſemblables, contraires à l'opinion commune, qui établit que les groſſes molaires ne ſont jamais ſujettes à ſe renouveller. Ce fait eſt ſi conſtant, que l'expérience ſeule ſuffit pour juſtifier mon opinion.

La ſeconde partie de la dent nommée la racine, a donné lieu à faire beaucoup de remarques par rapport à la groſſeur, au nombre & à la figure des racines des dents. Il y a des racines qui égalent le corps de la dent, & qui le ſurpaſſent même quelquefois en groſſeur. Quant au nombre, on obſerve que les dents inciſives, les canines & les petites molaires, n'ont qu'une racine chacune : Il arrive néanmoins quelquefois que ces dernieres dents ont deux racines séparées dans toute leur longueur, ou seulement à leur extrêmité. On remarque que ces racines se recourbent tantôt en dedans, tantôt en dehors.

J'ai tiré de petites molaires qui avoient trois racines; mais ces sortes de dents sont assez rares, aussi bien que des canines à deux & à trois racines. (a) Je garde deux dents canines, dont la premiere à deux racines séparées, & l'autre paroît composée comme de trois racines distinguées l'une de l'autre par une goutiere, qui se continuë dans toute leur longueur. Une de ces racines se sépare même tout-à-fait vers son extrêmité, des deux autres, qui paroissent confonduës, & se terminer en une seule racine pointuë, plus longue que l'autre, & d'un volume plus considérable.

Les grosses molaires situées immédiatement aprés les petites, ont pour l'ordinaire deux ou trois racines, (b)

(a) Voyez les figures 12. & 13. de la planche 27.

(b) Voyez les fig. 7. & 8. de la planche 27.

quelquefois quatre, ou même cinq : Cela arrive plus ſouvent aux dents de la machoire ſupérieure, qu'à celles de l'inférieure. On obſerve que la derniere molaire, tant du côté droit que du côté gauche de l'une & l'autre machoire, a moins de racines que les deux qui la précédent ; que ſon corps eſt moins gros ; qu'elle n'a ordinairement que deux racines, preſque toujours unies entr'elles dans toute leur étenduë. Leurs extrêmitez ſe portent ſouvent tantôt en dehors, tantôt en dedans ; c'eſt ce qui les rend très-difficiles à ôter, ſurtout lorſqu'elles ſe portent en dedans, & que cela arrive à la machoire inférieure.

Les alvéoles ſont diviſez en autant de loges que chaque dent qu'elles reçoivent a de racines. L'intervale de ces loges eſt occupé par une ſubſtance oſſeuſe & ſpongieuſe. Comme cette ſubſtance eſt flexible, & céde aiſément, cette flexibilité empêche que les dents ne ſe rompent dans les grandes compreſſions.

Les groſſes dents molaires de la machoire ſupérieure, ont ordinairement leurs racines plus écartées par leur extrêmité, que celles de l'inférieure.

On peut encore remarquer pluſieurs

variétez dans les dents molaires, (a) par rapport à leurs racines. Il y en a dont les racines se touchent par la pointe, & sont fort écartées par la base proche le corps de la dent. Ce sont ces dents qu'on nomme dents barrées, si difficiles & si dangéreuses à ôter, par la nécessité où l'on est d'emporter avec elles la portion spongieuse, que nous avons dit occuper l'intervale des racines.

Quelques dents molaires ont une ou deux racines plates. Chacune de ces racines plates semble être composée de deux racines jointes ensemble & distinguées seulement par une espéce de goutiere qui regne dans toute leur longueur, & en marque la séparation : Quelquefois on trouve dans le dedans de ces racines ainsi figurées, deux canaux, chacun à peu près semblable à celui que l'on voit dans les racines simples & séparées les unes des autres.

Il y a encore des dents dont les racines sont différemment recourbées en crochet par leur bout ; c'est ce qui produit beaucoup de difficulté quand on veut ôter ces sortes de dents, surtout s'il se trouve deux racines crochuës dans

(a) Voyez la planche 27.

un ſens oppoſé, ou ſi chaque crochet ſe rapproche l'un de l'autre par ſon extrêmité. Il eſt alors impoſſible d'ôter la dent, ſans intéreſſer les cloiſons oſſeuſes qui forment chaque loge de l'alvéole, & dans leſquelles les racines ſont engagées; Si au contraire ces cloiſons réſiſtent, les racines crochuës doivent néceſſairement ſe caſſer.

On voit quelquefois des dents molaires dont les racines ſont ondées. On en voit encore d'autres, dont les racines ſe fourchent vers le bout.

J'ai vû des dents qui m'ont paru composées de deux ou trois germes, (*a*) qui s'étoient comme liez & joints enſemble. Ces dents étoient unies entre elles, à peu près de même que deux enfans qui viennent au monde attachez l'un à l'autre par le dos. Ce qui me donna l'idée qu'elles étoient formées de différens germes, ce fut que je remarquai le long du corps de la dent juſqu'à la couronne, des diviſions fort ſenſibles, & ſemblables à celles dont nous avons fait mention, en parlant des racines jointes enſemble. Si ces ſortes de dents n'ont qu'une ou deux racines, il faut penſer que l'union de leurs corps

(*a*) Voyez la figure 15. de la planche 27.

ſe ſera faite de même que celle des cerries que nous nommons jumelles, parce que leur noyau eſt double, quoiqu'elles n'ayent qu'une ſeule queuë.

Un de mes confréres m'a fait voir encore une dent, qui paroiſſoit composée de deux autres, entre les racines deſquelles il ſe trouvoit une troiſiéme dent, (a) dont la couronne étoit unie à la voûte que formoient les racines des deux premieres. La diverſité que l'on remarque dans la conformation des dents eſt ſi grande, qu'il n'eſt pas poſſible de rapporter toutes les manieres dont la nature ſemble ſe joüer dans les figures ſurprenantes & extraordinaires qu'elle leur donne quelquefois. Si elle varioit de même dans la conformation de chaque partie du corps humain, il ſeroit rare de voir quelqu'un qui ne fût extraordinairement contrefait.

M. Laudumiey le neveu, celui qui fut envoyé en 1714. à la Cour d'Eſpagne pour opérer aux dents de Sa Majeſté Catholique, m'a fait voir une derniere dent molaire du côté droit de la machoire ſupérieure, composée de deux dents unies enſemble par leurs ra-

(a) Voyez la figure 16. de la planche 27.

cines. Il ôta cette eſpéce de double dent à une femme. Les couronnes de ces dents ſont diviſées, & leurs racines ſont au nombre de ſept: Elles ſemblent être confonduës entr'elles, quoiqu'elles ne laiſſent pas d'être bien marquées. L'une de ces dents eſt de la groſſeur ordinaire, l'autre eſt plus petite. Celle-ci a trois racines, & celle-là en a quatre. M. Laudumiey ne les ôta, que parce qu'elles étoient cariées par leurs couronnes. Ces ſortes de dents ne ſont pas communes, & elles ne peuvent être ainſi diſpoſées, que parce que pluſieurs germes ſe confondent enſemble, & que la cloiſon mitoyenne des alvéoles qui devroit les diviſer, ne ſe forme pas.

Les racines des dents inciſives, canines & petites molaires, ſont applaties par les côtez. Cette ſurface plate appuie ſur la cloiſon mitoyenne de l'alvéole, tandis que la ſurface plate de la dent voiſine, appuie ſur le côté oppoſé de la même cloiſon.

Cette diſpoſition fortifie ces dents dans leurs alvéoles, d'autant plus que le colet & le corps de chacune étant auſſi plats par leurs parties latérales, ces mêmes dents poſées les unes contre les autres, ſe procurent un appui mutuel.

Les dents ſont enchaſſées dans les alvéoles par leurs racines, & affermies par les gencives. Les gencives ont un reſſort particulier, de même que l'alvéole. C'eſt à ce reſſort que nous devons attribuer trois choſes qu'il faut examiner.

Premiérement, d'où vient que la machoire inférieure, qui avoit au-deſſus de ſa baſe une épaiſſeur aſſez conſidérable à l'âge de trente & quarante ans, devient non-ſeulement fort étroite dans les vieillards en cet endroit; mais que même les alvéoles s'effacent entiérement.

Secondement, pourquoi une dent qu'on a remiſe dans ſon alvéole immédiatement après en avoir été ſéparée, s'y rafermit, & y reſte ſouvent toute la vie.

Troiſiémement, par quelle raiſon le corps des dents de l'une & de l'autre machoire, qui n'ont plus de dents à leur rencontre avec leſquelles elles puiſſent ſe froter, ſemble ſurpaſſer de beaucoup en longueur les autres.

Ces trois choſes, quoique différentes entr'elles, s'expliquent par la flexibilité

bilité & le reſſort des alvéoles. A l'égard de la premiere queſtion, la partie ſituée au-deſſus de la baſe de la machoire inférieure des vieillards & la plus voiſine de ces alvéoles, ne devient étroite, & les alvéoles ne s'affaiſſent, que parce qu'étant flexibles, ils ne tiennent plus leurs parois écartez, lorſque la racine vient à manquer. Ces mêmes parois s'approchant les uns des autres, l'alvéole s'efface entiérement; ainſi la partie de l'os maxillaire la plus voiſine, en devient moins étenduë; les gencives occupent moins de volume; & la machoire eſt par conſéquent moins épaiſſe dans ces endroits.

Pour la ſeconde queſtion, une dent remiſe dans ſon même alvéole, s'y rafermit par le reſſort & la flexibilité de l'alvéole même & des gencives, comme auſſi par l'impulſion ou compreſſion occaſionnée par l'inſinuation du ſuc nourricier, qui donnant plus d'épaiſſeur à l'alvéole & à la gencive, les retrécit, & rend l'un & l'autre plus propres à mieux affermir, & à mieux embraſſer la racine de la dent.

Je penſe auſſi que les alimens dans la maſtication, venant à preſſer l'extérieur des gencives & des alvéoles de tous côtez, ont beaucoup de part au raprochement de ces parties, ou à leur affaissement.

Concernant la troisiéme question, qui regarde les dents qui n'en ont point à l'opposite, sur qui elles puissent s'appuyer, & qui semblent surpasser les autres, on doit penser que ces dents n'étant plus usées par le frotement des autres, ni recognées par-là dans leurs alvéoles, les fibres osseuses de l'alvéole les serrent par la vertu élastique du ressort, les expriment & les obligent à sortir, à quoi la figure conique des racines des dents contribuë beaucoup.

Les racines des grosses molaires étant écartées les unes des autres, forment par ce moyen une assiette large; ce qui fait qu'étant fortement enchassées, elles résistent plus facilement aux compressions qui leur arrivent, lorsqu'on mâche des corps durs.

La disposition des racines écartées de ces grosses molaires, empêche aussi qu'elles ne soient si facilement expulsées de l'alvéole, quand il n'y a point de dents à leur rencontre.

Les racines des dents ont beaucoup plus de longueur que leur corps n'en a; ce qui les rend capables de résister aux efforts considérables qu'elles font dans la mastication.

Quelques uns ont considéré les dents comme autant de leviers, prenant pour le point d'appui de la dent, la circonférence engagée dans l'ouverture de l'alvéole, où elle se trouve plus exactement serrée qu'ailleurs; la partie de la dent contenuë dans l'alvéole, pour le long bras du levier, & la portion qui excéde l'alvéole, pour le petit bras du levier. On sçait par les régles de la mécanique & par l'expérience journaliere, que la force du levier est d'autant plus grande, que le bras sur lequel la puissance ou la force majeure agit, est long & éloigné du point d'appui; & qu'au contraire celui sur lequel la résistance fait effort, est racourci & voisin du point d'appui: ce qui se prouve par l'exemple des tenailles, qui ont d'autant plus de force, que leurs branches sont plus longues & leurs extrêmitez plus éloignées du point d'appui, tandis que les extrêmitez de leurs machoires en sont voisines.

Cette disposition ne contribuë pas peu à rendre les dents plus fermes & plus stables dans leur intime union avec les alvéoles, & plus capables de résister par conſéquent aux impulſions, aux mouvemens & aux efforts qui ſe réïterent ſi ſouvent dans la maſtication; ſurtout lorſqu'il s'agit de rompre, de diviſer, ou de triturer avec elles certains corps durs. Cet avantage eſt conſidérable pour les maintenir dans leur état naturel; mais lorſque par quelque maladie on eſt obligé de les ôter de leurs alvéoles, cela produit un effet tout contraire, & en rend l'exécution d'autant plus difficile, qu'il ſe rencontre que la plus grande partie de la dent, conſidérée comme le grand bras du levier, ſe trouve fortement engagée dans une cavité profonde, qui l'embraſſe de toutes parts, & qui forme la réſiſtance, tandis que la partie de la même dent la moins étenduë en longueur, & conſidérée comme le petit bras du levier, eſt celle ſur laquelle la puiſſance agit pour lors.

Les racines des dents, de même que leurs alvéoles, ſe trouvent recouvertes d'un perioſte qui leur eſt commun. On obſerve au colet de la dent, à l'endroit du corps où s'attache la gencive, quelques inégalitez peu apparentes, qui rendent plus exacte l'adhérence de la gencive à la dent; ce qui empêche qu'aucune partie ſaline des alimens n'entre dans l'alvéole.

Les racines de chaque dent ont chacune une cavité dans toute leur longueur : Elle eſt plus conſidérable dans les dents qui ſe renouvellent à l'âge de huit ans, qu'elle ne l'eſt à dix : Elle va toujours en diminuant de capacité d'année en année, & à meſure que la dent croît en longueur, en groſſeur & en épaiſſeur ; juſques-là qu'elle diſparoît preſque entiérement dans les vieillards. La cavité de chaque racine va aboutir à uneplus grande, qui ſe trouve dans le commencement du corps de la dent, & qui ſe partage aux dents molaires preſque toujours en autant de petits ſinus ou conduits, que la couronne de ces dents préſente d'éminences. Cette grande cavité eſt tapiſſée d'une membrane, qui ſert de ſoutien aux petits vaiſſeaux ſanguins & aux nerfs qui ſe diſtribuent dans l'intérieur de la dent.

Les dents inciſives & canines de la machoire ſupérieure, reçoivent leurs nerfs de la branche de la cinquiéme paire appellée maxillaire ſupérieure, laquelle paſſant par le conduit, qui ſe remarque au bas de l'orbite, pour aller ſe diſtribuer à la face, fournit dans ce trajet des rameaux qui vont à ces dents.

Les molaires de la même machoire, reçoivent leurs nerfs de la même branche par des trous qui se trouvent postérieurement à la face latérale extérieure de l'os maxillaire supérieur qui fait partie de la fosse temporale.

Les artéres & les veines accompagnent toujours les nerfs, & se portent aux dents par la même route. Les artéres des dents sont des rameaux qui viennent des carotides externes, & leurs veines vont se décharger dans les jugulaires externes.

Les dents de la machoire inférieure reçoivent leurs nerfs de la portion de la cinquiéme paire nommée maxillaire inférieure. Cette portion de nerfs, après être sortie du crâne par le trou auquel elle donne son nom, & avoir fourni plusieurs gros rameaux qui vont à différens endroits de la face, descend entre les deux muscles ptérigoïdiens. Là elle se partage en deux branches principales, dont la plus petite va se perdre dans la langue, & la plus considérable entre dans le canal de la machoire inférieure, par l'ouverture qui est à la face intérieure, entre les éminences nommées condiloïdes & coronoïdes. Cette branche parcourant ce canal, donne, chemin faiſant, des filets à toutes les racines des dents, tant molaires que canines. Cette même branche étant parvenuë au trou nommé mentonnier, elle ſe diviſe en deux branches, dont la plus conſidérable ſort par ce même trou, pour ſe diſtribuer à la lévre inférieure, & communiquer avec la portion dure de la ſeptiéme paire, & l'autre continuë ſa route juſqu'à la ſimphyſe du menton, en fourniſſant dans ce chemin des rameaux aux dents inciſives.

Les artéres qui ſe diſtribuent aux dents de cette machoire, ſont auſſi des productions de la carotide externe; & les veines qui ſortent des dents, vont ſe décharger de même que les précédentes, dans les jugulaires.

Outre la cavité qu'on remarque dans l'intérieur de la dent, on obſerve que ſon corps eſt composé de deux ſubſtances, qu'on peut diſtinguer en intérieure & en extérieure. La premiere paroît être de la même nature que celle qui compoſe la racine. L'autre au contraire, en différe beaucoup: Elle a à peine un tiers de ligne d'épaiſſeur à la circonférence du corps ou de la couronne, & à mesure qu'elle va former l'extrêmité de ce corps ou couronne, elle se trouve plus épaisse. Elle est très-blanche & si dure que le burin & la lime ne peuvent agir sur elle que très-difficilement. Cette substance que l'on nomme émail, se forme avant la sortie de la dent, se fortifie & s'embellit jusqu'à l'âge d'inviron vingt ans; après lequel tems cet émail commence à s'user par le frotement continuel.

Si l'on examine cette substance à la faveur du microscope, on trouvera, suivant la remarque de M. de la Hire (*a*) » qu'elle est composée d'une infinité de » petits filets, qui sont attachez sur la » partie interne de la dent par leurs racines, à peu près comme les ongles & » les cornes le sont aux parties où elles » s'attachent. On voit très-facilement, » continuë cet illustre Académicien, » cette composition dans une dent rompuë, où l'on remarque que tous ces » filets, qui prennent leur origine vers » la partie de la dent qui touche la gencive, sont fort inclinez à cette partie, » & presque perpendiculaires sur la base

(*a*) Mathématicien & membre de l'Académie Royale des Sciences. Mémoires de l'Académie de 1699.

de

de la dent : Par ce moyen ces filets «
réſiſtent davantage à l'effort qu'ils «
ſont obligez de faire en cet endroit. »

M. de la Hire eſt perſuadé que l'accroiſſement de ces filets ſe fait comme celui des ongles. Il ajoute qu'il peut «
arriver que dans quelques dents ces fi- «
lets qui en ſont l'émail, ne ſoient que «
par paquets, dont les extrêmitez s'u- «
niſſent enſemble; mais qu'ils ne ſoient «
pas joints exactement vers la partie «
intérieure de la dent : Ce qui paroît «
aſſez clairement dans la baſe des «
dents molaires, où l'on peut voir la «
ſéparation des paquets. Si l'extrêmi- »
té des filets vient à s'uſer peu à peu, «
la ſéparation des deux paquets s'aug- «
mentera aſſez pour recevoir quelques «
parties dures des alimens; & alors il «
ſe fera une petite ouverture ſur la «
baſe de la dent : La partie intérieure «
de la dent ſe découvrira, & par con- «
ſéquent la dent périra dans la ſuite. »

Quoique l'émail vienne à être uſé juſqu'à ce point, il n'arrive pas toujours que la dent périſſe pour cela ; puiſque, nonobſtant la perte de l'émail, la dent ſe conſerve & ſe maintient : Ce qui ſe voit ſouvent dans les vieillards, même après avoir dépoüillé de l'émail leurs dents par la lime, dans les endroits où elles étoient déja cariées. On voit encore des dents tronquées à moitié, & par conséquent dépourvûës de leur émail, se maintenir dans cet état sans carie & sans douleur, pendant plusieurs années, & quelquefois pendant toute la vie.

J'avouë cependant que les fibres de l'émail étant une fois usées, & ne pouvant plus se réparer, la substance intérieure de la dent étant alors pénétrée plus aisément, elle peut devenir plus sensible au froid & au chaud; ce qui fait quelquefois souffrir beaucoup, & est cause que la dent est plus disposée à se carier.

Dans la machoire du fœtus, les alvéoles ne sont pas tous formez, ou du moins ils ne semblent pas l'être; puisqu'il n'en paroît à chaque machoire que dix ou douze. Ils ont peu de profondeur, & leurs cloisons sont très-minces. Avant la sortie des dents, on distingue ces alvéoles au dehors par autant de bosses; les bords de ces petites cavitez sont très-minces; leur ouverture est aussi fermée par la gencive qui paroît pour lors tendineuse. Dans la suite la gencive devient molle, tendre &

vermeille, & elle demeure en cet état jusqu'à six ou sept mois. Si après l'avoir coupée, on examine ce qui est contenu dans les alvéoles, on trouve dans les premiers tems de la formation, que chaque alvéole renferme un amas de matiere molle & visqueuse, figurée à peu près comme une dent. Cette matiere est renfermée dans une membrane vesiculaire, tendre, poreuse & parsemée d'un grand nombre de vaisseaux: Ce sont ces mêmes vaisseaux qui se distribuent à la dent, après qu'elle est formée, lesquels s'attachent & se distribuent aussi au germe, pour y porter la nourriture & la matiere suffisante pour son développement & pour l'accroissement de la dent. La façon dont ces vaisseaux se manifestent en cette membrane, a donné occasion à quelques Anatomistes de la nommer Chorion. (a)

Cet amas de matiere molle & visqueuse, ainsi enveloppée de sa membrane, & arrosée par des vaisseaux, est ce qu'on appelle communément le noyau de la dent: Quelques uns le nomment la coque, & d'autres le germe de

(a) Chorion est le nom de la membrane la plus extérieure de celles qui enveloppent le fœtus dans la matrice.

la dent. Ce germe fournit d'abord par ſa partie ſupérieure, à la machoire inférieure, & par ſa partie inférieure, à la machoire ſupérieure, un ſuc qui ſe répand ſur la ſurface extérieure de la membrane. Ce ſuc s'oſſifiant, y fait une couche qui va former l'extrêmité du corps de la dent. Ce même germe fournit encore un nouveau ſuc pour faire une ſeconde couche: Ce ſuc ſe colle à la premiere couche, il s'oſſifie enſuite entr'elle & la membrane du germe : Ces couches s'étendent par l'accroiſſement: La membrane du germe s'étend en longueur, tandis que le ſuc du germe ſe filtre peu à peu à travers les pores de cette membrane, pour former ſucceſſivement de nouvelles couches. C'eſt de cette maniere que les dents reçoivent leur forme & leur accroiſſement.

Il eſt aiſé de voir par ce qui vient d'être rapporté, que l'émail de la dent eſt le premier le plus formé, & que le nombre des couches augmente le volume de la dent, juſqu'à ce que le germe vienne à s'oſſifier lui-même, & que la dent ait achevé de croître. C'eſt cette oſſification qui affaiſſe les vaiſſeaux de la dent, & qui rend ſa cavité peu apparente dans l'extrêmité de ſa racine, & même quelquefois entiérement effacée dans un âge bien avancé.

Preſque tous les Anatomiſtes veulent que l'arrangement des couches qui forment & perfectionnent les dents, ſoit différent de celui qu'on vient d'établir : Ils prétendent que les lames les dernieres formées ſont extérieures, & les premieres intérieures ; mais comme l'opinion moderne, contraire à celle-ci, me paroît plus vraiſemblable, c'eſt celle que j'adopte : C'eſt de M. Winſlow (*a*) que je la tiens ; c'eſt lui qui m'a fait voir, ſur un ſujet nouveau-né, l'ordre que je viens de rapporter des couches de la dent, lequel eſt bien oppoſé à celui qu'on avoit établi. Il m'a dit, qu'avant lui, feu M. Mery (*b*) avoit donné la même obſervation, comme on le peut voir dans l'Hiſtoire de l'Académie des Sciences, rédigée par

(*a*) Docteur-Régent de la Faculté de Médecine de Paris, Profeſſeur & Démonſtrateur en Anatomie au Jardin du Roi, de l'Académie Royale des Sciences, & Interpréte du Roi en Langue Teutonique dans ſa Bibliothéque.

(*b*) Premier Chirurgien de l'Hôtel-Dieu de Paris, & Anatomiſte de la même Académie.

M. Jean-Baptiste Duhamel, alors Secrétaire de cette Académie.

Enfin à mesure que la dent prend de la nourriture, elle croît selon toutes ses dimensions; c'est pourquoi elle dilate l'alvéole; en s'allongeant, elle pousse par des efforts & des impulsions réïtérées, la gencive qui renferme l'alvéole: elle l'étend & la dilate de maniere qu'elle en écarte & en déchire les fibres. C'est ainsi qu'elle commence à paroître & à pousser peu à peu, jusqu'à ce qu'elle ait acquis sa grandeur naturelle.

Trois dispositions sont essentiellement requises, pour que les dents sortent facilement, dont deux appartiennent aux dents, & la troisiéme aux gencives.

Il faut premiérement que la dent soit d'une consistance assez dure, pour diviser la gencive qui la recouvre. Le défaut de consistance des dents des Rikais, (*a*) fait qu'elles restent toujours renfermées dans les alvéoles, sans en sortir, jusqu'à ce que le vice qui entretient la molesse des os soit dissipé, & que leurs dents ayent acquis la dureté qu'elles doivent avoir.

Secondement, que son extrêmité

(*a*) Rikais, Enfans en charte.

ſoit d'une figure propre à faire cette diviſion. Ainſi les molaires n'étant pas tranchantes comme les inciſives, ni pointuës comme les canines, elles ne ſont pas ſi diſpoſées à percer la gencive.

Troiſiémement il faut que la gencive ſoit molle, ſouple, & qu'elle ne ſoit point trop épaiſſe.

Les dents percent aux enfans plutôt ou plus tard, ſelon leur force. On en a vû d'un tempérament ſi fort qu'ils avoient des dents en naiſſant : C'eſt ce qu'on a obſervé en la perſonne de Louis XIV. Roi de France, qui vint au monde avec des dents.

Elles viennent quelquefois à quatre mois, & pour l'ordinaire à ſix, à ſept & à huit ; & il y a des enfans qui ne commencent à en avoir qu'à quinze mois & au-delà.

La premiere dent paroît ordinairement au-devant de la bouche, à la machoire inférieure. Quinze jours ou trois ſemaines après, il en ſort une ſeconde à la même machoire. Lorſque ces deux petites inciſives ſont ſorties, les deux grandes inciſives de la machoire ſupérieure ſe font voir preſque en même tems ; au lieu que celles de la machoire inférieure ne percent que l'une après l'autre. Il en perce ensuite deux en bas à côté des premieres, & puis deux en haut. Après les quatre premieres d'en bas, naissent les deux canines inférieures & les deux supérieures: C'est-là l'ordre ordinaire de la sortie de ces sortes de dents.

Les petites molaires ne paroissent que vers l'âge de deux ans; sçavoir, quatre en bas, & quatre en haut; ainsi les enfans ont ordinairement vingt dents apparentes & formées à l'âge de deux ans ou environ; mais quoiqu'il soit ordinaire de voir sortir ces dents successivement & dans ce même ordre, il arrive pourtant que quelques-unes des petites molaires paroissent quelquefois avant les canines, & les canines avant les latérales ou moyennes incisives.

Les dents précédentes étant sorties, l'enfant demeure en cet état jusqu'à la septiéme année ou environ: Alors il en perce encore quatre autres derriere celles-là. A quatorze ans, il en vient quatre de plus; & enfin vers la vingtiéme année, on voit paroître les quatre dents que l'on nomme dents de sagesse. La totalité de ces dents fait en tout le nombre de trente deux.

Quelquefois ces dernieres dents ne viennent qu'à l'âge de cinquante ans & plus;& j'ai obſervé que ces dernieres molaires, lorſqu'elles venoient dans un âge avancé, cauſoient quelquefois des fluxions, & même des abcès aux parties voiſines; ce qui ne peut provenir que du tiraillement qui arrive aux fibres charnuës de la gencive, que la couronne de la dent force à s'écarter, en écartant auſſi l'alvéole. Cette obſervation ſera confirmée par pluſieurs exemples qui ſeront rapportez dans la ſuite de ce Traité.

A l'âge de ſept à huit ans, les dents inciſives, canines & petites molaires tombent dans le même ordre qu'elles ſont venuës. Tant qu'elles ne ſont point chancelantes, ou prêtes à tomber, elles ont des racines bien formées; quoique quelques Anatomiſtes avancent, comme je l'ai déja rapporté, qu'elles n'en ont point. Mais ce qu'il y a de ſingulier, c'eſt que le corps de ces premieres dents, nommées dents de lait, ſe détache de leurs racines, ſans que l'on ſçache au vrai comment la plûpart de ces racines ſe détruiſent; ce qui a fait conclure à quelques-uns que ces dents n'en avoient point.

Pour concevoir la véritable cauſe de la chûte de ces dents, il faudroit pouvoir rendre raiſon de la façon avec laquelle leur corps ſe ſépare de leurs racines.

L'Auteur d'un petit Livre ſur les dents, qui a paru depuis peu, veut (a) » que la racine de la dent de lait s'uſe » inſenſiblement par la preſſion & le » frotement de la dent qui doit lui ſuc» céder; ce qui continuë, dit il, juſ» qu'à ce que cette deuxiéme dent ait » pris la place de la premiere, en con» ſumant de cette ſorte toute ſa racine, » dont il aſſure que les particules ou » ſont conſumées par la chaleur de ces » mêmes parties, ou ſont entraînées » par la ſalive. »

Il eſt vrai que la ſeconde dent par ſon accroiſſement & par ſa preſſion, pouſſe & chaſſe peu à peu la premiere dehors; mais pour en uſer elle-même la racine, il ſeroit difficile d'imaginer comment cet effet pourroit être produit; car il faudroit pour cela que la couronne, ou extrêmité de la ſeconde dent, fût agitée en différens ſens contre la racine de la dent de lait, avec un aſſez grand mouvement, pour qu'a-

(a) Pag. 103. ligne. 21. & ſuiv.

lors le frotement qui se feroit, fût seul capable de l'user, comme il arrive aux dents des adultes, qui s'usent assez souvent par le frotement mutuel qui se fait entr'elles. C'est ce qui ne se peut faire de même à la racine de la dent de lait, par la raison que la seconde dent ne faisant simplement que la toucher & pousser peu à peu, cela ne doit point causer l'effet d'un frotement.

A l'égard de l'impression, ou petit enfoncement qui se remarque à la racine de la dent de lait, U. Hémard dit (*a*) *que lorsque les dents de lait tombent d'elles mêmes, ou qu'on les ôte avec un fil ou autrement, elles se trouvent sans aucunes racines, portant seulement au-dessous de leur couronne la marque de la seconde dent qui l'a poussée dehors, pour se faire faire place.*

Je conviens que cette marque peut être faite par l'extrêmité de la couronne de la seconde dent, qui étant beaucoup plus dure que la racine de la premiere, n'a pas de peine à y faire cette impression; d'autant plus que dans ce tems-là cette racine est ordinairement très creuse & presque cartilagineuse; c'est pourquoi on pourroit présumer

(*a*) Pag. 47. lign. 20. & suiv.

que la Nature a diſpoſé les ſucs intérieurs de cette racine, ou les liqueurs qui l'arroſent extérieurement, de façon qu'ils contribuent à la diſſoudre & conſumer, plutôt qu'un ſimple attouchement par la preſſion de la ſeconde dent.

Si les particules de la racine de la dent de lait étoient conſumées par la chaleur de ces mêmes parties, il ſeroit encore difficile de comprendre comment cette chaleur pourroit conſumer ces particules, ſans conſumer auſſi les autres parties qui les environnent, qui ſont tendres, délicates, & par conſéquent ſuſceptibles d'impreſſion autant que les particules de la racine de la dent de lait.

Si les particules de cette racine étoient entraînées par la ſalive, il faudroit encore que cette ſalive fût devenuë bien pénétrante, pour pouvoir paſſer & repaſſer ainſi au travers des gencives & des alvéoles, afin d'entraîner avec elle les particules de cette racine, qui doivent alors être renfermées dans la gencive & dans l'alvéole, où elles ſont encore aſſez étroitement ſerrées dans ce tems-là. Il faut donc que la Nature ſe ſerve d'autres moyens plus particuliers & plus vraiſemblables pour la dissolution ou la consomption des racines des dents de lait, que ceux que l'Auteur nous donne pour constans, & qui néanmoins paroissent tenir beaucoup plus de la conjecture que de la certitude.

Dans le tems de la chûte des dents de lait, & avant que les secondes les remplacent, elles se trouvent comme doubles dans leurs alvéoles, & à mesure que la seconde croît, elle pousse la premiere jusqu'à ce qu'elle lui céde la place.

Urbain Hémard (*a*) nous rapporte *qu'Hippocrate nous ayant laissé par écrit que les premieres dents s'engendroient & se formoient dans la matrice, des alimens que l'enfant y prend; pour s'assurer de la vérité, il avoit anatomisé, en présence de ses amis capables de cette démonstration, plusieurs enfans nez avant terme, & que véritablement il avoit trouvé que les premieres dents se formoient dans la matrice; mais qu'aux enfans nouveaux nez, il n'avoit jamais remarqué ce qu'a prétendu Hippocrate*, (*b*) c'est-à-dire, *que d'autres nouvelles dents se formassent du lait, ni qu'après la chûte de ces pre-*

(*a*) Pag. 36. & suiv. chap. 8. l. 7. & suiv.
(*b*) Livre des Chairs.

mieres, il s'en formât d'autres des alimens plus forts que prend l'enfant; & que cette opinion semble plutôt conjecturale, qu'une vraie recherche & démonstration anatomique des dents. Hémard ajoute, *qu'ayant ouvert l'une & l'autre machoire à des enfans nez depuis trois ou quatre jours, & à d'autres à l'instant de leur naissance, il a trouvé que les incisives, les canines, & plusieurs molaires de chaque côté des machoires, étoient en partie osseuses, & en partie mucilagineuses, de mediocre grandeur & entourées de leurs petits étuis, ou alvéoles; qu'après avoir tiré dehors les premieres dents incisives & canines, il avoit remarqué un entre-deux osseux;* (a) *& qu'après l'avoir pareillement ôté, il avoit rencontré dessous tout autant de nouvelles dents incisives & canines qu'il y en avoit auparavant, presque toutes mucilagineuses, représentant la substance d'un blanc-d'œuf à demi-cuit, un peu moins épaisse que celle des premieres; que ces dernieres dents étoient cachées au fond des mêmes alvéoles qu'occupoient*

(a) C'est une petite lame d'os fort mince qui se remarque entre la racine de la dent de lait & le corps ou la couronne de la seconde dent, & qui les sépare jusqu'à ce que cette derniere ait percé.

les premieres. Quant aux grosses molaires, qui à sept ou huit ans, ou longtems après, commencent à sortir, il confesse n'en avoir jamais trouvé aucune trace, ni commencement.

Toutefois, dit il, *il est vraisemblable qu'elles ont commencé de prendre dans la matrice quelque naissance ou forme, quoique moins apparente; mais que dans la suite elles se façonnent & se perfectionnent de même que les autres; car on ne sçauroit prouver que les premieres & secondes dents & les molaires qui viennent dans un âge avancé, soient faites d'une différente matiere. Quelques-uns diront*, continuë-t'il, *mais si la matiere qui sert à la production de toutes les dents, est semblable, ou la même, dans le lieu & dans le tems auquel elles commencent à se former, d'où vient que les unes sont produites & sortent de l'alvéole & de la gencive plutôt que les autres? Certainement on doit bien plus s'en étonner, que penser à l'expliquer par des raisons, qui malgré leur apparence, ne peuvent être que douteuses.*

Quoique les dents, dit-il, *ne paroissent que longtems après la formation & la perfection des autres os, la matiere dont elles se forment, doit commencer en même tems dans la matrice, ainsi que nous le voyons par l'anatomie du corps humain; c'est pourquoi un Auteur célébre* (a) *a écrit, que celui qui veut bien rechercher les ouvrages de la Nature, & observer ce qu'elle a fait dans la composition du corps humain, ne doit pas toujours en croire ce qu'il en trouvera dans les Livres; mais bien plutôt ce qu'il en verra de ses propres yeux.*

La premiere dent résistant quelquefois à la pression de celle qui lui succede, celle-ci perce pour lors la gencive, tantôt en dedans, tantôt en dehors, & paroît tortuë. La premiere étant ôtée, ou tombée d'elle-même, la dent nouvellement venuë se redresse, & reprend la place que la dent de lait occupoit auparavant. Il n'en est pas de même des petites molaires, parce qu'étant plus larges & ayant plus d'assiette que les autres, celles qui viennent à les pousser, agissent plus fortement par le milieu. De-là vient qu'elles sortent droites.

Il faut remarquer qu'il arrive quelquefois que certaines dents de lait ne se renouvellant jamais, restent dans

(a) Galien, liv. 2. ch. 3. de l'usage des Parties.

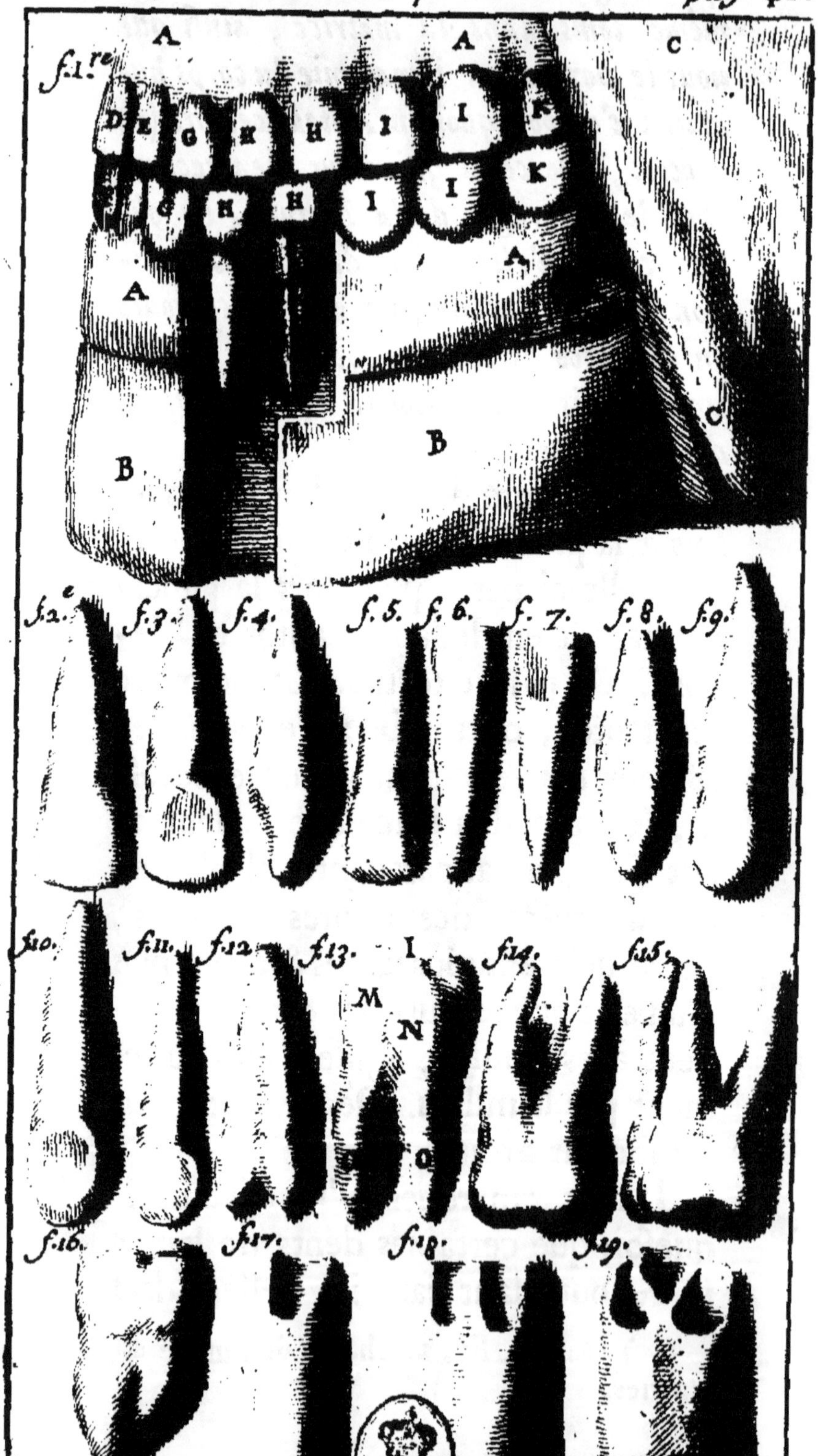

P. Belhomme delineavit I.B. Scotin Sculpsit.

leurs alvéoles, presque aussi fermes & aussi stables que celles qui se sont renouvellées. Elles peuvent même servir & satisfaire à toutes les fonctions & à tous les usages dont sont capables les dents les plus parfaites, après s'être renouvellées.

Explication des Figures contenuës dans la Planche premiere.

LA *Figure premiere* représente les deux machoires tronquées en haut, en bas & postérieurement, vûës de côté avec le ratelier garni de toutes ses dents.

A A A A Les gencives extérieurement vûës dans toute leur étenduë.

B B La surface latérale gauche de la machoire inférieure.

C C Le muscle masseter.

D Incisive supérieure antérieure, ou grande incisive antérieure.

E Incisive supérieure latérale, ou moyenne incisive.

F F Incisives inférieures, ou petites incisives.

G G Canines supérieures & inférieures, la supérieure recouvrant un peu l'inférieure.

H H H H Petites molaires inférieures & supérieures.

I I I I Grosses molaires inférieures & supérieures.

K K Dernieres molaires supérieures & inférieures.

L Le cordon des vaisseaux qui se distribuent à la dent, composé d'une artere, veine, nerf, &c.

M. Le canal de la dent ouvert.

La Figure II. représente une grande incisive, vûë dans toute son étenduë par sa partie antérieure, ou extérieure. Les grandes incisives sont situées à la machoire supérieure.

La Figure III. représente la même dent, vûë par sa partie postérieure ou intérieure.

La Figure IV. représente encore la même incisive vûë latéralement.

La Figure V. représente une moyenne incisive, vûë dans toute son étenduë par sa partie antérieure ou extérieure.

La Figure VI. représente une petite incisive vûë dans toute son étenduë par sa partie antérieure ou extérieure.

La Figure VII. représente la même incisive vûë par sa partie postérieure ou intérieure.

La Figure VIII. représente encore la

même incisive vûë par sa partie latérale.

La Figure IX. représente une dent canine supérieure, vûë dans toute son étenduë par sa partie antérieure ou extérieure.

La Figure X. représente la même dent can,ine vûë par sa partie postérieure.

La Figure XI. représente une des petites molaires supérieures, vûë dans toute son étenduë par sa partie extérieure.

La Figure XII. représente la même molaire, vûë par sa partie latérale.

La Figure XIII. représente une des grosses molaires inférieures, vûë dans toute son étenduë par sa partie extérieure.

I La couronne de la dent.

M Le corps de la dent, ou partie émaillée.

N Le colet de la dent, faisant partie du corps.

O O Les racines de la dent.

La Figure XIV. représente une des grosses molaires supérieures, vûë dans toute son étenduë par sa partie extérieure.

La Figure XV. représente la même molaire, vûë dans toute son étenduë par sa partie latérale.

La Figure XVI. représente une des

dernieres molaires inférieures, vûë dans toute ſon étenduë par ſa partie extérieure.

La Figure XVII. repréſente l'entrée, ou oûverture d'un alvéole ſéparé de ſes voiſins, ayant une ſeule cavité ou loge; les alvéoles des grandes, moyennes & petites inciſives & des petites molaires n'ayant pour l'ordinaire qu'une ſeule cavité & étant à peu près ſemblables entr'eux, on n'a fait graver qu'un alvéole de cette eſpéce.

La Figure XVIII. repréſente l'entrée ou ouverture d'un alvéole ſéparé des alvéoles voiſins, ayant deux cavitez ou loges.

La Figure XIX. repréſente l'entrée ou ouverture d'un alvéole ſéparé des alvéoles voiſins & ayant trois cavitez ou loges. Les alvéoles n'en ayant pas pour l'ordinaire un plus grand nombre, on n'en a pas fait graver à quatre ou cinq cavitez, quoiqu'il s'en trouve quelquefois.

CHAPITRE II.

Des maladies des Enfans à la sortie des dents de lait, & des remédes qui y conviennent ; & dans lequel on parle de deux Livres nouveaux sur les dents.

LES premieres dents commencent à sortir aux enfans (*a*) à l'âge de sept mois ou environ. Cette sortie est accompagnée de divers accidens.

Elle est d'abord annoncée par le prurit (*b*) ou démangeaison des gencives, qui est bientôt suivi du ptialisme ou de la salivation de l'enfant, ce qu'on appelle ordinairement baver. Ce prurit se fait, parce que la dent devenuë plus grosse dans son accroissement & plus ou moins pointuë, étant disposée à sortir, (*c*) elle force & perce la gencive avec un certain degré d'irritation, ainsi qu'il arrive à la peau,

(*a*) Urbain Hémard, pag. 52. jusqu'à la pag. 58. chap. 14. jusqu'au chap. 15.

(*b*) Hippocrate, Liv. de la sortie des dents, section 3. des Aphorismes, Aph. 24. & 25.

(*c*) Paul Æginette, liv. 1. chap. 9.

lorſqu'une humeur acre & piquante, retenuë en deſſous, & cherchant à ſortir, nous contraint de nous grater en cet endroit juſqu'à l'entamer, pour donner iſſuë à cette matiere.

Le gonflement de la gencive ſe manifeſte enſuite avec de grandes douleurs.

Si l'enfant ne périt pas, (*a*) il lui ſurvient encore au-dedans ou autour de la bouche des aphtes (*b*) ou petits ulcéres, qui ont la convexité blanche avant que d'être percez, qui ſont engendrez ſouvent par la partie la plus acre & la plus ſéreuſe du ſang, & qui ſe forment d'autant plus aiſément, que la ſuperficie de la membrane interne de la bouche eſt alors molle & tendre. Les amigdales & quelquefois les parotides ſe gonflent, & il en provient des abcès conſidérables.

Quand les dents, (*c*) ſurtout les canines, ſont ſur le point de paroître, & qu'elles vont diviſer la gencive, pour ſe faire jour, la démangeaiſon ſe convertit en une forte douleur accompagnée de fluxions ſur les jouës, ſur les yeux, même ſur tout le viſage, de

(*a*) Hippocrate, ibidem.
(*b*) Corneille Celſe, liv. 2. chap. 1.
(*c*) Hippocrate, aphor. 25.

toux, de catharres, de la fiévre, du flux de ventre ou diarrée, de nausée, du vomissement, de l'insomnie, de convulsions, de frayeurs, de sommeil létargique, & quelquefois suivie de la mort.

La fiévre leur donne une altération très-grande & quasi continuelle, qui leur fait boire de l'eau toutes les fois qu'on leur en présente, ou qui les excite à sucer plus de lait que leur petit estomac n'en peut supporter. De cet excès proviennent l'indigestion & la corruption, & par conséquent le vomissement ou le flux de ventre, auquel ils sont d'autant plus sujets, que d'ailleurs ils abondent en sérositez bilieuses ou pituiteuses, qui étant répanduës des parties voisines dans l'estomac, & delà dans les intestins, humectent & relâchent leurs fibres. Cette diarrée leur arrive principalement quand il leur pousse des dents canines, c'est-à-dire, pour l'ordinaire à dix ou onze mois.

La toux leur survient à cause de l'air froid qui leur entre dans la poitrine, ou à cause des sérositez qui y sont répanduës.

Ils veillent, parce qu'ils ont des tranchées, ou qu'ils sont forcez de tousſer, & leur inſomnie augmente à meſure que leurs dents croiſſent. Les humeurs qui ſont altérées par ces veilles & par l'inflammation des gencives, ne peuvent qu'exciter la fiévre de plus en plus.

La convulſion ſurvient enſuite, parce que les humeurs qui ſont émuës & fonduës par la chaleur de la fiévre, s'inſinuent d'autant plus aiſément dans les nerfs des enfans, que ces nerfs ſont foibles; de ſorte qu'en étant trop abreuvez, ces nerfs ne manquent pas de ſe contracter par la crudité & l'acrimonie de ces humeurs.

Ils ont des frayeurs pendant leur ſommeil, ou à cauſe du lait corrompu dans leur eſtomac, ou à cauſe de quelque humeur vicieuſe qui s'y pourrit, & dont il s'éleve au cerveau de malignes vapeurs par le moyen de la continuation des nerfs. Galien dit avoir obſervé, non-ſeulement dans les enfans nouvellement nez, mais même dans ceux qui ſont plus âgez, qu'ils ont dans leur ſommeil des imaginations effrayantes, & que cela leur arrive, quand leur eſtomac eſt rempli d'humeurs altérées & corrompuës, qui piquent ſon orifice, cette partie ayant un ſentiment

fort

fort exquis & une grande connexité avec le principe des nerfs.

Tous ces ſymptomes qui arrivent aux enfans du premier âge, ſont produits par la compreſſion que la dent fait aux gencives pour la diviſer en ſortant, & par le tiraillement qui arrive aux fibres nerveuſes du périoſte & des gencives. Delà on doit ſentir qu'il eſt d'une grande importance d'employer de bonne heure tous les moyens que l'art nous preſcrit pour obvier à des accidens ſi fâcheux. Ils ſont d'autant plus à craindre, que dans leur concours les germes dont ſe forment les dents, courent grand riſque d'être offenſez, de maniere que venant à périr, les dents qu'ils devoient former, ne paroiſſent jamais ; comme il arrive, lorſque les matieres des abcès des gencives, ou celles d'un ulcére, viennent à conſumer ces germes par leur ſéjour. Ils ſont auſſi ſouvent détruits par quelque coup ou chûte, ou parce qu'on aura ôté à contre-tems quelqu'une des dents de lait.

Il eſt à remarquer que les maladies dont nous venons de parler, & qui attaquent dans la premiere enfance, arrivent encore dans des âges plus avancez; mais le cas eſt plus rare.

Les dents inciſives étant plus petites & plus tranchantes, percent plus aiſément que les canines, & font beaucoup moins ſouffrir l'enfant. Les molaires, qui ſont bien plus groſſes & preſque carrées, percent les gencives avec plus de violence; mais comme elles ſont plus tardives, & que l'enfant a plus d'âge & de force, il ſupporte plus aiſément la douleur.

Enfin les maladies ci-deſſus rapportées, ſont plus ou moins conſidérables, ſuivant que la complexion de l'enfant eſt plus ou moins vigoureuſe.

Je crois ne pouvoir mieux placer qu'ici, les pronoſtics d'Hippocrate, qui dans ſon Livre de la ſortie des dents de lait des enfans, dit, que ceux à qui les premieres dents percent en hyver, en ſupportent beaucoup mieux la ſortie, parce qu'ils ſont moins expoſez à la fiévre, ou aux convulſions dans une ſaiſon froide que dans un tems chaud: Que lorſqu'ils ont la diarrée ou flux de ventre, ils ſont moins ſujets aux convulſions: Que quand ils ont la fiévre aiguë, ils en ſont fort peu attaquez: Que les enfans, qui à la ſortie des dents, ont de l'embonpoint, de la fraicheur, & dorment profondément, sont en danger d'être surpris de convulsions : Que tous ceux qui tombent dans cet accident, n'en meurent cependant pas : Qu'enfin les dents sortent plus tard & avec douleur, & viennent plus petites & moins fortes aux enfans qui ont la toux, quand elles sont disposées à percer.

Par tous ces pronostics, on peut concevoir, que suivant la bonne ou mauvaise complexion des enfans, la sortie des dents est plus ou moins prompte, facile ou dangéreuse ; Que le lait des Nourrices y est favorable par sa douceur, ou y devient nuisible par l'inflammation qu'il reçoit du mauvais régime, & de l'excès du vin, qui y est extrêmement contraire.

Il ne suffit pas que j'aye parlé des maladies qui surviennent à la sortie des dents de lait, & que j'en aye fait une légére explication, l'intérêt du Public & l'honneur de ma profession m'obligent à enseigner des remédes pour les combattre. Afin d'en prévenir & calmer la violence, il faut tâcher de rendre la gencive plus molle, plus souple & plus flexible : Lorsque la gencive est telle, la dent qui pousse a moins de peine à percer. Il faut donner de bonne heure un hochet à l'enfant : Ce hochet par sa fraîcheur calme la douleur & modére l'inflammation pour un peu de tems, & par sa dureté il facilite la division de la gencive en la pressant, lorsque l'enfant porte ce corps dur à sa bouche.

On peut aussi se servir utilement de la cervelle de Liévre, ou de la moëlle qui se trouve dans les os de son rable ou de ses cuisses, de la graisse d'un vieux Coq, ou du sang de sa crête fraîchement coupée, pour en froter souvent les gencives de l'enfant. Ces quatre remédes sont recommandez par plusieurs Praticiens célébres. L'extrait qui se fait des racines de Chiendent, est encore très bon.

Les remédes suivans sont préférables.

℞ On prendra parties égales d'eau de mauve & d'eau de guimauve mêlées avec un peu de miel de Narbonne : On trempera le bout du doigt dans cette liqueur qu'on fera tiédir, pour en froter souvent les gencives que les dents ont peine à percer.

On peut faire aussi des décoctions avec l'orge mondé, les raisins de Damas, les figues grasses & la racine de guimauve. On peut ajouter à cette décoction un peu de sucre candi, & y tremper un linge fin, avec lequel on humectera souvent la gencive.

L'huile de Ben ou Been, peut encore être regardée comme un bon reméde.

Pour les convulsions des nerfs du visage causées par la douleur des dents, on se sert de moëlle de Veau, dont on frote le visage de l'enfant.

On guérit les aphtes, ulcéres ou petits chancres, qui naissent dans la bouche, en les touchant légérement avec l'esprit d'alun ou avec l'esprit de vitriol, ou celui de sel, ou celui de souffre, ou avec le vitriol de Chypre, ou l'alun. On peut encore les faire disparoître, en se servant de l'Eau spiritueuse, dessicative, balsamique & antiscorbutique, dont j'ai donné la composition à la fin du Chapitre VI. de ce Volume.

Quant à ce qui concerne les maladies intérieures causées par la sortie des dents, surtout si l'on reconnoît que la limphe soit aigrie, il faut faire prendre à l'enfant de la gelée de corne de Cerf, dissoute dans le lait de la Nourrice, ou dans du bouillon.

Outre ce qui vient d'être dit, on ne doit pas négliger les remédes généraux ordonnez par un bon Médecin, tels que la saignée & les lavemens pour tenir le ventre libre, s'il ne l'est pas, & calmer ainsi la fiévre & les convulsions.

Si tous ces remédes ne soulagent pas l'enfant, si la gencive est rouge, gonflée & tenduë; si l'on voit, ou si l'on sent au travers de la gencive, le corps de la dent, soit avec le doigt, soit avec la sonde, il n'y a aucun danger à ouvrir la gencive en cet endroit : Il faut même faire cette opération promptement avec l'extrêmité d'un Déchaussoir bien tranchant. Lorsqu'elle est faite à propos, elle peut arrêter tous les simptômes de la maladie, & sauver la vie à l'enfant. L'ouverture que l'on fait à la gencive dans cette occasion, doit être proportionnée au volume de la dent. On fait l'incision horizontale pour les incisives & les canines suivant leur tranchant : Pour les molaires, on fait l'incision cruciale, & on observe de couper exactement la gencive qui pose sur les enfoncemens & sur les éminences de la couronne de la dent. On fait cette incision cruciale, pour éviter qu'il ne reste des brides dans les enfoncemens de cette couronne. Les brides qui resteroient, seroient tiraillées & poussées à chaque instant par la dent qui doit sortir; ce qui causeroit autant de douleur qu'auparavant. Il est important d'observer ces circonstances: Les Auteurs qui ont écrit sur ces maladies, ne l'ont cependant pas fait.

J'ai tâché de réfuter dans le Chapitre précédent, l'opinion d'un nouvel Auteur (*a*) sur le prétendu frotement qui use la racine des dents de lait; je crois devoir placer encore ici quelques réflexions sur ce qu'il avance dans les termes suivans: *Nous avons de très-bons ouvrages sur toutes les maladies des dents, où les causes en sont disertement expliquées, avec l'indication des remédes, & jusqu'à la description des instrumens qui servent aux opérations d'un Dentiste; mais ne seroit-il pas plus utile de travailler à prévenir ces mêmes maladies, d'aller jusqu'à la source, pour la détourner, de détruire la cause du mal, ou de l'arrêter dans sa naissance? On sent que cela ne doit être praticable, qu'en remontant*

(*a*) Pag. 5. lign. 14. & suiv.

aux causes les plus éloignées.

Il veut que les Péres, les Méres & les Nourrisses soient d'une bonne santé; que les Méres soient sans passions violentes, qu'elles observent un bon régime de vivre, qu'elles soient bien gouvernées pendant tout le tems de leur grossesse; que les Nourrisses ayent aussi les qualitez requises, & qu'elles ayent encore des surveillans expérimentez: Il juge qu'alors les dents de lait perceront aux enfans, sans leur causer tous les accidens qui leur arrivent si fréquemment.

Ceux qui ont un peu de Physique & d'expérience, conviendront avec cet Auteur, qu'il seroit à souhaiter que les Péres & surtout les Méres & les Nourrisses eussent les qualitez qu'il demande, & qu'on travaillât avec grand soin à former aux enfans une bonne complexion, qui donnât à leurs dents la facilité de percer, sans qu'ils fussent exposez à des accidens si ordinaires, & qui les fît joüir d'une santé parfaite; mais à combien de causes antécédentes & éloignées veut-il inutilement remonter? Combien de causes prochaines ne faudroit-il point arrêter?

Ces causes dont il parle, varient

en tant de façons, les circonſtances en ſont ſi multipliées & ſi nombreuſes, qu'il ne ſeroit preſque pas poſſible de les réformer, de leur fixer un ordre nouveau, & de les tourner de maniere qu'elles puſſent produire d'autres effets.

A l'égard des pronoſtics ſi redoutables, que l'Auteur fait ſur les racines ou les reſtes de dents de lait, qui après la chûte de ces dents, demeurent entre celles qui ſont renouvellées, & ſur les caries des quatre premiéres groſſes molaires, qui tout à la fois en peuvent gâter huit autres, ce cas a ſi peu de fondement, qu'on doit le regarder avec autant d'indifférence que beaucoup d'autres, touchant leſquels on trouve de ſemblables exagérations.

Cet Auteur qui s'eſt fait annoncer dans la Gazette de Hollande avec des éloges qui le mettent au deſſus de tous les Auteurs qui l'ont précédé, avance qu'après avoir réïtéré des expériences & des obſervations très-exactes ſur des ſujets de tout âge, & avoir juſtifié la conformité de ſa théorie avec les preuves qu'il a fournies, tant ſur des vivans que ſur des morts, il eſt enfin parvenu à remarquer que les dents de lait ont des racines, que ces racines s'usent par la compression des secondes dents, que ces derniéres ont des cavitez, qu'elles ont des vaisseaux qui les rendent sensibles, & qu'elles sont sujettes à l'érosion comme les dents de lait; que cette érosion se fait suivant la différence de l'âge des enfans, quelquefois sur les dents de lait, & souvent sur les secondes, à proportion que les maladies qui la produisent, sont plus ou moins actives, &c. Ce qui est surprenant, c'est qu'il n'ait indiqué aucun reméde contre cette érosion : Il auroit cependant rendu ses observations utiles, en le faisant.

Il prétend que l'érosion peut provenir de la rougeole, de la petite vérole & des fiévres malignes. Cette observation paroît fort bonne; mais cet accident n'est pas ordinaire.

M. Petit (*a*) marque bien plus la justesse de son jugement dans son Traité des maladies des Os, Tom. II. Chap. XVII. Il y parle en habile

(*a*) Jean-Louis Petit, de l'Académie Royale des Sciences, de la Société Royale de Londres, ancien Directeur de l'Académie de Chirurgie, Chirurgien de Saint Côme, & ancien Prévôt de sa Compagnie.

Physicien des causes prochaines du Rakitis des enfans, d'où s'engendre l'érosion, se renfermant, pour ainsi dire, dans la seule sphére de l'enfant, n'allant point chercher des sources éloignées, & attribuant seulement cette maladie aux régions, au mauvais lait, à la douleur des dents, aux vers, au changement de nourriture & à de pareilles causes toujours prochaines, qui peuvent troubler la digestion & la chilification; ce qui produit un sang mal conditionné & un vice dans la limphe & dans les autres humeurs, & qui excite des douleurs, & par conséquent des cris, occasionne la fiévre, des insomnies, des convulsions, &c.

M. Petit s'explique sur cette importante matiére, avec tant de solidité, de clarté & de précision, que je ne puis que renvoyer à son propre Ouvrage.

Je crois devoir rendre justice ici à une Brochure qui porte le nom de M. Bunon, & qui a paru en 1741. sous le titre de *Dissertation sur un préjugé très-pernicieux concernant les maux de dents qui surviennent aux femmes grosses.* On y parle avec beaucoup de bon sens de la fausse opinion qui s'est répanduë sur ce que l'extraction de la dent nommée communément *Oeillére*, pouvoit être préjudiciable à la vûë.

On y décide auſſi avec autant de raiſon, de la néceſſité qu'il y a quelquefois d'opérer ſur la bouche d'une femme enceinte, & ſur celle d'une Nourriſſe, ſans qu'on doive en craindre aucunes ſuites dangéreuſes, quand on le fait avec de ſages précautions. L'honnêteté avec laquelle on me cite dans cet Ouvrage, & les loüanges qu'on veut bien m'y donner, méritent que j'en marque ma ſenſible reconnoiſſance.

CHAPITRE III.

De l'utilité des Dents, & du peu de ſoin que l'on prend pour les conſerver.

LA naiſſance & la formation des dents, ſont l'ouvrage de la ſeule Nature; mais leur conſervation dépend ordinairement du ſecours de l'Art.

Il n'eſt pas ſurprenant qu'on néglige de s'inſtruire de la naiſſance & de la formation des dents: Cette négligence n'eſt point préjudiciable à tous les hommes : Il n'en eſt pas de même du peu de ſoin que l'on a d'apprendre la maniere de conſerver les dents. L'homme naturellement attentif au ſoin de ſa ſanté, néglige par un contraſte ſingulier, ce qui y contribuë évidemment, je veux dire, la conſervation des dents, & cette négligence devient très-nuiſible: Car enfin la ſanté dépend de la digeſtion des alimens, qui ne peuvent être bien digérez, s'ils ne ſont auparavant bien broyez : Ils ne ſçauroient l'être, ſi ce n'eſt par l'action des dents, qui certainement ne ſont en état de bien agir qu'autant qu'elles ſont bonnes, & bien conſervées, c'eſt-à-dire, qu'elles n'ont point de maladies qui les empêchent de diviſer les alimens.

Je ne m'amuſerai point à faire un plus long diſcours, pour juſtifier ces réflexions: Ce que je viens de dire là-deſſus ſuffit pour en convaincre les perſonnes ſenſées & ſoigneuſes de leur ſanté. Un plus grand détail ſeroit étranger à mon ſujet, cette matiere étant plus du reſſort de la Médecine & de la Phyſique, que de la partie de la Chirurgie pratique, dont je fais mon principal objet.

Si les dents ſont très-importantes pour la conſervation de la ſanté, elles ſont aussi absolument nécessaires pour l'agrément de la voix, la prononciation du discours, l'articulation des mots & l'ornement du visage.

L'arrangement & la figure des dents, forment dans la bouche deux espéces d'enceintes capables de réunir & de modifier les sons de la voix d'une maniere harmonieuse, qui charme l'oreille, lorsque la langue exécute ses mouvemens, & qu'elle frappe l'air à propos. C'est par l'effet de cette harmonie que le discours est plus intelligible & plus gracieux qu'il ne le seroit, si les dents étoient mal arrangées, ou qu'elles laissassent des places vuides. Puissant motif pour engager ceux qui sont obligez de parler en public, & ceux qui s'adonnent à la Musique, à prendre soin de leurs dents. On peut même ajouter à ce motif, celui de ménager la poitrine. Il est évident, & l'expérience le démontre, que les dents bien conservées, empêchent l'air d'entrer & de sortir trop rapidement par la bouche, & qu'elles forment avec la langue une espéce de barriere ou d'écluse, qui ne laisse passer l'air que par mesure; ce qui fait que la poitrine ne s'épuise & ne se desséche pas si-tôt, ni si facilement.

Les dents servent encore à soûtenir les jouës & les lévres; ce qui n'est pas de moindre importance pour les agrémens du visage, comme on peut s'en convaincre par la difformité que leur chûte y fait appercevoir.

A quelles contraintes ne sont point réduites les personnes, surtout du beau séxe, lorsqu'elles ont perdu quelquesunes de leurs dents: Elles ne sçauroient ouvrir la bouche, dire une parole, ou faire le moindre soûris, sans montrer des défauts qui leur reprochent la négligence qu'elles ont euës à remédier aux affections contre nature, qui sont arrivées à ces parties.

Je pourrois encore rapporter ici plusieurs autres mauvais effets que cette négligence produit; comme la mauvaise odeur qui sort de la bouche, la couleur dégoûtante & la malpropreté des dents. La seule idée de ces défauts nous afflige, il faut donc les prévenir, ou tout au moins y remédier.

CHAPITRE IV.

Le régime & la conduite que l'on doit tenir, pour conserver les Dents.

APRÉS avoir dit de quelle importance il est de conserver les dents, il faut prescrire la méthode que l'on doit suivre pour y réussir. Elle consiste principalement dans le régime de vivre qu'il faut tenir, & dans les précautions que l'on doit prendre.

Le premier soin que nous devons avoir par rapport au régime de vivre convenable pour la conservation des dents, & en même tems de la santé, se renferme à choisir des alimens d'un bon suc, qu'il faut mâcher très-exactement, avant que de les faire passer dans notre estomac. Le proverbe ancien dit : *Que le morceau qui longuement se mâche, est demi cuit & l'estomac ne fâche.* (a) On ne sçauroit assez exprimer combien l'on péche en ce point. On se néglige, on s'abandonne à l'intempérance dans le manger, on engloutit sans attention,

(a) Urbain Hémard, pag. 6. l. 22.

&

& avec précipitation les alimens. Rien n'eſt capable de cauſer de plus grands déſordres qu'une maſtication imparfaite ; car ſi les alimens ne ſont pas bien broyez par les dents, il eſt conſtant que la diſſolution qui ſe fera dans l'eſtomac, ſera longue, laborieuſe & imparfaite. Ainſi au lieu d'un ſang doux & balſamique, il en réſultera au contraire un ſang épais, aigri, ou enfin en quelque maniere vicieux. Les dents ne manqueront pas de s'en reſſentir, ſoit par le ſang qui paſſera dans leurs vaiſſeaux, ſoit par les vapeurs qui s'éleveront de l'eſtomac & de la poitrine, & qui s'attacheront aux dents, en paſſant par la bouche.

Le trop grand uſage des légumes, tels que ſont les choux, les porreaux, les ciboulles, les navets, les pois verds ; celui de la chair de pourceau, des viandes & des poiſſons ſalez, du fromage, du lait, &c. eſt préjudiciable aux dents, puiſque toutes ces choſes produiſent un mauvais chile.

Les confitures, les dragées & tous les alimens ſucrez, ne contribuent pas peu à la deſtruction des dents ; parce que le ſuc gluant qui en provient, s'inſinuë dans les gencives, & ſe colle contre les dents ; & qu'il y a dans le ſucre un acide pénétrant & corroſif, ainſi que l'analyſe Chymique le fait connoître, qui y cauſe tôt ou tard du dérangement. Auſſi remarque-t'on que ceux qui ſont un grand uſage de ces poiſons ſéduiſans, ſont plus ſujets aux maux de dents, & les perdent plutôt que les autres.

Ceux qui aiment les ſucreries, & qui en uſent fréquemment, ont rarement les dents belles, ou ne les ont que d'une médiocre bonté. C'eſt pourquoi il eſt néceſſaire après avoir mangé des ſucreries, de ſe laver la bouche avec de l'eau tiéde, pour diſſoudre & enlever par ce diſſolvant, ce qui pourroit être reſté dans les gencives ou contre les dents.

Je ne prétens pas conclurre par ce que je viens d'avancer, qu'il ſoit abſolument néceſſaire de ſe priver entiérement des choſes que j'ai marquées être contraires aux dents: On doit ſeulement en régler l'uſage, & n'en pas faire une habitude, que l'expérience journaliére fait voir être toujours préjudiciable.

Il n'eſt pas moins important d'être ſobre & retenu en buvant & en mangeant: Quand bien même le devoir & la Religion ne nous y obligeroient pas, les maladies qui ſont les ſuites des excès doivent ſuffire pour nous rendre ſobres, réglez, & capables de nous contenir en tout.

Les précautions que l'on doit prendre d'ailleurs pour conſerver les dents, conſiſtent à ne point mâcher, caſſer ou couper des alimens, ou autres corps trop durs, & à ne faire aucuns efforts avec elles, comme font ceux qui follement caſſent des noyaux, coupent des fils de chanvre, de lin ou de ſoie, lévent par oſtentation des fardeaux très-péſans, &c. Par de tels efforts, on uſe, on ébranle, on éclate des dents, on s'expoſe à les perdre, & quelquefois on les perd en effet.

Il faut éviter de ſe ſervir de cure-dents d'or, d'argent, d'acier, auſſi-bien que d'épingles, ou de la pointe d'un couteau, pour ôter les viandes qui reſtent entre les dents; parce que la dureté & la fraicheur de ces inſtrumens leur eſt contraire, ſurtout lorſqu'ils ſont fabriquez de cuivre, ou de fer. Il faut principalement rejetter l'uſage de ceux-ci, à cauſe que la ſalive en détache des ſels vitrioliques, qui peuvent être capables de corroder les dents: Les cure-dents de plumes déliées, ſont préférables à tous les autres.

La fumée du Tabac est encore très-contraire aux dents, elle les rend noires & vilaines, & d'ailleurs si l'on n'a pas la précaution de garnir le bout de la pipe, le frotement qui se fera contre les dents, ne manquera pas de les user peu à peu, & d'en découvrir les parties sensibles. L'expérience démontre ce fait, & c'est à quoi on ne fait pas ordinairement attention. Cette fumée produit encore un mauvais effet ; elle échauffe la bouche, & un air froid venant immédiatement à fraper les dents, ces deux extrêmes peuvent donner occasion à la fixation de quelque humeur dans la dent même, dans les gencives, ou dans quelques-unes de leurs parties voisines ; ce qui peut occasionner des douleurs & des fluxions très-incommodes, & même la carie, qui est le plus fâcheux de tous les accidens.

Ce n'est pas que je veuille par là détruire l'usage que l'on a de fumer du Tabac. Je sçai qu'on se noircit les dents en fumant, si l'on n'a pas un soin exact de les tenir nettes & de se rincer souvent la bouche ; mais je sçai aussi que la fumée du Tabac peut contribuer à la conservation des dents, en procurant l'évacuation des humeurs surabondantes, qui pourroient en agissant sur elles, les détruire. Mon dessein est seulement de faire remarquer, qu'il ne faut pas immediatement après avoir fumé, exposer le dedans de la bouche aux impressions d'un trop grand froid.

Un Dentiste de cette Ville, grand ennemi du Tabac, ne veut pas même qu'on en use par le nez, prétendant qu'il est pernicieux aux dents. Il seroit à souhaiter qu'on en modérât l'usage: mais à l'excès près, je ne crois pas qu'il en puisse arriver des inconvéniens contraires aux dents. L'usage même en pourroit être utile aux personnes sujettes aux fluxions. Le Tabac déterminant les humeurs à s'écouler par le nez, en fait une diversion, qui les empêche de se jetter sur les dents; ce qui n'est pas un petit avantage.

Il arrive aux dents à peu près la même chose, qui leur survient après qu'on a fumé du Tabac, & qu'on les expose immédiatement à un air trop froid, lorsque prenant des alimens solides trop chauds, la bouche étant encore échauffée, l'on vient immédiatement, ou peu de tems après, à prendre d'autres alimens trop froids. Toutes les liqueurs que l'on prend dans ces dégrez extrêmes de chaleur ou de fraicheur, produisent le plus souvent par un usage inconsidéré, des effets contraires à la conservation des dents, & semblables à ceux dont nous avons parlé ci dessus. Plusieurs personnes boivent dans le même instant des liqueurs quasi boüillantes, & d'autres à la glace, sans penser que cette diversité de liqueurs chaudes & froides, est capable d'arrêter & de fixer les humeurs, même le suc nourricier dans les dents, & que ces matieres ainsi fixées venant à fermenter une fois & à rompre le tissu de la dent, causent la carie qui le détruit absolument.

Tous ces effets sont produits, & parce que la chaleur dilate les parties & raréfie les liquides qui coulent dans les vaisseaux, & parce qu'au contraire le froid contracte & resserrre les parties, rallentit le cours des mêmes liquides, les fixe & les épaissit en quelque maniere dans les tuyaux qui les contiennent. De là viennent la plûpart des obstructions suivies de suites fâcheuses qui détruisent les dents, pour peu qu'on néglige de suivre un régime de vivre régulier.

CHAPITRE V.

Maniere d'entretenir les Dents blanches, & d'affermir les Gencives. Opiats, Poudres & Liqueurs utiles, ou contraires à cet usage.

LES opiats, poudres & liqueurs dont on se sert ordinairement pour nettéïer & blanchir les dents, étant plus capables de nuire que de produire un bon effet, je dois détromper ici le Public, en lui indiquant les ingrédiens contraires qui entrent dans la composition des prétendus remédes dont il s'agit, & en même tems lui enseigner ceux qui sont les plus convenables.

On ne doit point se servir d'opiats composez de brique, de porcelaine, de pierre-ponce, ni d'aucuns ingrédiens de cette nature : Ces sortes de drogues étant portées sur les dents, en usent l'émail, & le rongent à peu près comme le feroit une lime. On peut se servir cependant de la pierre ponce, pourvû qu'elle soit mêlée avec des absorbans qui en embarrassent les pointes, & empêchent que leur action ne ſoit trop rude & trop mordante.

Le ſel d'albâtre ſi vanté pour bien blanchir les dents, n'eſt autre choſe que le talc calciné au feu, dont on fait une poudre fort blanche, à laquelle on mêle l'os de Seche, le ſel de tartre, le ſel décrépité, le ſel de Saturne, l'alun calciné, ou autres ingrédiens ſemblables. C'eſt par cette compoſition qu'on a abuſé tant de monde; mais ſi l'on examine à fond ſes effets, on trouvera ſans doute, qu'elle fait plus de mal que de bien.

Le ſuc d'oſeille, le jus de citron, l'eſprit d'alun, de vitriol & de ſel, en quelque quantité qu'ils ſoient, ne doivent point être employez purs ou ſeuls, que très-rarement, & qu'avec grande circonſpection; parce que dans la ſuite ils produiſent ordinairement ſur les dents une couleur jaune qu'on ne peut reparer. Ce n'eſt pas le ſeul mauvais effet que ces eſprits produiſent ſur les dents, ils en uſent l'émail de telle maniere, que ſi ces liqueurs y ſont appliquées fréquemment & pendant quelque tems, elles le corrodent & le rendent comme vermoulu & criblé de quantité de petits trous. Si ces liqueurs produiſent un effet ſi violent ſur l'émail des

dents,

dents, on peut juger à plus forte raison, combien les gencives en doivent souffrir, lorsqu'elles en sont touchées. C'est néanmoins dans l'usage de tels remédes que consiste tout le secret des Opérateurs avanturiers & charlatans. Ils font à la vérité disparoître le limon qui est autour des dents, & ils les blanchissent; mais si l'on examine avec une loupe, (a) & même sans loupe, les dents ainsi blanchies plusieurs fois, on appercevra sans peine le ravage que les liqueurs qu'ils employent, y ont fait dans toute leur surface. Enfin la carie achéve un ouvrage si malheureusement commencé. On voit tous les jours des personnes dont la bouche gâtée montre qu'elles sont les victimes de l'ignorance de ces Opérateurs. Je suis étonné qu'on ait été si longtems leur dupe; mais on veut guérir; on croit aisément ceux qui promettent une guérison désirée avec ardeur, & on ne prévoit pas les suites fâcheuses des drogues nuisibles.

Ceux qui usent de petites brosses de crin, de morceaux de drap, ou de linge pour se blanchir ou netteïer les dents, s'en servent sans concevoir que toutes ces matieres sont trop rudes, & que leur

(a) Espéce de microscope.

fréquent uſage pratiqué indiſcretement, détrüit ſouvent les gencives & les dents. Ce n'eſt pas ſans raiſon que je conſeille d'abandonner cet uſage, & de s'en tenir, après qu'on ſe ſera fait netteïer les dents, à ſe laver la bouche tous les matins avec de l'eau tiéde, en ſe frotant les dents de bas en haut & de haut en bas, par dehors & par dedans, avec une petite éponge des plus fines, trempée dans la même eau: Il eſt encore mieux de mêler avec cette eau une quatriéme partie d'eau-de-vie, pour fortifier davantage les gencives & affermir les dents. Si la commodité ne permet pas d'avoir de l'eau tiéde, on pourra ſe ſervir d'eau froide, en y trempant auparavant les doigts pendant quelque tems, pour en ôter la grande fraîcheur.

Il eſt à propos de ſe ſervir le matin du demi rond du curedent de plume, pour ôter le limon qui s'eſt attaché pendant la nuit ſur les dents. Il s'en gliſſe quelquefois entre les gencives & les dents; le curedent ne pouvant pas y pénétrer, il faut en ce cas, en comprimant les gencives avec le doigt, relever les gencives d'en bas, & abaiſſer celles d'en haut.

Ce qu'il y a de très-convenable pour se froter les dents, c'est le bout d'une racine de guimauve, de mauve, ou de luzerne bien préparée, elle les blanchit sans offenser les gencives.

Ces petits soins n'étant pas toujours suffisans pour entretenir les dents, il faut avoir recours aux opiats & aux poudres suivantes, qui sont composées d'ingrédiens plus convenables que ceux que nous avons rejettez.

Opiat pour les Dents.

Prenez du corail rouge trois onces, du sang dragon en larme une once; de la semence, ou de la nacre de perles, & de l'os de Séche, de chacun demie once; des yeux d'Ecrevisses, du bol d'Arménie, de la terre sigillée & de la pierre hématite calcinée, de chacun trois gros; de l'alun calciné, un gros; le tout mis en poudre impalpable, incorporé dans une quantité suffisante de miel rosat clarifié, dont on fera un opiat d'une consistance molle; observant que ce mêlange soit fait dans un vaisseau deux fois plus grand qu'il ne devroit être pour contenir le tout, à cause de la fermentation des ingrédiens qui montent extraordinairement, beaucoup plus en Esté qu'en Hyver ; & pendant la fermentation, on aura soin de remuer cette composition une ou deux fois le jour avec une spatule de bois.

On ajoutera, si l'on veut, quatre à cinq goutes d'huile de canelle & autant de celle de gérofle, qui en augmenteront la bonne odeur & même la vertu.

Cet opiat est admirable pour netteïer & blanchir les dents, fortifier & resserrer les gencives assez souvent relâchées par des affections scorbutiques, ou par d'autres humeurs acres, qui s'y sont souvent infiltrées; sans que cet opiat puisse jamais causer aucune mauvaise impression à l'émail des dents.

Pour entretenir & conserver les dents & les gencives, on prend de cet opiat gros comme un pois sur une éponge fine, on en frote les dents de bas en haut & de haut en bas, par dehors & par dedans, une ou deux fois la semaine. Si les gencives ont besoin d'être plus fortifiées, on prendra du même opiat sur le bout du doigt, avec lequel on les frotera deux ou trois fois le jour, & cela pendant huit à dix jours consécutifs. On peut encore se servir des deux opiats suivans pour se blanchir les dents; ils sont très-convenables à cet effet.

Autre Opiat pour les Dents.

Prenez du corail préparé deux onces; de la gomme lacque, du sang-dragon, du cachou, ou terre du Japon, de chacun une once; de la canelle, du gérofle & de la racine de pirêtre, de chacun six gros; du santal rouge, de l'os de Séche, des coquilles d'œufs calcinées, de chacun demie once; du sel décrépité un gros; le tout mis en poudre & passé par un tamis de toile de soie des plus fines, sera mêlé ensuite dans un mortier de marbre avec suffisante quantité de miel rosat.

Autre Opiat pour les Dents.

Pour l'autre opiat, prenez de la corne de Cerf, de l'yvoire, des os de pied de Mouton, du bois de romarin, de la croute de pain, de chacun deux onces, le tout brûlé séparément & réduit en charbon; de la terre sigillée, de l'écorce séche de grenade, du tartre de Montpellier, de chacun demie once; de la canelle deux gros; le tout mis en poudre très-fine, tamisé ou porphirisé & incorporé avec une suffisante quantité de miel rosat. Ces opiats seront renfermez dans des pots de fayance bien bouchez, pour s'en servir dans l'occasion suivant l'usage indiqué.

Les poudres pouvant être plus commodes pour certaines personnes, j'en donne ici deux excellentes compositions.

Poudre pour netteïer & blanchir les Dents.

Faites calciner, ou rougir au feu douze onces de pierre-ponce; mettez-les en poudre dans un mortier, & les préparez sur le porphire.

Prenez encore de la lacque plate ou commune six onces; os de Séche, quatre onces, bol d'Arménie, terre sigillée & alun calciné, de chacun deux onces; canelle deux gros; girofle un gros. Réduisez ces drogues en poudre dans un mortier couvert, & les passez par un tamis très-fin & aussi couvert. Quand cette poudre sera tamisée, vous y joindrez celle de la pierre-ponce porphirisée; & afin que le tout soit bien mêlé ensemble, & que cette poudre soit des plus fines, vous la repasserez encore une fois par le tamis: Ensuite vous la renfermerez.

On s'en sert avec une petite éponge tant soit peu mouillée.

On la peut encore réduire en opiat,

en la mêlant avec une quantité suffisante de miel rosat clarifié.

Autre Poudre pour les Dents.

Prenez de la pierre hématite calcinée & du corail rouge, de chacun une livre; os de pieds de Mouton calcinez, coques d'œufs, semence ou nacre de perles, & yeux d'Ecrevisses, de chacun quatre onces: Préparez-les sur le porphire. Prenez encore des coquilles d'huitres calcinées, os de Séche, bòl d'Arménie & terre sigillée, de chacun demie livre; sang-dragon en larmes, douze onces, alun calciné & de la canelle de chacun deux onces; sel décrépité une once. Pilez-les dans un mortier, & les passez par un tamis très fin, pour que le tout soit en poudre impalpable & bien mêlé ensemble, en le passant une seconde fois par le tamis.

La quantité qu'on vient de marquer pour les doses de cette composition, peut convenir aux Dentistes qui se trouvent dans l'occasion d'en faire un grand débit. Les particuliers peuvent réduire ces doses suivant leur besoin, en y gardant une juste proportion. Lorsqu'on voudra se servir de cette poudre, on en mettra un peu ſur une éponge fine un peu humectée d'eau, dont on ſe frotera les dents.

Certaines perſonnes aimant mieux ſe ſervir de liqueurs, que de poudres & d'opiat pour ſe blanchir les dents, afin de m'accommoder aux différens goûts, voici deux compoſitions dont on pourra ſe ſervir avec beaucoup de précaution, & ſeulement lorſqu'il s'agira d'ôter la craſſe, ou quelque noirceur, qui aura fait plus d'impreſſion ſur les dents, que le limon ordinaire, & qu'on ne pourroit ôter autrement ſoi-même.

Liqueur pour les Dents.

Prenez du jus de citron deux onces; de l'alun de roche calciné & du ſel commun, de chacun ſix grains; mettez le tout dans un plat de terre verniſſé, & le faites bouillir un moment; puis l'ayant tiré du feu, paſſez-le dans un linge blanc.

Pour ſe ſervir de cette liqueur, on prend un petit bâton entortillé d'un linge fin, qu'on trempe dans cette eau, on s'en frote doucement les dents, prenant garde de ne pas trop mouiller le linge; afin que cette liqueur n'agiſſe pas trop violemment ſur les parties voiſines des dents. On ne doit s'en ſervir que très-rarement. Si cependant on veut en uſer plus ſouvent, il faut y ajouter le quart d'eau commune, pour en affoiblir la compoſition, en diminuant ſon acidité.

Autre Liqueur pour les Dents.

L'autre liqueur qui n'eſt pas moins convenable au même uſage, ſe fait ainſi. Prenez du ſel armoniac, du ſel gemme, de chacun quatre onces; de l'alun de roche deux onces. Après les avoir pulvériſez, mettez-les dans un alambic de verre, pour en diſtiller l'eau que l'on réſervera pour s'en froter les dents avec les précautions mentionnées; obſervant d'être auſſi circonſpect dans ſon uſage, que dans celui de la liqueur précédente.

Quoique tous ces remédes ſoient excellens, ils ne ſont pas cependant d'un grand ſecours pour les dents, ſi d'ailleurs on ne prend pas la précaution de les faire netteïer avant que de ſe ſervir de ces remédes. Il arrive aſſez ſouvent que le peu de ſoin que l'on a eu de ſes dents depuis la jeuneſſe, rend tous ces remédes inutiles, ou peu efficaces.

Ayant propoſé les racines d'althæa,

ou guimauve pour netteïer les dents, il faut donner la maniere de les bien préparer.

Les uns les font bouillir & infuser dans du vin rouge, ou dans du vinaigre avec l'alun, du bois de Brésil de Fernambour & de la cochenille, pour leur donner une couleur rouge. Les autres y ajoutent des pruneaux, du miel & du sucre, dont ils font un syrop dans lequel ils les laissent confire pendant quelque tems, afin de les rendre plus agréables. D'autres les font bouillir dans de la lie de vin, &c. Mais comme la plûpart de ces compositions ne peuvent entiérement pénétrer ces racines, ni les entretenir suffisamment humectées, elles deviennent dans la suite aussi séches & aussi dures qu'elles l'étoient auparavant. C'est pourquoi j'ose avancer que la préparation suivante est meilleure que toutes celles qu'on a inventées jusqu'à présent.

Préparation des racines de Guimauve.

Pour préparer les racines de guimauve & les entretenir douces & molles, il faut les cueillir dans l'Automne, choisir les plus droites & les plus unies, les couper de la longueur que l'on souhaite, & les faire sécher au Soleil, ou dans un lieu médiocrement chaud, jusqu'à ce qu'elles ne contiennent plus d'humidité. Il faut ensuite en ôter la surpeau avec une rape, ou une lime rude, pour les rendre plus unies, plus pénétrées & plus colorées de rouge par la composition qui suit.

Prenez de l'huile d'amandes douces, ou à son défaut de la meilleure huile d'olive quatre livres; orcanette demie livre. Mettez-les ensemble dans un vaisseau de cuivre étamé, sur un petit feu de charbon; & pour empêcher que l'huile ne brûle, ajoutez-y en même tems un verre d'eau commune. Faites bouillir doucement le tout pendant un demi quart-d'heure. Ensuite ôtez-le du feu, & l'ayant un peu laissé refroidir, ôtez-en l'orcanette qui aura alors empreint l'huile de sa teinture. Ajoutez-y aussi-tôt du sassafras rapé, du girofle, de la canelle, de l'iris de Florence, du souchet, de la coriandre, du calamus aromaticus, & du santal citrin, de chacun une once; le tout concassé auparavant dans un mortier. Après quoi vous remettrez le vaisseau sur un petit feu couvert de cendre pendant deux ou trois heures, pour y entretenir une chaleur douce. L'ayant ôté, on mettra ensuite les racines de guimauves dans cette composition, pour qu'elles y puissent tremper; ayant soin de les remuer souvent & de remettre le même vaisseau tous les jours deux ou trois heures sur un feu couvert de la maniere qu'il est marqué ci-dessus: Huit à dix jours suffisent pour que ces racines soient pénétrées. Après quoi on les ôte de l'huile, pour y remettre d'autres racines, si l'on juge à propos, jusqu'à ce que toute la liqueur soit consumée en pénétrant ainsi ces racines: A mesure qu'on les tirera de cette liqueur, il faut les bien essuyer avec un linge.

Rien ne conserve mieux la douceur & la molesse de ces racines que ces sortes d'huiles, qui étant aromatisées de la maniere qu'on vient de le dire, leur donnent une odeur très-agréable.

Préparation des racines de Mauve & de Luzerne.

Les racines de mauve & de luzerne cueillies & préparées comme il vient d'être dit, sont encore excellentes pour le même usage. Voici encore une composition, qui est très-bonne pour l'une

& pour l'autre espéce de ces racines.

Lorsque vous aurez cueilli les racines de mauve ou de luzerne dans l'Automne, en choisissant les plus droites; que vous les aurez coupées de la longueur convenable, fait sécher & ôté leur surpeau avec la lime ou la rape, il faut donner plusieurs petits coups de marteau sur chacune de leurs extrêmitez, en les tournant avec la main gauche, à mesure que de la main droite on frape dessus. Ces coups de marteau servent à rendre les bouts de ces racines plus mols & plus cotonneux, & les réduisent en forme de pinceau, ou de petite brosse douce & propre à netteïer, blanchir & polir les dents, c'est-à-dire, après que la préparation de ces racines aura été achevée par la composition suivante.

Prenez quatre pintes d'eau commune, mesure de Paris; mettez cette eau dans un assez grand chaudron; ajoutez-y un quarteron de bois de Brésil de Fernambourg coupé par petits morceaux; canelle, girofle & alun, de chacun une once; cochenille deux gros. Après les avoir concassez, laissez le tout infuser à froid pendant douze heures: Placez ensuite ce chaudron sur un feu médiocre : Faites bouillir cette composition environ un bon quart-d'heure : Otez-la ensuite du feu ; & lorsqu'elle sera froide, tirez-en le bois de Brésil avec un écumoire : Ensuite ajoutez-y deux pintes de vin de teinte, (a) mesure de Paris, & quatre pintes d'eau-de-vie, une livre de sucre, une livre de miel blanc, & trois onces de baume noir liquide du Pérou : Mêlez le tout avec une spatule de bois : Remettez cette composition sur un feu médiocre ; & lorsqu'elle sera prête à bouillir, mettez-y vos racines, de façon qu'elles y puissent tremper. Tenez-les sur un très-petit feu pendant sept à huit jours, afin de leur donner le tems d'être pénétrées de cette composition ; ce que l'on connoîtra par la diminution de la liqueur, ou en entamant quelques-unes de ces racines. On augmentera ensuite le feu, sans néanmoins les faire bouillir ; autrement elles deviendroient racornies & trop dures. On aura soin de les remuer & de les tourner de tems en tems. Lorsque ce sirop, ou liqueur, sera diminué de plus

(a) Gros vin noir, dont les Marchands de vin de Paris se servent, pour donner la couleur aux autres vins.

des trois quarts, on retirera ces racines, on les essuiera un peu avec un linge, & on les laissera sécher d'elles-mêmes, en les étendant dans un endroit sec & propre : Après quoi, on les enfermera dans une boëte. Elles conserveront toujours une agréable odeur.

On peut diminuer, ou augmenter plus ou moins les doses de ces compositions, suivant que l'on voudra préparer plus ou moins de ces racines, entre lesquelles les meilleures, les plus liantes & les plus flexibles sont celles de mauves, lorsqu'on peut en trouver d'une grosseur convenable.

On doit faire attention que les doses qu'on vient de prescrire pour cette derniére composition, sont dans la juste quantité qu'il faut pour préparer cinq cens racines tant grosses que médiocres & petites.

Pour rendre ces racines plus rouges & plus parfaites, vous prendrez quatre onces de sang-dragon en larme, & deux onces de gomme-lacque en grain & choisie ; le tout réduit en poudre, vous le mêlerez avec seize onces d'esprit-de-vin rectifié, ou pareille quantité d'eau de la reine de Hongrie, dans un matras qui sera plus grand de la moitié qu'il ne doit être pour contenir le tout, à cause de l'ébullition de l'esprit-de-vin. Vous boucherez exactement ce matras & le placerez sur un feu couvert de cendre ou de sable pendant vingt-quatre heures, pour y recevoir une chaleur capable de dissoudre ces drogues, sans néanmoins les faire trop bouillir; ayant soin de les remuer de fois à autres, pour en faciliter la dissolution.

Cette mixtion ayant été infusée pendant le tems prescrit, vous l'ôterez du feu & en froterez les racines avec les doigts, ou avec une petite brosse, ou pinceau de crin: Cette derniére préparation les rendra d'un beau rouge vernissé. On se servira de ces racines ainsi préparées, pour se tenir les dents nettes.

Lotion très-convenable pour raffermir les Gencives, & corriger la mauvaise haleine ou puanteur de la bouche.

Prenez vin d'Espagne, eau de feuilles de ronces distillée, de chacun une chopine mesure de Paris; canelle demie once; clou de girofle, écorce d'orange amére & séche, de chacun deux gros; gomme

gomme laque, alun calciné, de chacun un gros. Réduisez le tout en poudre subtile ; prenez encore du miel de Narbonne deux onces. Mettez le tout dans une bouteille de verre, placez là au coin de la cheminée sur des cendres chaudes, pour que ce mêlange infuse pendant quatre jours, à un degré de chaleur médiocre & à peu près égal. Le cinquiéme jour on passera & on exprimera cette liqueur au travers d'un linge épais : On conservera ce reméde dans une bouteille bien bouchée, pour s'en servir dans l'occasion.

Lorsque les gencives ont besoin d'être raffermies, on prend une cuillerée de cette liqueur que l'on verse dans un verre : On en employe d'abord la moitié pour se rincer la bouche ; on la fait aller à droit & à gauche, & on la garde pendant quelque tems ; ensuite on la rejette & l'on prend l'autre moitié que l'on garde dans la bouche, suivant que les gencives ont plus ou moins besoin d'être fortifiées ; on les frote en même tems avec le doigt ; ensuite on se lave la bouche avec de l'eau tiéde. On réïtere la même chose le matin en se levant & le soir en se couchant. On peut continuer par propreté l'usage de cette lotion aussi longtems que l'on veut ; en ce cas il suffit de s'en servir seulement le matin à jeun.

Pour rendre ce reméde plus efficace, on ajoute sur la totalité de cette liqueur une demie chopine d'eau de canelle distillée avec le vin blanc.

Si les gencives sont bouffies, gonflées, baveuses & ulcérées, alors avant que d'employer ce reméde, il faut se faire netteïer les dents, emporter avec les ciseaux l'excroissance des gencives, en exprimer suffisamment le sang pour les dégorger, comme il sera dit ailleurs, & de plus se froter les gencives une seule fois avec de l'alun calciné tout pur en poudre.

Autre Lotion très convenable pour le même usage.

Prenez trois chopines d'eau commune mesure de Paris ; mettez cette eau dans un pot de fayance, ferrez-là quatre fois avec un fer épais rougi au feu, mettez aussi-tôt dans cette eau de la canelle grossiérement pulvérisée une once ; de l'alun calciné six gros ; de l'écorce de grenade en poudre une once ; du miel de Narbonne trois onces ;

eau distillée de feuilles de mirte, eau distillée de feuilles de ronce, eau de rhuë & eau vulnéraire, de chacune quatre onces; eau-de-vie demie chopine; le tout mêlé ensemble, on bouchera exactement le pot pour le laisser ainsi infuser au coin de la cheminée sur des cendres chaudes pendant deux fois vingt-quatre heures. L'infusion étant finie, passez cette liqueur dans un linge épais, ou dans une chausse; ajoutez-y deux onces d'esprit de cochlearia: conservez-la dans une bouteille bien bouchée, pour vous en servir de même que des liqueurs précédentes.

Eau dessicative, astringente & rafraîchissante de l'Auteur, qui raffermit les Gencives, calme les inflammations qui y sont causées par des affections scorbutiques, & fortifie les Dents.

Prenez eau de plantin, eau-rose, eau de myrthe, eau de rhuë, eau de canelle orgée, de la premiere eau de chaux, eau de cochlearia & jus de citrons, de chacune deux onces. Ajoutez-y deux gros d'alun & deux gros de sel armoniac en poudre, que vous y ferez fondre en agitant bien la bouteille, que vous aurez grand ſoin de boucher.

Cette eau eſt employée toute pure, & l'on s'en ſert en y trempant le doigt pluſieurs fois de ſuite, & s'en frotant à chaque fois fortement les gencives, ce que l'on réïtere deux ou trois fois par jour. On en continuëra l'uſage autant qu'il en ſera beſoin.

Si quelques matiéres groſſiéres de cette eau ſe dépoſent au fond des bouteilles où elle aura été miſe, on la paſſera au travers d'un papier gris ou d'un linge épais, on rinſera ces bouteilles, & on y remettra cette liqueur qu'on aura clarifiée par ce moyen.

Eau ſpiritueuſe, deſſicative, balſamique & antiſcorbutique de l'Auteur, contre une grande partie des maladies de la Bouche.

Prenez de bonne ſalſepareille quatre onces; d'ariſtoloche ronde, d'écorces ſéches d'oranges améres, de citrons & de grenades, trois onces de chaque; de pirêtre deux onces; de clous de girofle une once; de graine de moutarde une once; de ſemences d'éruca ou roquette ſauvage, deux onces.

Le tout bien concassé dans un mortier, sera mis dans un matras à long cou, qu'on choisira plus grand de la moitié qu'il ne le faut pour contenir les drogues, à cause de l'ébulition : Ajoutez-y demie livre de sucre candi en poudre & autant de bon miel rosat clarifié & odorant. Versez par-dessus trois pintes de bon esprit-de vin : Bouchez ou luttez bien ce matras, pour que rien ne puisse s'en exhaler, & y laissez le tout en digestion à froid pendant cinq à six jours.

Placez ensuite ce matras au Bain-marie pendant deux fois vingt-quatre heures, sur un feu ménagé de façon que les drogues y reçoivent le premier jour une chaleur médiocre, & le second jour une chaleur un peu plus ardente, sans néanmoins les faire bouillir.

Laissez-les refroidir, & versez la liqueur au clair par inclination dans une bouteille de verre, qu'on tiendra bien bouchée. Reversez sur le marc de ces drogues trois autres pintes du même esprit-de-vin : Rebouchez le matras, & le remettez au Bain-marie pendant deux fois vingt-quatre heures, y entretenant le feu comme ci-devant. Le tout étant refroidi, verſez la liqueur comme vous l'avez déja fait, dans la même bouteille. Otez du matras tout le marc, & en exprimez le reſte de la liqueur au travers d'un linge épais & blanc, & la joignez à l'autre liqueur.

Vous en remettrez la moitié dans le même matras, & y ajouterez de l'élixir de propriété & du baume du Commandeur, de chacun quatre onces, du ſang-dragon en larmes réduit en poudre, trois onces & demie; de la véritable gomme de Gayac auſſi pulvériſée, & du véritable baume noir & liquide du Pérou, de chacun trois onces; & gomme-laque en grain, deux onces.

Rebouchez votre matras, & le mettez encore au Bain-marie pendant deux fois vingt-quatre heures aux dégrez de chaleur déja indiquez. Après qu'il ſera refroidi, verſez la liqueur au clair par inclination dans une autre bouteille de verre que vous boucherez bien. Remettez le reſte de la premiere liqueur dans le matras ſur le reſte des gommes, pour achever de les diſſoudre: Placez de nouveau ce matras au Bain-marie pendant deux fois vingt-quatre heures, & lorſqu'il ſera refroidi, verſez ce qu'il contient dans la derniere bouteille. Filtrez cette liqueur au travers des cornets de papier gris ſimples, introduits dans des entonnoirs d'oſier, qui ſeront poſez ſur des bocals de verre à ceriſes, qui recevront la liqueur, & lorſqu'elle ſera toute filtrée, mettez-là dans une très-grande bouteille de verre, d'une grandeur à pouvoir contenir les liqueurs ſuivantes, que vous y ajouterez.

Eau vulnéraire & eau premiere de canelle, trois pintes de chaque.

Eau ſeconde de canelle, trois chopines.

Eſprit de cochlearia tiré avec la racine de raphanus, quatre pintes.

Il faut que toutes ces liqueurs ſoient bien ſpiritueuſes.

Vous agiterez ſuffiſamment cette bouteille, pour que le tout ſoit bien mêlé enſemble; & afin que cette liqueur ſoit entiérement clarifiée, vous la filtrerez encore une fois par de nouveaux cornets de papiers gris doubles, & vous la renfermerez dans une ou pluſieurs bouteilles bouchées exactement.

Il n'eſt pas fort néceſſaire d'avertir ici, qu'on peut diminuer proportionnellement les doſes des drogues énoncées ci-deſſus, ſuivant qu'on veut moins de liqueur : Cela doit ſe comprendre aiſément. Si j'en fais une ſi grande quantité, c'eſt que le débit en eſt conſidérable chez moi.

Cette eau, comme on vient de l'annoncer dans le titre, eſt ſouveraine contre les affections ſcorbutiques des gencives.

Elle empêche qu'elles ne ſe gonflent & ne ſaignent aiſément : Elle les fortifie & les vivifie.

Elle émouſſe la trop grande acreté & la ſaumure des liqueurs qui arroſent & parcourent les vaiſſeaux capillaires qui compoſent les gencives, laquelle acreté les ronge, les ulcére, & y produit ſouvent des hémorragies. Ces parties ſe relâchant par la déſunion de leurs fibres, donnent occaſion au ſang d'y abonder de plus en plus, & à la ſéroſité de s'y amaſſer en trop grande quantité ; ce qui forme dans la ſuite des fungoſitez, des ulcéres & la carie.

Par ſa vertu les dents ne ſont pas ſujettes à s'ébranler avant le tems : Elle raffermit celles qui ne ſont pas conſidérablement déchauſſées & chancelantes, & elle les maintient dans leurs alvéoles : Elle les entretient plus ſaines,

&

& elle en calme souvent la douleur, en mettant dans la cavité cariée, un petit coton qui en soit imbibé.

Elle guérit les áphtes, ou petits ulcéres qui surviennent aux gencives & au dedans des lévres, quand on les en frote quatre ou cinq fois dans un même jour, & elle diminuë la mauvaise odeur, dont la bouche pourroit être infectée.

Enfin cette eau & la précédente sont les remédes les meilleurs & les plus universels que l'Auteur ait trouvez pour la conservation & la guérison des gencives & des dents.

Ceux qui n'ont les dents que médiocrement ébranlées ou mal affermies dans leurs alvéoles, & dont les gencives sont molles, livides, boufies ou gonflées, prolongées & sujettes à saigner aisément, ou enfin scorbutiques, se serviront de cette eau une fois le matin, une fois après le dîner, & une fois le soir en se couchant, & ils continueront jusqu'à ce que les gencives soient suffisamment fortifiées : Mais dans la suite pour les maintenir en bon état, il ne sera besoin de s'en servir qu'une fois tous les matins, ou tous les soirs en se mettant au lit.

Son uſage eſt d'en prendre ſept à huit gouttes dans un petit verre, d'y tremper pluſieurs fois le bout du doigt, & de s'en froter fortement les gencives & les dents.

Les perſonnes qui ont ces parties moins malades, & qui veulent les conſerver en bon état, en prendront tous les matins la même quantité dans un verre, avec une bonne cuillerée d'eau chaude, & s'en laveront la bouche, en ſe frotant les gencives & les dents avec une éponge fine, ou avec le doigt.

Il eſt bon d'avertir ceux qui ont les dents mal propres, qu'il eſt néceſſaire de ſe les faire netteïer, & de dégorger les gencives, avant que de ſe ſervir de cette eau; l'effet en ſera plus prompt & plus avantageux.

Cette eau eſt encore merveilleuſe, pour panſer les abcès fiſtuleux & autres qu'on aura été obligez d'ouvrir à une bouche où il y a carie: L'on en imbibera alors les tentes, les tampons, ou les plumaceaux dont on ſe ſervira.

S'il arrive que cette eau, lorſqu'elle eſt employée toute pure, échauffe & enflamme les gencives, ce qui eſt trés-rare, on doit en ce cas-là mêler avec de l'eau commune chaude, ainsi qu'on vient de le dire, ou se servir de l'eau précédente, qui est fort rafraîchissante, & à laquelle pour lors on peut ajouter quelques goutes de celle-ci.

CHAPITRE VI.

Causes générales des maladies essentielles, symptomatiques, accidentelles & relatives aux Dents, aux Alvéoles & aux Gencives : Le pronostic, diagnostic & dénombrement de ces maladies.

Les causes qui produisent les maladies des dents, sont deux en général. L'une est intérieure, & l'autre extérieure. La cause intérieure dépend pour l'ordinaire des vices de la lymphe peccante en quantité ou en qualité, acre ou corrosive, jusqu'au point de détruire par ses mauvaises impressions les parties les plus compactes du corps humain, telles que sont les dents, en rompant & en déchirant le tissu des lames osseuses qui les composent.

La lymphe se trouve d'un tel caractére dans les ſcorbutiques, dans ceux qui ſont attaquez des écrouelles, ſurtout dans les vérolez.

Lorſque le ſuc nourricier eſt trop abondant, ou d'ailleurs vicié en quelque façon que ce ſoit, ou qu'il ſe diſtribuë en trop grande quantité dans une dent, qui ſe rencontre étroitement ſerrée entre les parois de quelque alvéole, alors il peut y produire des effets trés dangéreux: De même, le ſang dans une diſpoſition inflammatoire, peut former un dépôt flegmoneux ou éréſipellateux dans la cavité de la dent, ou dans ſon voiſinage: Il peut auſſi occaſionner des douleurs violentes qui ne ſe terminent que par la perte de la dent; à moins qu'on n'ait le bonheur de la ſauver, ou par le ſecours des remédes topiques, ou par quelque opération pratiquée de bonne heure & à propos.

Le régime de vivre que l'on obſerve, le trop dormir, le trop veiller, la vie trop ſédentaire ou trop turbulente, ne contribuent pas peu à la conſervation, ou à la perte des dents.

La bonne qualité du lait des Nourriſſes, eſt d'une grande importance pour contribuer à la ſortie des dents dans le tems qu'elles doivent paroître. Cette bonne qualité de lait sert à prévenir ou à diminuer tant de fâcheux accidens qui surviennent aux enfans, lorsque les dents sont disposées à percer la membrane des gencives, qui couvre en ce tems là leur extrêmité, & qui s'oppose à leur issuë.

Toutes les passions violentes capables d'altérer la digestion, d'aigrir ou d'épaissir la masse du sang, d'occasionner des obstructions, & d'empêcher les sécrétions & excrétions qui doivent s'éxécuter journellement pour la conservation & le maintien de la santé; ces passions, dis je, peuvent, lorsqu'elles altérent à un certain point la masse du liquide, être mises au rang des causes intérieures qui produisent les maladies des dents.

Tous ceux qui sont d'un tempérament pituiteux ou plectorique, dans lesquels la lymphe est trop abondante, sont ordinairement très-sujets à souffrir non-seulement des douleurs de dents, mais même à les perdre.

La plûpart des femmes grosses, sont aussi très-sujettes à éprouver le même sort: Les menstruës ne coulant point, la masse du sang reste chargée de superfluitez, dont elle se dépuroit auparavant par cette voie. Delà vient qu'ordinairement ces superfluitez se déposent sur les dents, ou sur les gencives, & que les femmes souffrent ces incommoditez plutôt dans la grossesse que dans tout autre tems ; & nous voyons qu'elles en sont aussi souvent affligées, par la même raison, lorsqu'elles cessent d'être réglées.

La maladie que l'on nomme jaunisse, cause de si grands désordres dans la masse du sang, que les dents même s'en ressentent à un point, que quelquefois il en périt par le dépôt qu'elle occasionne sur ces parties.

Les causes extérieures ne sont pas en moindre nombre, & ne produisent pas des suites moins fâcheuses. Les vapeurs trop épaisses qui s'élevent de l'estomac & du poulmon, s'attachant à la bouche à peu près comme la suie s'attache à la cheminée, forment un limon visqueux qui rend la bouche pâteuse. Ce limon est très-contraire aux dents. Certaines portions d'alimens qui se nichent entre les dents, dans leurs intervales, ou du côté des gencives, produisent le même effet, pour peu qu'on néglige de se rinser souvent la bouche.

Le froid & le chaud causent encore aux dents & aux gencives des obstructions, dont les suites sont dangéreuses pour les dents.

Les injures du tems causent des rûmes & des caterres, dont les dents, les alvéoles & les gencives ne se ressentent que trop souvent.

Les efforts que l'on fait avec les dents, les ébranlent, les déracinent en rompant les adhérances & divisant l'union qu'elles ont avec les alvéoles & les gencives. Lorsque ces efforts sont trop violens, ils les courbent en les luxant tantôt dans un sens, tantôt dans un autre ; enfin ils les rompent, ou les emportent hors de leur place.

Les remédes mêmes dont on fait un trop grand usage en les appliquant sur les dents, dans l'intention de se les conserver, servent le plus souvent à les détruire ; car ils usent ou rongent la partie la plus importante à leur conservation, c'est-à-dire, leur émail.

Le trop grand usage de la fumée du Tabac, celui des sucreries & des fruits austéres leur est très-nuisible.

Les chutes & les coups violens qu'elles reçoivent sont très-souvent la cause de leur perte.

Enfin la négligence & le peu de soin que l'on prend de les netteïer, est la cause la plus ordinaire de toutes les maladies qui détruisent les dents.

Leur plus grand ennemi est le mercure, vulgairement nommé argent-vif. Il ne l'est pas seulement par lui-même; mais encore par les mauvais effets qu'il est capable de produire dans le corps humain, par les corrosifs dont la plûpart des preparations mercurielles sont chargées, ou par les alliages qu'il contracte dans nos corps avec différens principes, par son trop long séjour, surtout lorsqu'il n'est pas évacué à propos. Le mercure fait par ses effets gonfler évidemment les gencives, les ronge & les détruit; il agit de même sur les membranes qui revétent la racine des dents, soit intérieurement ou extérieurement; il les disséque, pour ainsi dire, les déracine, les fait tomber, ou les détruit par les caries qu'il occasionne. Ces funestes effets ne se voyent que trop souvent, surtout dans le mauvais usage que font du mercure les gens peu versez à l'employer. Les Médecins & les Chirurgiens les plus expérimentez dans les maladies vénériennes, quoiqu'ils ne s'en servent qu'avec grande précaution, ont assez de peine, en se servant de toute leur industrie & de tous leurs soins, d'empêcher que le mercure ne détruise les dents. Les Doreurs à l'or moulû, les Miroitiers, les Plombiers, & tous ceux qui travaillent dans les Mines, &c. ne font que trop souvent la fatale expérience des mauvaises impressions que le mercure fait sur eux, & particuliérement sur leurs dents.

C'est par les mauvais effets qui viennent de ces causes, que les dents sont atteintes de tant de diverses maladies, presque toujours accompagnées de douleurs plus ou moins violentes.

Les maladies des dents se peuvent réduire à trois Classes, ou espéces différentes

Je range dans la premiere Classe, toutes les maladies des dents, produites par des causes extérieures.

Dans la deuxiéme Classe, celles qui attaquent les parties des dents engagées dans leurs alvéoles, ou recouvertes des gencives, lesquelles maladies sont occultes ou cachées.

Et dans la troisiéme Classe, les maladies symptomatiques causées par les dents.

Premiere Classe, qui renferme les maladies des Dents produites par des causes extérieures.

1. Le limon blanchâtre & visqueux attaché aux dents.

2. Le limon d'un jaune safranné, comme collé aux dents : L'un & l'autre de ces limons précédent ordinairement le tuf ou le tartre des dents, & en sont comme l'ébauche ; puisque c'est de ce limon que se forment les couches du tartre.

3. Le tartre jaunâtre nouvellement formé & d'une consistance plâtreuse & fortement attaché aux dents.

4. Le tartre grisâtre ou noirâtre formé depuis plusieurs années, a encore beaucoup plus de consistance, & est si fortement adhérant & attaché à la surface de la dent, qu'il semble ne faire qu'un même corps avec elle.

5. Le tartre entiérement pétrifié sur la dent, forme des masses pierreuses d'un volume très considérable. (*a*)

6. La jaunisse des dents, ou le ternissement de l'émail, causé par une crasse, ou par une viscosité qui s'attache à la surface de l'émail, fait à peu

(*a*) Voyez la Planche 2.

près le même effet que la poussiére & l'humidité qui s'attachent à la glace d'un miroir négligé.

7. Le ternissement de l'émail des dents, causé par une crasse grisâtre, ou noirâtre.

8. Le ternissement de l'émail des dents, causé par une crasse verdâtre.

9. La iaunisse de la substance propre de l'émail de la dent, dépendante de quelque matiére altérée qui la pénétre, ou du suc nourricier vicieux.

10. La lividité de la propre substance de la dent, causée par l'impression de quelque coup violent, qui aura donné lieu au suc nourricier de s'extravaser.

11. Les taches plus blanches que la substance de l'émail des dents, & qui pénétrent jusqu'à la cavité du corps de la dent.

12. L'érosion, ou les tubérositez de la substance émaillée de la dent, irréguliérement détruite, accompagnée d'une crasse noire qui s'engage dans les endroits les plus enfoncez de la surface de l'émail ainsi délabré.

13. L'émail de la dent est encore sujet à une autre déperdition de substance : Il s'use universellement dans

toute ſon étenduë, ou dans partie d'icelle, ſurtout à l'extrêmité de la couronne, par la rencontre des autres dents, &c.

14. Les dents ſont ſujettes à plusieurs ſortes d'agacemens; leur agacement ne dépendant quelquefois que de ce que leur ſurface émaillée eſt trop uſée.

15. L'agacement des dents cauſé par de certains fruits acerbes que l'on mange.

16. L'agacement des dents qui ſe produit par l'effet de certains ſons.

17. L'agacement des dents qui naît de l'effet de certains corps que l'on touche.

18. Les dents excédant en longueur leurs voiſines, doivent être regardées comme des dents malades, étant diſpoſées en partie contre nature; puiſque non ſeulement elles déparent la bouche; mais qu'elles cauſent auſſi des incommoditez aux parties voiſines, & qu'elles nuiſent à l'articulation de la voix, ce qui oblige à les limer.

19. Les dents qui viennent hors de leur rang, ſoit qu'elles ſoient ſurnuméraires, ou non, doivent être regardées comme un défaut de conformation, &

par conſéquent comme une maladie.

20. La douleur des dents cauſée par l'impreſſion des liqueurs trop chaudes ou trop froides.

21. La carie des dents eſt de deux eſpéces en général & de pluſieurs en particulier. La carie molle & pourriſſante fait le premier genre ; & la carie ſéche fait le ſecond.

Voici quelles ſont les eſpéces particuliéres des caries du corps des dents.

22. La carie molle & pourriſſante des dents.

23. La carie ſéche & comme maſtiquée des dents.

24. La carie des dents compliquée, étant en partie molle & en partie ſéche.

25. La carie des dents compliquée de fracture.

26. La carie ſuperficielle des dents, ne pénétrant que l'épaiſſeur de l'émail, ou partie d'icelui.

27. La carie plus profonde, pénétrant juſqu'à la ſubſtance non émaillée de la dent.

28. La carie très-profonde, pénétrant juſqu'à la cavité de la dent.

29. La carie ſituée à l'extrémité du corps des dents.

30. La carie ſituée à la ſurface extérieure des dents.

31. La carie ſituée à la ſurface intérieure des dents.

32. La carie ſituée à la ſurface latérale des dents.

33. L'excroiſſance charnuë ou fongueuſe du cordon des vaiſſeaux dentaires, laquelle excroiſſance ſe manifeſte dans les trous des dents conſidérablement cariées.

Des fractures du corps de la dent.

34. Les dents ſe fracturent ſuivant leur longueur, & l'on peut appeller cette eſpéce de fracture, fente ou ſciſſure.

35. Les dents qui ſe fracturent obliquement, laiſſent des chicots tranchans, ou des eſquilles pointuës, qui incommodent bien ſouvent la langue, ou les jouës, & alors on eſt obligé de les émouſſer avec la lime.

36. Les dents ſe fracturent horiſontalement, & c'eſt la fracture qui leur eſt ordinaire, ſurtout dans le tems qu'on fait des efforts pour les ôter. Les chûtes & les coups contribuent auſſi à les détruire. Il y a auſſi des dents

qui sont si fragiles, qu'elles se cassent en mangeant.

37. Les dents sont ordinairement sujettes à une autre maladie que l'on nomme ébranlement, ou déplacement, & que l'on peut nommer luxation complette, ou incomplette.

38. Les dents se luxent, ou déboëtent en dehors.

39. Elles se luxent en dedans.

40. Et quelquefois sur les côtez.

41. Les dents se déboëtent encore en se tournant dans leurs alvéoles, de façon que leurs parties latérales se trouvent pour lors disposées d'un côte en dehors, & de l'autre en dedans.

42. Les dents se luxent en se déboëtant entiérement de leurs alvéoles par quelque coup violent, & tiennent encore à la gencive. Pour lors on peut les remettre en place, & bien souvent elles s'y maintiennent en bon état pendant plusieurs années, & quelquefois aussi pendant tout le cours de la vie, restant aussi saines qu'auparavant. Cette luxation est complette.

43. Les dents se luxent en travers, de façon qu'une de leurs extrêmitez touche la langue, l'autre les lévres, ou

la jouë, & c'eſt encore une luxation complette.

44. Les dents ſe luxent, étant pouſſées par quelques matiéres qui les chaſſent de leurs alvéoles, leur faiſant ſurpaſſer le niveau de leurs voiſines.

45. Les dents ſe luxent, en s'enfonçant dans l'alvéole au-delà de ſa profondeur naturelle, par l'effet de quelque chûte, ou de quelque coup violent qui les aura frappées par leurs extrêmitez extérieures.

Seconde Claſſe, qui renferme les maladies qui ſurviennent aux parties des dents contenuës dans les alvéoles, ou entourées des gencives, leſquelles maladies étant cachées, ne peuvent être connuës le plus ſouvent que par ceux qui ont acquis une grande expérience.

1. La carie du colet de la dent, eſt la premiére & la plus ordinaire de ces maladies.

2. La carie ſituée à la voûte des racines des dents.

3. La carie attaquant la racine des dents.

4. La carie attaquant l'intérieur de la cavité du corps de la dent, ou celle de

de ſes racines, ſans que la dent ſoit d'ailleurs cariée dans aucun endroit de toute ſa ſurface.

5. La fracture de la racine des dents, ou des chicots.

6. L'inflammation flegmoneuſe, ou éréſipellateuſe, de la membrane qui tapiſſe l'intérieur de la cavité des dents & du canal des racines.

7. L'abcès qui ſe forme dans l'intérieur des dents.

8. La perte du germe de la dent.

9. L'inflammation de la membrane qui revêt les racines des dents extérieurement.

10. L'obſtruction du cordon des vaiſſeaux dentaires.

11. L'inflammation de ce même cordon.

12. La ſupuration du cordon des vaiſſeaux dentaires.

13. La douleur diſtenſive de toutes ces parties.

14. La douleur ſourde des dents.

15. La douleur poignante des dents.

16. La douleur pulſative des dents.

17. L'atrophie, ou deſſéchement de l'alvéole, de ſes membranes & des gencives, qui eſt ſuffiſante pour cauſer la chute de la dent, ſans que la dent

ſoit cariée, ni tartareuſe, ni qu'elle ait cauſé aucune douleur.

Troiſiéme Claſſe, qui renferme les maladies occaſionnées par les dents, que l'on peut nommer accidentelles, ou ſymptomatiques.

1. La carie des alvéoles cauſée par les dents.

2. Les exoſtoſes des alvéoles occaſionnées par les dents.

3. La compreſſion des alvéoles occaſionnée par le trop grand accroiſſement de certaines dents.

4. L'inflammation du périoſte qui revêt intérieurement les alvéoles & la ſurface extérieure des racines.

5. Le gonflement des alvéoles, lorſque leur ſubſtance ſpongieuſe eſt abreuvée de quelque humeur ſurabondante & viciée ; ce que les dents peuvent occaſionner.

6. La fracture ſimple des alvéoles, cauſée par l'extraction de la dent, & par toute autre cauſe.

7. La fracture compliquée des alvéoles, avec déperdition de ſubſtance, occaſionnée de même.

8. L'hémorragie ſimple, ou quel-

quefois très-violente, occasionnée par l'extraction des dents.

9. L'hémorragie dépendante de la rupture des vaisseaux dentaires, rompus en conséquence d'une dent fracturée.

10. L'hémorragie dépendante de la fracture de l'alvéole, en conséquence de quelque dent adhérante, ôtée avec violence.

11. L'hémorragie dépendante de quelque lambeau des gencives emporté, ou simplement déchiré, en ôtant une dent.

12. Le prurit, ou démangeaison des gencives des enfans, occasionné par la compression des dents.

13. La douleur des gencives à la sortie des dents.

14. Les ulcéres des gencives, occasionnez par les dents.

15 Les ulcéres de la langue, occasionnez par les dents.

16. Les ulcéres des lévres & des jouës, occasionnez par les dents.

17. Les gonflemens des gencives, causez par les dents.

18. Les abcès des gencives, ou du palais, causez par les dents.

19. Les fistules des gencives, causées par les dents.

20. Les fistules du palais, occasionnées par les dents.

21. Les fistules des jouës, causées par les dents.

22. Les fistules du menton, causées par les dents.

23. Les excroissances des gencives, causées par les dents.

24. La puanteur de la bouche, causée par des corps étrangers putréfiez aux environ des dents.

On peut encore ranger dans cette Classe les maladies causées par les dents, & que l'on appelle sympatiques, ou relatives; sçavoir,

25. L'avortement occasionné en conséquence de quelque maladie des dents.

26. Les nausées que les dents causent.

27. Les vomissemens que les maladies des dents causent.

28. Les diarrées que les maladies des dents causent.

29. La fiévre occasionnée par la douleur des dents.

30. L'insomnie occasionnée par la douleur des dents.

31. Le délire provenant des maux de dents.

32. Les maux de tête causez par les dents.

33. La maigreur des enfans occasionnée par les dents.

34. Les convulsions causées par les dents.

35. Le ptialisme occasionné par les dents.

36. L'ulcére & les gonflemens des parotides & des amigdales, occasionnez par les dents.

37. Les douleurs & les dépôts aux oreilles, causez par la douleur des dents.

38. Les ophtalmies, ou inflammations des yeux, causées par les douleurs des dents.

39. Les tumeurs, ou gonflemens des jouës, causées par les douleurs des dents.

40. Le polipe occasionné, ou entretenu par les dents cariées.

41. Les fistules lacrimales occasionnées par les maux de dents.

Les maladies des dents contenuës dans ces trois Classes, sont au nombre de cent trois: L'on pourra peut-être à l'avenir par la pratique, en reconnoître quelque espéce de plus. Il paroît par les écrits imprimez de ceux qui ont traité des dents, que l'on a jusqu'à présent négligé d'établir, les espéces & les différences des maladies qui concernent ces parties. C'est sans doute parce qu'on ne les pas examinées d'assez près, & qu'on n'a point observé réguliérement tout ce qui concerne les dents dans l'état contre nature.

Les premiéres maladies des dents, se manifestent avant que les dents paroissent, & ces maladies sont si considérables, qu'il y va quelquefois de la vie. Comme nous en avons déja traité au Chapitre II. de ce premier Tome, où nous avons prescrit quelques remédes pour les soulager & les guérir, nous ne nous étendrons point ici sur cette matiére, afin d'éviter la répétition.

A peine les dents ont-elles commencé à paroître dans la bouche, qu'elles ont besoin d'un nouveau secours de la Chirurgie. La carie est la premiére maladie qui travaille à les détruire, & qui leur fait le plus la guerre dans tout le cours de la vie. C'est elle qui nous occupe le plus, ou à la combattre, ou à réparer les désordres qu'elle a faits.

La carie des dents se peut ranger sous plusieurs espéces. Si nous avons égard aux différentes parties & aux différentes causes qui la produisent, nous établirons plusieurs espéces de carie, lesquelles demandent des égards différens dans la maniére d'opérer & dans tous les traitemens.

La carie scorbutique, vérolique, scrofuleuse, &c.

La carie molle, ou pourrissante, & la carie séche.

La carie superficielle, est celle qui est la moins incommode & la moins dangéreuse, & celle dont on peut le plus aisément arrêter les progrès.

La carie profonde, au contraire, est celle qui cause de grandes douleurs, & qui engage souvent à ôter les dents, surtout lorsqu'elle pénétre dans la cavité du corps de la dent, ou dans celle de la racine.

La carie séche est ressemblante à du mastic, & ne cause point de douleur, à moins qu'elle ne dégénére en quelqu'autre espéce de carie.

La carie dépendante des causes intérieures, agit ordinairement sur les racines des dents, tantôt sur leur surface extérieure, tantôt sur la surface intérieure des racines, ou sur celle de la cavité du corps de la dent.

La carie qui vient des causes extérieures, attaque ordinairement la surface extérieure, ou la partie émaillée du corps de la dent, quelquefois leur colet, rarement leurs racines, à moins que les dents ne soient déja chancelantes, ébranlées dans leurs alvéoles, & divisées des gencives.

La carie produite par les causes intérieures, est plus difficile à connoître, que celle qui vient des causes extérieures, surtout lorsqu'elle n'attaque que les racines, ou le colet de la dent ; parce qu'alors les gencives & les alvéoles la cachent. On ne peut souvent la découvrir que par des conjectures fondées sur la violence & la permanence des douleurs pulsatives, des gonflemens, des tumeurs, ou des abcès plus, ou moins considérables, qui très-souvent l'accompagnent. Les suites de celle-ci sont plus fâcheuses que celles de la carie qui vient des causes extérieures.

La carie provenant des causes extérieures, est plus aisée à reconnoître. Elle se montre à découvert ; elle est aussi plus aisée à guérir, lorsqu'elle n'a pas été négligée, parce qu'il est plus facile d'en ôter la cause, & d'y apporter

ter un prompt ſecours ; ne s'agiſſant que d'y appliquer quelque reméde convénable, comme de limer, ruginer, cautériſer, ou plomber l'endroit de la carie de la dent malade, &c.

La carie des dents eſt incurable, lorſqu'elle a fait de trop grands progrès. Alors il faut que la dent périſſe, en tout, ou du moins en partie.

Les caries rongeantes, ou comme vermouluës, cauſées par un virus vérolique, ſcrofuleux, ſcorbutique, &c. ſont celles qui font en peu de tems le plus de progrès : Elles ſont les plus à craindre, & les plus difficiles à guérir.

Les progrès de la carie molle & pourriſſante ſont ordinairement plus faciles à arrêter. Celle qui eſt la moins à craindre eſt la carie ſéche ; puiſque l'on peut ſe paſſer de la plomber, de la ruginer, ou de la cautériſer ; qu'elle eſt indolente, & que même il ne faut pas l'ôter.

La carie des dents, de quelque eſpéce qu'elle ſoit, & de quelque cauſe qu'elle provienne, produit des effets plus, ou moins conſidérables, ſuivant les parties de la dent qu'elle attaque. Les opérations qu'il y a à pratiquer à son occasion, sont plus aisées, ou plus difficiles, suivant la situation des parties de chaque dent; ou suivant la situation des mémes dents, ou que la carie est plus ou moins étenduë dans le corps, ou dans les racines de la dent.

Les tems dans lesquels la carie ravage le plus les dents, sont depuis l'âge de vingt-cinq ans, jusqu'à l'âge de cinquante ans. Ce n'est pas que dans tous les âges les dents ne se carient; mais plus ordinairement à ces âges-là, qu'à tout autre.

Quoique les dents, lorsqu'elles sont bien conditionnées, soient beaucoup plus dures & plus compactes qu'aucun des autres os, tant dans l'homme, que dans les brutes; elles ne laissent pourtant pas d'être susceptibles de fractures, surtout lorsqu'elles sont déja cariées.

Les dents se fracturent en différens sens, de même que tous les autres corps; & sont bien plus sujettes à ces accidens, que les autres os.

Les dents peuvent être fracturées dans toutes leurs parties en tous sens; cela arrive souvent par les efforts que l'on fait imprudemment avec elles, par les chûtes, ou des coups considérables qu'elles reçoivent, particuliérement dans les efforts que l'on est obligé de faire avec les instrumens, lorsqu'il s'agit de les extirper avant qu'elles soient ébranlées: Enfin quand il se rencontre que leurs racines sont unies, adhérantes & fortement attachées à leurs alvéoles; cette sorte d'adhérance trop ordinaire, occasionne souvent la fracture de la machoire dans l'endroit des alvéoles, ou celle de la dent même. Lorsque la conformation se rencontre disposée de cette maniére, la dent ne peut être extirpée, si l'un de ces deux cas n'arrive.

Les dents comme les autres os, se fracturent en travers, ou horisontalement, ou obliquement, ou dans leur longueur. Leurs parties étant une fois divisées, ne se réunissent jamais; soit parce que les vaisseaux qui s'y distribuent, ne sont pas disposez de maniére à fournir un suc suffisant & capable d'aglutination; soit parce que leur propre substance est trop serrée & compacte pour lui donner passage; ou que d'ailleurs le mouvement, l'air & les matiéres qui les touchent, sont autant d'obstacles qui concourent encore à s'opposer à la réunion de leurs parties divisées.

Quoique la réunion des parties des dents fracturées soit impraticable, leur fracture ne laisse pas de donner occasion à certaines opérations de Chirurgie; soit pour ôter les esquilles, ou les chicots qui restent après la fracture; soit pour les polir & unir dans leurs angles les plus pointus, les plus aigus, ou les plus tranchans. Ces chicots contribuent quelquefois à remédier aux défauts que la fracture laisse, & que l'art repare si bien qu'il est facile de s'y méprendre & de confondre ses opérations (a) avec celles de la nature même.

Tous les déplacemens, que les os souffrent dans leur articulation, doivent être mis au rang des luxations, ou des dislocations complettes, ou incomplettes; par conséquent on doit ranger de même ceux de l'articulation des dents. Lorsqu'une dent est chancelante, c'est une luxation commencée.

Lorsqu'après avoir été naturellement bien situées, elles se portent ou en devant, ou au dedans de la bouche, ou sur l'une ou l'autre des parties latérales, ce sont comme autant de luxations.

(a) Dents à tenons. Voyez la Planche 34.

Lorsqu'une dent tourne dans son alvéole, ensorte que les parties latérales de la dent répondent d'un côté en dehors & de l'autre en dedans; c'est une luxation complette.

Lorsqu'une dent semble être allongée, & qu'elle excéde par sa longueur ses voisines, que son colet & partie de ses racines surpassent le niveau des gencives, parce que l'alvéole, ou quelque matiére contenuë dans ce même alvéole la chasse; c'est une semi-luxation.

Toutes ces luxations, ou déplacemens des dents, & plusieurs autres dont on a déja parlé, peuvent se rétablir par différentes opérations de Chirurgie indiquées dans ce Traité, dans lesquelles on employe le secours de la main, des instrumens, des liens, & autres remédes. Les succès sont différens suivant les causes, & les circonstances qui accompagnent ces accidens.

Le plus ordinaire de ces déplacemens & celui qui précéde ordinairement les autres, c'est le tremblement des dents, ou la luxation commencée.

Les grosses dents se luxent en dedans bien plus fréquemment qu'en dehors. Les incisives au contraire se luxent bien plus souvent en dehors, qu'en dedans. Quoique l'un & l'autre de ces déplacemens soient très-fâcheux & très-incommodes, & qu'ils s'opposent également à la mastication, la luxation en dedans, est une des plus fâcheuses, parce qu'elle fatigue ou blesse la langue; ce qui inquiéte plus que l'incommodité que cause la dent contre les lévres, ou contre les jouës, lorsqu'elle est penchée en dehors. La moins incommode de ces luxations, c'est lorsque la dent est luxée sur le côté, ou qu'elle n'est qu'en partie tournée de la droite à la gauche, ou de la gauche à la droite, présentant ses surfaces latérales, l'une en dedans & l'autre en dehors.

Celle qui est la plus fâcheuse de toutes, c'est lorsque la dent est luxée en travers. Lorsque les dents sont luxées de telle façon qu'elle excédent par leur extrêmité leurs voisines, ce que nous appellons luxation, ou déplacement de bas en haut pour la machoire inférieure, & de haut en bas pour la machoire supérieure, la mastication est très-difficile à faire. Dans tous ces cas, il faut employer toutes sortes de moyens pour remboëter les dents, chacune dans sa cavité naturelle, pour qu'elles s'y rafermissent, s'il est possible. L'on y réussit souvent en ôtant les causes qui ont occasionné ces luxations, & en fortifiant les gencives. En attendant, on assujettira artistement ces dents, de maniére qu'elles ne se dérangent plus, & qu'elles puissent faire leurs fonctions. L'art a trouvé des moyens pour y parvenir, qu'on verra dans ce Traité; il faut les épuiser dans ces occasions.

La partie émaillée des dents, est encore sujette à une maladie qui ressemble fort à la carie; mais qui cependant n'est point une carie. Leur surface extérieure devient quelquefois inégale & raboteuse, quasi en forme de rape; mais disposée plus irréguliérement. Je nomme cette maladie érosion de la surface émaillée, ou disposition à la carie. Elle provient de ce que l'émail est usé par quelque matiére rongeante, qui y a produit le même effet en cette occasion, que la rouille produit sur la surface des métaux. L'on guérit cette maladie en polissant avec la lime la surface de la dent.

Les dents sont encore très-susceptibles de changemens de couleur; elles deviennent plus, ou moins noirâtres, ou jaunâtres, selon que les divers sucs qui les touchent, sont conditionnez & que leurs pores sont disposez à en recevoir les mauvaises impressions. On peut quelquefois par l'application & par l'usage de certains remédes, rétablir la couleur des dents en son premier état ; mais il est dangéreux de s'y trop opiniâtrer, lorsque les couleurs accidentelles ne cédent pas à l'application des remédes : En ce cas, il faut cesser son entreprise, plutôt que de s'exposer à perdre les dents, en voulant vainement les rétablir dans leur premiére blancheur.

L'émail des dents est très-sujet à être recouvert d'une matiére tartreuse & quasi pierreuse, qu'on appelle tuf, ou tartre de la dent, laquelle s'attache, se colle & s'unit si intimement à la surface émaillée, qu'elle semble bien souvent ne faire qu'un même corps avec elle : Ce tartre est quelquefois le précurseur de la carie absolument dépendante d'une cause extérieure : Il est aisé à détruire & facile à prévenir : Cette maladie a pour cause principale la négligence & la malpropreté.

Les dents sont encore sujettes à se ressentir des impressions que certains bruits & certains raclemens ſont ſur elles, qui cauſent une douleur aſſez vive que l'on appelle agacement ; ce qui arrive encore en mangeant de certains fruits. Cette douleur dépend de la diſpoſition des pores des dents & de la maniere dont l'air, ou les ſucs ſe modifient & s'inſinuent dans ces mêmes pores, en pénétrant juſqu'à l'extrêmité de leurs nerfs. Cette maladie ſe guérit d'elle-même en peu de tems, & n'a aucune ſuite dangéreuſe : D'ailleurs pour peu que l'on ſoit impatient, elle céde promptement aux remédes les plus communs.

Il y a encore d'autres ſortes d'agacemens, dont l'un dépend, ſurtout dans les rikais, de la délicateſſe, ou moleſſe des dents, & l'autre de ce que l'émail de l'extrêmité des molaires, ou la pointe, ou le tranchant des canines & des inciſives, vient à être beaucoup uſé. L'un & l'autre ne peuvent ſe guérir que par ſucceſſion de tems, ſans le ſecours des remédes.

L'on voit quelquefois des dents d'une ſubſtance ſi tranſparente, que le jour paroît à travers ; ce que l'on obſerve particuliérement dans les rikais. De celles-là il y en a de plus, ou moins molles, de plus ou moins dures, & de plus ou moins fragiles.

Le vice de conformation des dents, doit être regardé en certaines occasions, comme une maladie, qui non-seulement rend une bouche difforme; mais qui peut encore incommoder beaucoup, & avoir même des suites fâcheuses; puisque dans les opérations, qu'on est obligé de faire sur ces dents contrefaites, pour les extirper, ou les remettre dans leur ordre naturel, cette difformité du corps des dents, ou des racines, est souvent la cause de quelque déperdition de substance très considérable, soit osseuse, ou charnuë; d'où il peut s'ensuivre des douleurs très-aiguës, des hémorragies violentes, des abcès, des fistules, même la carie.

L'on souffre assez souvent des douleurs de dents qui sont très-violentes, quoique les dents ne soient nullement cariées. Ces douleurs proviennent de ce que la membrane nerveuse qui tapisse leur cavité, souffre quelque inflammation; & alors ces douleurs sont distensives. Si cette membrane est abreuvée de quelque sérosité acre, ou rongeante, les douleurs sont très-vives.

Quelquefois des douleurs ſemblables dépendent de ce que la membrane qui enveloppe la racine & qui tapiſſe l'alvéole, eſt abreuvée & enflammée, de même que les ligamens de la dent, le cordon des vaiſſeaux & les parties voiſines des dents. Ces ſortes de douleurs ne ſont point à négliger, les ſuites en étant fort à craindre : Il faut avoir recours promptement à la diette, à la ſaignée, à quelques topiques anodins, & réſolvans. Si elles ne cédent point à tous ces remédes, il faut ſe réſoudre à ôter les dents ſans différer.

Quelquefois l'on trouve des vers dans les caries des dents, parmi le limon, ou le tartre : On les nomme vers dentaires. Il y a des obſervations qui en font foi, rapportées par des Auteurs illuſtres. N'en ayant jamais vû, je ne les exclus, ni ne les admets. Cependant je conçois que la choſe n'eſt pas phyſiquement impoſſible ; mais je crois en même tems, que ce ne ſont pas ces vers qui rongent & qui carient les dents ; qu'ils ne s'y rencontrent, que parce que les alimens, ou la ſalive viciée ont tranſmis dans la carie des dents des œufs de quelques inſectes, qui ſe ſont trouvez mêlez avec ces alimens ; & que ces œufs étant ainsi déposez ont pû éclore & se manifester ensuite. Quoi qu'il en soit, ces vers n'étant point la seule cause qu'il s'agit de combattre en telle occasion, leur existence ne demande aucun égard particulier.

Quelquefois le tartre s'entasse sur les dents de certaines personnes négligentes & mal constituées ; de façon qu'il recouvre & embrasse les dents à un tel point, qu'il s'en forme des tumeurs pierreuses quasi du volume d'un œuf d'une jeune poule. (*a*) On ne peut ôter quelquefois ces pétrifications qu'avec violence ; quelquefois même il faut ôter la dent qui ne fait qu'un même corps avec l'entassement du tartre pétrifié. Le tartre est un des plus grands ennemis des dents, & l'on ne sçauroit prendre assez de précaution pour le détruire ; quoiqu'il n'agisse pas précisément sur elles, mais sur les gencives.

L'usage de la lime indiscretement pratiqué sur les dents, leur est aussi contraire qu'il leur est avantageux, lorsqu'on le met en pratique bien à propos.

(*a*) Chap. 34. Observ. 3. de ce Volume. Voyez la seconde Planche.

Les maladies des gencives ſont cauſées par la ſortie des dents. Le prolongement & le gonflement de ces mêmes gencives, eſt une maladie qui leur eſt aſſez ordinaire, auſſi bien que l'époulis, le paroulis, les ulcéres, les excroiſſances, les fiſtules, &c. Ces maladies ſe manifeſtent par des ſignes particuliers. Chacune d'elles eſt ſujette à dégénérer en d'autres maladies de différens genres. On reconnoît aiſément leur caractére, pour peu que l'on ſoit praticien. Il eſt facile d'en tirer le pronoſtic; mais bien ſouvent la cure n'eſt pas auſſi aiſée à faire. On en jugera mieux par les chapitres 17. 18. 19. 20. 21. 22. 23. contenus dans ce volume, & dans leſquels il eſt traité en particulier & amplement de chacune de ces maladies.

Les déſavantages & les maladies que la perte des dents cauſe, ſont très-conſidérables : Cette perte rend la bouche diſgracieuſe, elle empêche la prononciation, elle peut même incommoder la poitrine. Les reſtes d'une dent cariée nous font quelquefois ſouffrir des tourmens inſuportables, & rendent la bouche puante. La puanteur de la bouche provient auſſi quelquefois d'ailleurs, comme de la malpropreté des dents, de quelque ulcére, ou fistule à la bouche, des vapeurs qui s'élévent d'un estomac dont le ferment est vicié & surchargé d'alimens indigestes, ou enfin des exhalaisons qui s'élévent d'un poulmon mal sain, & qui rend l'haleine d'une odeur très insuportable.

Enfin les alvéoles & les gencives s'affaissent & se détruisent, les dents se carient, s'usent, se déjettent, se déplacent, &c. On les perd avec l'âge, & souvent plutôt, si on les néglige.

Tant de différentes maladies, dont les alvéoles, les gencives & les dents sont si souvent attaquées, ont besoin pour être guéries, de divers secours, dont la théorie & la pratique renferment un nombre infini de circonstances, qu'on a rassemblées dans ce Traité, autant qu'il a été possible.

CHAPITRE VII.

De la ſenſibilité & de l'agacement des Dents.

CEUX qui ont traité des dents, ſe trouvent partagez au ſujet de la ſenſibilité de ces parties. Les uns ont crû que les dents étoient inſenſibles ; d'autres ont ſoûtenu le contraire. Il eſt vrai qu'à ne conſidérer les dents ſimplement que comme des os, on peut dire qu'elles ſont inſenſibles, mais ſi on les conſidére comme des parties munies, recouvertes & tapiſſées de membranes, de vaiſſeaux & de nerfs, on ne doit pas leur refuſer la qualité d'être ſenſibles, ainſi que toutes les autres parties du corps.

Il eſt aiſé de voir que cette maniére différente de conſidérer les dents, concilie facilement ces deux opinions qui paroiſſent ſi oppoſées l'une à l'autre : Néanmoins je crois qu'il vaut mieux penſer comme les derniers, par la raiſon que je viens de marquer, & qui eſt confirmée par l'expérience journaliére, qui fait voir que les maladies qui attaquent les dents, causent de la douleur, & que par conséquent les dents sont capables de sentiment.

Pour mieux concevoir la sensibilité des dents, il faut se rappeller ce que j'ai établi au commencement de ce Traité touchant les différentes parties qui composent les dents; cela supposé, je crois qu'on peut distinguer leur sensibilité en deux espéces générales: L'une sera comprise sous le nom de douleur fixe & permanente; ce que l'on exprime ordinairement, lorsque l'on dit que l'on a mal aux dents; & l'autre sous celui d'agacement, ou douleur passagére, auquel je crois qu'on peut comparer & rapporter cette sensation incommode que l'on éprouve lorsqu'on passe la main sur certaines étoffes, comme sur un chapeau; ou qu'on entend froter d'une certaine façon certains instrumens, les uns contre les autres, &c.

Les douleurs des dents sont de plusieurs sortes: Les plus ordinaires sont celles que l'on nomme poignantes, & celles que l'on nomme distensives.

Ces deux sortes de douleurs se font sentir dans la carie & dans les fluxions, &c. Pour concevoir la raison de leur diversité,

diversité, il suffit de considérer ce qui se passe dans la carie & dans les fluxions qui surviennent aux dents.

Dans la carie, l'air desséchant, ou crispant les filets nerveux & les tuniques des petits vaisseaux, les rend tendus, de façon que ne prêtant & ne cédant plus facilement à la liqueur qui les parcourt, l'effort que les liquides font pour écarter & distendre les parois de ces mêmes vaisseaux, cause cette espéce de douleur appellée distensive.

Si au contraire, il se trouve de petits vaisseaux rompus, ou crevez, la liqueur qui s'épanchera bientôt après, s'altérant & se corrompant, irritera par son picotement les membranes & les vaisseaux qui se trouveront à sa rencontre; ce qui produira la douleur nommée poignante.

Dans les fluxions, ce sont les environs de la dent qui se trouvent attaquez, & particuliérement la membrane qui les entoure. Les vaisseaux de cette membrane se gonflant la rendent plus épaisse, & font qu'elle serre la dent plus étroitement; d'où il s'ensuit que cette douleur est plus distensive, que poignante; à moins que l'étranglement des vaisseaux ne soit si considérable, que leurs tuniques ſoient rongées par les liqueurs qui ne peuvent plus continuer leur route. Ces explications qui paroiſſent très-vraiſemblables, ſerviront à ceux qui travaillent aux dents; elles leur faciliteront les moyens de trouver les remédes propres à réuſſir dans certaines conjonctures, ſoit pour emporter radicalement le mal, ſoit pour appaiſer la douleur, la calmer, ou du moins la rendre plus ſupportable: Par exemple dans les fluxions où l'on voit que les vaiſſeaux ſont engorgez, on juge que la ſaignée convient, auſſi-bien que certains topiques, &c.

L'agacement eſt une autre eſpéce de ſenſation, à laquelle, quoique très-incommode, on ne donne pourtant point communément le nom de douleur.

L'opinion ordinaire eſt que l'agacement vient des ſucs acides, qui ſe trouvent inſinuez entre les fibres de la membrane dont la racine de la dent eſt revêtuë, & que la dent venant à être preſſée contre cette membrane, cette diſpoſition occaſionne l'action des ſucs contre les filets membraneux.

Je ne diſconviens pas que les ſucs de certains fruits, tels que ſont les groſeilles, les ceriſes aigres, &c. ne puiſſent s'inſinuer dans les interſtices des filets qui compoſent la membrane, dont les racines des dents ſont revêtuës: Je conviens auſſi qu'ils peuvent cauſer des diſtenſions à cette membrane, intercepter le cours des liqueurs dans quelques vaiſſeaux, tirailler les nerfs, & cauſer ainſi plus ou moins une ſenſation incommode & douloureuſe, mais bien différente de l'agacement, dont le ſiége me paroît être au corps de la dent.

Ce qui m'a fait juger que l'agacement ſe borne uniquement au corps, ou même à la ſurface de la dent, c'eſt que ſi l'on frote fortement cette ſurface avec un linge chaud ſeulement, on diminuë pour lors l'agacement: Il y a encore une expérience qui prouve ſenſiblement ce que je dis, & qui paroît détruire l'opinion contraire: Si l'on mâche de l'oſeille, l'agacement pour l'ordinaire ceſſe tout d'un coup; ce qui n'arriveroit pas de même, s'il étoit produit par des acides de la maniére dont on le dit ordinairement: L'oſeille que l'on mâcheroit, qui eſt acide, bien loin de faire ceſſer l'agacement, devroit au contraire l'augmenter. De plus si cette incommodité venoit des sucs coagulez par un acide dans les petits vaisseaux, & si le suc d'oseille devoit enfiler la route de ces petits vaisseaux, pour lever l'obstruction qu'on y suppose, il seroit bien difficile de concevoir comment cet effet seroit aussi prompt qu'il l'est. Il est bien plus vraisemblable que quelques parties de ces sucs sont assez subtiles pour pénétrer l'émail, & agir sur les filets qui s'y terminent, lorsque quelque corps agissant sur la surface de la dent, les met en mouvement. On peut se confirmer encore dans cette opinion, si l'on remarque que le seul attouchement des parties de l'air qu'on attire en respirant, la bouche un peu ouverte, est capable d'exciter une sensation assez incommode dans l'agacement: On ne s'avisera jamais de croire que l'air en passant, appuye assez fort sur la dent pour faire qu'elle comprime la membrane dont sa racine est revêtuë. Il est bien plus naturel de s'imaginer que les particules qui se sont trouvées assez subtiles & assez déliées pour s'insinuer dans la dent, n'ont qu'une de leurs extrêmitez engagée entre les fibres osseuses, tandis que l'autre fait saillie en dehors ; ce qui rend la dent comme hérissée de petites pointes extrêmement fines, que l'air en passant peut sans peine ébranler ; ce qui cause cette sensation incommode & fâcheuse à laquelle on donne le nom d'agacement. Des conjectures si vraisemblables me donnent lieu de conclure que les dents sont sensibles, non-seulement par rapport à la membrane, dont leurs racines sont revêtuës, mais encore par rapport aux filets nerveux & membraneux qui sont répandus dans tout le corps de la dent. La seule chose qu'on doit observer, c'est que la sensibilité est bien moins grande à l'émail, qu'au reste de la dent ; parce que son tissu étant très-serré, & ses pores très-étroits, rien ne peut les pénétrer facilement. Delà vient qu'il est impossible que les mêmes causes puissent occasionner sur la partie émaillée, une sensation aussi vive & aussi douloureuse, que celle qu'on peut ressentir au reste de la dent. La maniére particuliére dont les filets nerveux se trouvent dans l'émail de la dent, peut cependant faire conjecturer assez vraisemblablement, qu'il est l'unique siége de l'agacement.

Ce seroit ici le lieu d'expliquer plus

au long cette eſpéce de ſenſation incommode que j'ai rangée ſous l'agacement, & qui ſe fait ſentir ſurtout aux inciſives & aux canines, lorſqu'on paſſe la main ſur l'étoffe d'un chapeau, ou ſur un autre corps ſemblable, ou lorſqu'on entend à une certaine diſtance froter certains inſtrumens l'un contre l'autre; mais comme ce ſont des choſes pour leſquelles on n'a pas ordinairement beſoin du ſecours du Dentiſte, & que d'ailleurs les explications qu'on a données à ce ſujet, me paroiſſent fort incertaines, j'aime mieux épargner au Lecteur la peine de lire de pareilles conjectures, & me renfermer dans les bornes que me preſcrit ma profeſſion.

CHAPITRE VIII.

Des différentes caries des Dents, & des cauſes qui les produiſent.

APRÉS avoir expliqué l'agacement & la ſenſation douloureuſe des dents, je paſſe à l'examen de leur carie.

Les dents ſont plus ſujettes à la carie que tous les autres os du corps humain, ſoit que leur ſtructure y ſoit plus diſpoſée, ſoit pour une autre raiſon.

La carie des dents eſt une maladie qui les détruit. Cette maladie eſt produite par une humeur qui s'inſinuë entre les fibres oſſeuſes de la dent, qui ne ſe carie, que parce que ſes fibres ſe détruiſent; les fibres ne ſe détruiſent, que parce que les petites parties qui les compoſent, ſe déplacent; & ces parties ne ſe déplacent, que parce qu'elles ſont ébranlées.

Ce qui détruit le plus ordinairement la contexture de la dent, c'eſt l'humeur qui eſt arrêtée autour d'elle, & dont chaque particule communique à celles de la dent ſon impulſion particuliére, ce qui à la fin détache les parcelles les unes des autres, & forme des cavitez qui font que toute l'étenduë de la ſurface paroît noirâtre. A l'égard des parcelles détachées, elles peuvent être froiſſées & tellement diminuées de leur maſſe, qu'elles ſuivent en tout le mouvement de l'humeur, & s'échappent avec elle.

Les cauſes qui peuvent produire ces déſordres ſont extérieures, ou intérieures. Les cauſes extérieures ſont les coups, les efforts violens, l'uſage de la lime indiſcrétement pratiqué ſur les dents, l'application de certains corps, l'air, la ſalive altérée, les impreſſions du chaud & du froid & certains alimens. Les cauſes intérieures ſont celles qui ſe trouvent dans la maſſe du ſang, ou dans le vice particulier de la lymphe.

Il n'eſt pas mal-aiſé de concevoir, comment les coups & les efforts violens ſur les dents, produiſent la carie. Ils peuvent occaſionner l'épanchement de la liqueur contenuë dans les vaiſſeaux, ou par l'ébranlement qu'ils font à toute la dent, dont les petites parties peuvent comprimer, tirailler, ou déchirer les vaiſſeaux, ou parce qu'ils agiſſent immédiatement ſur les tuniques de ces mêmes vaiſſeaux. La carie peut auſſi être occaſionnée par l'action de la lime, lorſqu'elle découvre la cavité de la dent, ou qu'elle en approche trop. La ſalive dépravée, les alimens acres, certains corps rongeans appliquez ſur les dents, pour en amortir la douleur, ou pour les blanchir, &c. peuvent auſſi cauſer la carie, en ce que leurs particules s'inſinuant avec la ſalive le long des racines des dents dans les interstices des filets membraneux, peuvent affaisser, ou ronger les vaisseaux de la maniére que j'ai expliquée dans le Chapitre précédent.

Les causes contenuës dans la masse du sang ne produisent la carie, qu'en ce qu'elles rendent le sang moins fluide, & le disposent à former des obstructions dans les vaisseaux d'un diamétre trop petit, & qui n'ont pas l'espace suffisant, pour céder à la liqueur qui fait effort pour les dilater.

On pourra ainsi concevoir comment la carie est quelquefois accompagnée de maux de tête, de fiévre, &c. & comment au contraire en certaines occasions, elle fait son chemin presque imperceptiblement & sans douleur. Tout cela dépend de l'endroit où elle se forme; car si des filets nerveux se rencontrent dans son siége, ou si la liqueur s'y extravase, il est constant qu'elle agira sur ces filets, soit à raison de la fermentation que le séjour de l'humeur fixée occasionnera, soit autrement.

Si au contraire la carie commence à la portion émaillée, comme il ne s'y rencontre que peu de filets nerveux, & même que ceux qui s'y trouvent sont en quelque maniére affaissez; il est évident que la carie fera son progrès assez imperceptiblement, & qu'elle ne causera de douleur, que lorsque l'émail étant consumé, les membranes seront exposées à l'action de quelque matiére viciée, ou à l'impression de l'air, comme je l'ai rapporté.

Il peut même arriver qu'après que la carie aura fait quelque progrès, les filets nerveux & les extrémitez des vaisseaux, se trouvent tellement dessséchez par l'action de l'air, qu'elle s'arrête, & que la matiére de la carie se desséche & se durcisse comme une espéce de mastic, & qu'elle devienne d'une consistance aussi dure que le corps même de la dent.

Nous voyons souvent les dents attaquées par des caries semblables, que nous nommons séches : Il faut bien se garder d'y toucher, puisqu'elles sont sans douleur, & qu'il n'est pas ordinairement à craindre que ces caries augmentent ; en ce cas l'opération qu'on y feroit pourroit en augmenter le progrès. Néanmoins si la cavité cariée se trouvoit considérable, & qu'on jugeât y pouvoir faire tenir le plomb, il feroit à propos d'y en mettre, après avoir nettéié la cavité cariée selon la méthode qui sera enseignée à l'occasion des dents plombées : Par cette opération, on empêcheroit les alimens & d'autres matiéres de s'y arrêter.

Les dents sont plus sujettes à la carie que tous les autres os du corps, parce que leur tissu est plus serré ; d'où il s'ensuit que les vaisseaux y étant plus à l'étroit, il s'y forme plus aisément des embarras, des obstructions, des étranglemens, &c. D'ailleurs la situation des dents les expose plus que les autres os, à l'action immédiate des corps qui peuvent occasionner les dérangemens que nous venons de remarquer. Et ce qui peut prouver que la plûpart des caries des dents sont produites par des causes extérieures, c'est que les dents humaines & celles des autres animaux, dont on se sert, pour en remettre de postiches & remplacer celles qui manquent, sont quelquefois aussi sujettes à se carier dans la bouche que les autres dents, d'où nous devons penser que les causes intérieures n'y ont aucune part, & que les causes extérieures occasionnent presque toujours la carie des dents.

Ce qu'il y a de singulier cependant, c'est que nous observons que les dents dont nous avons ôté parfaitement la carie par les limes & par les rugines, & celles que nous avons bien plombées, se conservent un tems très-considérable, & souvent même toute la vie, sans se carier davantage, surtout quand on n'a pas attendu trop tard à y faire remédier, & que le Dentiste, dont on a fait choix, est expérimenté.

On pourra dire, que puisque les matiéres qui carient la plûpart des dents, viennent de causes extérieures, ces mêmes causes devroient continuer de faire les mêmes impressions & les mêmes progrès sur les dents où étoit la carie avant qu'elle fût ôtée.

Je répons à cette objection, que si nous voyons rarement que les dents ausquelles un bon Dentiste a remédié à propos, soient sujettes à cet inconvénient, c'est parce que les surfaces cariées ont changé de disposition par les opérations qu'on y a faites, ou parce que les causes qui donnoient auparavant atteinte à ces parties, sont devenuës moins capables de faire des progrès fâcheux.

En effet, il est certain que les dents se conservent, quand elles sont réparées à propos & de la main d'un habile homme. L'expérience fait voir qu'il y a auſſi des dents plus diſpoſées à ſe carier les unes que les autres.

Les molaires ſont plus ſujettes à ſe carier que les inciſives & les canines : Après elles, ce ſont les inciſives & les canines de la machoire ſupérieure qui ſont plus ſujettes à ſe gâter que celles de l'inférieure ; parce qu'à tous les inſtans elles ſont plus découvertes & plus expoſées au chaud & au froid par leur ſituation, ſoit qu'on boive, ou qu'on mange, ſoit par la ſeule aſpiration & expiration de l'air. On remarque encore que les derniéres molaires, lorſqu'elles ne viennent que dans un âge avancé, ſe carient fort aiſément.

Il arrive ſouvent qu'après qu'une dent a été attaquée de la carie, la pareille de l'autre côté de la même machoire, ſe carie auſſi ordinairement. J'ai fait tant de fois cette remarque, qu'il ne me paroît pas que cet effet dépende du ſeul hazard. Ce que j'ai trouvé de ſurprenant dans cet effet, c'eſt que non-ſeulement la dent pareille ne manque guéres de ſe carier ; mais qu'elle ſe carie pour l'ordinaire en des endroits ſemblables, & quelquefois avec une parfaite ſimétrie. La raiſon de cet effet paroît assez difficile à déveloper : On pourroit cependant penser que ces dents ainsi cariées avec simétrie, étant d'une même consistance, & organisées de même que leurs pareilles, les sucs dépravez qui ont pû donner atteinte aux premiéres, n'ont pas plus de difficulté à attaquer leurs semblables.

Le vulgaire & même certains Auteurs ont crû & croyent encore que toutes les douleurs des dents, & les caries, sont causées par des vers dentaires, & que ces vers rongent peu à peu le tissu des fibres osseuses, ou les filets nerveux. Si cela étoit, l'explication de la douleur & de la carie des dents seroit aisée à donner, & par-là on épargneroit bien de la peine aux Physiciens. L'on fonde cette opinion sur de prétenduës expériences que l'on rapporte touchant ces insectes, lesquels par le moyen de la fumée de la graine de jusquiame, nommée aussi hanebane, tombent, à ce que l'on dit, des dents ; ce que M. Andry (*a*) traite de fable, ainsi que d'autres faits semblables, que l'on peut lire dans le neuviéme

(*a*) Docteur-Régent de la Faculté de Médecine de Paris, &c.

Chapitre de ſon Livre de la génération des vers.

Riviere (*a*) admet (*b*) pour une des cauſes des douleurs des dents, des vers engendrez dans leur carie, & il croit que toute ſorte de matiére retenuë & pourrie dans la cavité cariée, eſt capable de les produire, ſoit qu'elle ſoit excrémenteuſe, ou alimenteuſe; mais particuliérement les choſes douces qui s'attachent aiſément à cauſe de leur viſcoſité.

M. Andry rapporte que par le microſcope on découvre des vers qui ſe forment ſous une croute amaſſée ſur les dents par la malpropreté; que ces vers ſont extrêmement petits; qu'ils ont une tête ronde marquée d'un petit point noir; que le reſte de leur corps eſt long & menu, à peu près comme les vers que l'on découvre dans le vinaigre à la faveur du microſcope: Il ajoute que ces vers rongeant les dents peu à peu, y cauſent de la puanteur; mais qu'ils ne font pas ſentir de grandes douleurs: Il croit auſſi que c'eſt une erreur de s'imaginer, que les violens maux de dents ſoient cauſez par des

(*a*) Qui étoit Médecin de Montpellier.
(*b*) Tit. 1. l. 6. c. 1. p. 461.

vers. Dans l'article premier du neuviéme Chapitre de ſon même Livre, il marque encore que les vers des dents, ne cauſent qu'une douleur ſourde aſſez légére & accompagnée de démangeaiſon.

J'ai fait ce que j'ai pû pour me convaincre par mes yeux de la réalité de ces vers : Je me ſuis ſervi des excellens microſcopes de M. de Manteville (*a*) & j'ai fait avec ces microſcopes un grand nombre d'expériences, tant ſur la carie des dents nouvellement ôtées, que ſur la matiére tartareuſe de différente conſiſtance qui s'amaſſe autour d'elles, ſans avoir pû réuſſir à y découvrir des vers.

Ce qui me rend d'autant moins crédule ſur ces inſectes, c'eſt qu'Hémard dit, (*b*) que quoique pluſieurs Auteurs ayent avancé que de la corruption des dents il s'engendre un ver au creux de la dent, il n'en a pas encore pû trouver.

Je ſuis très convaincu de l'habileté & de la ſincérité de M. Andry; je ne doute pas de la vérité des faits qu'il rapporte, mais il eſt aiſé de voir par tout

(*a*) Chirurgien-Juré à Paris.
(*b*) Pag. 63. lign. 30.

ce qu'il dit, le peu de cas que l'on doit faire de ces prétendus guérisseurs de dents avec leurs spécifiques tant vantez, qu'ils prétendent être propres à faire mourir les vers; puisque les douleurs pour lesquelles on a recours aux remédes, sont presque toujours, suivant ce sçavant Auteur, celles qui ne viennent point de cette cause.

Les dents sont quelquefois cariées par des causes intérieures, sans qu'on puisse penser que les vers ayent en aucune façon occasionné ces caries, tandis que l'émail de la dent & sa surface sont en entier & sans aucune altération.

J'ai vû aussi des caries attaquer les racines des dents & la voûte de leur fourchure, sans qu'il y eût aucune couche de tartre, ni aucune croute amassée & propre à loger ces sortes d'insectes. Je suis convaincu par ces exemples & plusieurs autres, qu'il y a des caries qui se forment aux dents, sans que les vers y ayent aucune part. Je ne suis d'ailleurs nullement persuadé, qu'en aucun cas, les vers soient la cause de la carie des dents. Quoi qu'il en soit, cela ne préjudicieroit en rien à ce que je propose ci-après, pour remédier à la carie.

CHAPITRE IX.

De la carie des Dents, ce qu'il faut observer avant que de ruginer les Dents cariées.

LA carie est une des plus funestes maladies qui puissent arriver aux dents : Son progrès les détruit & les consume : Il faut avoir recours aux moyens que je vais donner, pour en interrompre le cours : Je vais aussi marquer les cas où il est possible d'en venir à bout.

Lorsqu'il arrive que la cavité située au milieu du corps de chaque dent, est découverte par la carie, ou autrement ; nous ne pouvons ordinairement espérer la guérison d'une telle maladie, que par le secours de diverses opérations, & par celui des remédes les plus spécifiques ; encore est-ce un grand hazard, quand par ces moyens pratiquez méthodiquement & suffisamment continuez, nous parvenons à guérir une carie qui a fait de grands progrès.

Ce qui peut arriver de plus heureux dans ces occasions, est que les filets des nerfs, qui entrent dans la dent, ne ſoient pas voiſins de l'endroit carié, ou que tous les vaiſſeaux qui vont à la dent cariée, ſoient deſſéchez, ou conſumez par quelque cauſe, ou qu'ils ſoient affaiſſez à un tel point, qu'ils ne ſoient plus capables de ſenſibilité.

De ce fait bien établi, nous devons conclurre que les remédes particuliers, dont une infinité de gens ſe vantent d'avoir le ſecret, n'ont paru réuſſir, que lorſque les vaiſſeaux de la dent étoient déja affaiſſez, ou deſſéchez par l'effet de l'humeur même qui cauſoit la maladie, ou qu'enfin cette humeur rongeante ſoit devenuë aſſez radoucie, pour faire ceſſer l'inflammation & la douleur. Pour lors ces diſtributeurs de remédes n'ont pas manqué de s'attribuer l'honneur de pouvoir guérir, ſans que le Public ſe ſoit apperçu de l'inutilité de leurs drogues.

Si l'application de certaines emplâtres, ſi certaines liqueurs que ces Charlatans employent dans toutes les eſpéces de douleurs cauſées par la carie & d'autres indiſpoſitions, ont quelquefois diminué la douleur, on ne doit pas pour cela en atttribuer la guériſon à ces remédes, qui n'empêchent pas le retour de la maladie, ce qui fait qu'ils n'ont pas longtems la vogue, & que l'on a été obligé de leur en substituer successivement une infinité d'autres avec aussi peu d'avantage.

La qualité que ces Empiriques attribuent à ces liqueurs & à ces emplâtres, d'emporter infailliblement la douleur sans retour, est un charme puissant qui persuade ceux qui en sont vivement tourmentez. Si l'expérience du passé pouvoit une fois être prise pour régle des jugemens qu'on doit porter de ces sortes de gens, qu'on entend tous les jours prôner de nouveau, & qui abusent de la crédulité du Public, il seroit inutile d'en parler; mais la facilité qu'ils trouvent à duper des personnes crédules & à amasser de l'argent, est une amorce trop forte pour n'en pas faire multiplier l'engeance; aussi en voit-on de toutes espéces, de tout sexe & de toute profession.

Les uns disent qu'ils guérissent les douleurs de dents par un élixir, ou des essences particuliéres; d'autres par des emplâtres; quelques uns par des priéres & signes de croix, promettant de faire des miracles; d'autres ont des spécifiques pour faire mourir le ver, qu'ils ſuppoſent ronger la dent & être l'auteur du mal que l'on reſſent ; c'eſt ainſi qu'avec de telles impoſtures ils amuſent le Public. Les vers des dents (s'il eſt vrai que par hazard il s'y en rencontre quelquefois) ne cauſent point de douleurs violentes ; ce que M. Andry a très bien obſervé. Enfin il y en a qui prétendent être ſi habiles, que ſi l'on veut les en croire, ils guériront les maux de dents les plus invétérez, en les touchant avec les doigts trempez, ou lavez dans une liqueur rare & myſtérieuſe : Cette façon de guérir les maux de dents, a fait aſſez de bruit dans Paris ; mais depuis que l'Auteur de ce beau reméde n'en a plus fait myſtére, & qu'il eſt devenu commun, il a ceſſé de faire des miracles.

D'autres gens promettent encore de guérir toutes ſortes de douleurs de dents, en ſcarifiant les oreilles avec la lancette, ou en les cautériſant avec un fer rouge, ce qu'ils appellent barrer la veine.

Je ſçai qu'on pourroit alléguer en faveur d'un tel préjugé, que le célébre M. Valſalva, Médecin Italien, détermine avec grand ſoin l'endroit de l'oreille où il faut appliquer le cautére actuel pour appaiser le mal de dents : Il détermine aussi la grandeur du fer & la maniere de l'appliquer : L'autorité d'un Auteur si célébre, & dont l'opinion est respectable, m'engageroit volontiers à croire qu'il peut y avoir des cas, où ce reméde seroit employé avec succès ; cependant je ne sçaurois me persuader qu'on guérisse par-là les douleurs qui arrivent communément aux dents.

J'ai connu à Nantes ville de Bretagne, un Turc Horloger de profession, qui étoit renommé pour cette maniére de guérir les douleurs de dents. Je sçai aussi que nonobstant ces prétenduës guérisons, la plûpart de ceux qui se mirent entre ses mains, furent enfin obligez d'avoir recours à moi pour soulager leurs douleurs. J'ai vû depuis, plusieurs autres personnes se servir du même moyen avec aussi peu de succès. Il y a encore une infinité d'autres remédes que l'on vante pour les maux de dents, dont la plûpart sont si ridicules & si extravagans, que le détail en seroit inutile & ennuyeux. J'en rapporterai cependant encore un, à cause de sa singularité, dont M. de Bran-

tôme fait mention : (*a*) « Je fus (il «
parle de lui-même) deux jours sans «
l'aller voir (*Elisabeth de France «
femme de Philippe II. Roi d'Espa- «
gne) à cause du rhume des dents «
que j'avois gagné sur la Mer : Elle «
demanda à Riberac fille, où j'étois, «
& si j'étois malade ; & ayant sçû mon «
mal, elle m'envoya son Apotiquai- «
re, qui m'apporta d'une herbe très- «
singuliére pour ce mal, que la met- «
tant & la tenant dans le creux de la «
main, soudain le mal se passe, com- «
me il me passa aussi-tôt. »

Hémard dit que la guérison des douleurs de dents, qui est attribuée à des paroles, à des attouchemens & à de certains billets, ou à des remédes appliquez dans la main, &c. n'est produite que par la force de l'imagination, & il pense que le malade croyant vivement le mystére qu'on lui propose, est tellement émû en son ame, que par cette émotion il se peut faire que l'humeur se détourne du lieu affligé, pour se porter à d'autres parties du corps.

Quiconque sçaura combien peuvent en nous les facultez animales, selon

(*a*) Dames illustres, vie d'Elisabeth, p. 179.

qu'elles ſont plus ou moins agitées, ne trouvera pas cela étrange : Il verra que par les effets de la colére, les bleſſez ne ſentent pas leur mal ; & que ſi la peur peut cauſer des maladies, elle peut auſſi en guérir d'autres. D'où vient que nous rions, quand nous voyons rire, & que nous pleurons, quand nous voyons pleurer ? N'eſt-ce pas par cette forte idée, qui nous rend ſenſibles au plaiſir & à la triſteſſe d'autrui ? On n'ignore pas qu'il arrive ſouvent que ceux qui ſont attaquez de grandes douleurs de dents, ayant pris la réſolution de ſe les faire tirer, & allant auſſi-tôt chez le Chirurgien Dentiſte, ſe trouvent ſaiſis d'une crainte qui leur fait dire, qu'ils ne ſentent plus aucun mal, & qui les oblige de s'en retourner juſqu'à ce qu'ils ſoient forcez de revenir par la même douleur, qui quelquefois ceſſe pour toujours.

Certainement, dit cet Auteur, *les hiſtoires & les expériences journaliéres nous inſtruiſent aſſez de tous ces effets ; mais les cauſes en procédent de la faculté animale, laquelle par la joie, le plaiſir, la crainte, la fâcherie, la colére, la honte, en attirant, ou chaſſant la chaleur naturelle, produit en nous des opérations*

rations merveilleuses & extraordinaires.

Avec tout céla, ces moyens de guérir par de certaines paroles, de certains signes, attouchemens, billets &c. étant très suspects de superstition & d'artifice diabolique, sont défendus par l'Eglise, comme des péchez contre le premier Commandement, tant à l'égard de ceux qui les exercent, ou conseillent, que pour ceux qui les admettent, ou les recherchent.

Les caries qui n'ont point du tout, ou qui n'ont que peu intéressé la cavité intérieure des dents, sont guérissables par quatre moyens. Le premier est celui des limes & des rugines; le second, l'application du plomb; le troisiéme, les huiles, ou essences de canelle & de girofle mêlées ensemble, ou employées séparément; & le quatriéme, l'application du cautére actuel.

M. Dionis (*a*) conseille, lorsque la carie est sur la tablette de la dent, c'est-à-dire, à la surface qui est à l'extrêmité du corps de la dent, de la cautériser avec l'huile de souffre, ou de vitriol, dont on porte une petite goute dans la dent gâtée avec un des petits pin-

(*a*) Dans son Traité d'opérations, p. 509.

ceaux, dont on se sert pour peindre en mignature. Il ajoute que si la carie augmente, on doit y appliquer le cautére actuel. Sans vouloir attaquer le mérite d'un aussi habile Chirurgien, j'ose dire que cette pratique est fort dangéreuse; parce que ces huiles étant corrosives, elles peuvent exciter, ou augmenter la douleur, en rongeant & en déchirant le tissu de la dent; outre que l'action lente de ces huiles rendroit la douleur plus vive & plus durable : De plus il est impossible de borner l'action de ces huiles, lesquelles se répandent & s'insinuent dans toute la cavité cariée, & n'attaquent pas moins les parties saines, que celles qui sont gâtées. On peut encore ajoûter que la salive qui se mêle avec elles, devant ensuite se répandre sur les gencives, peut y causer quelque désordre. Il vaut donc mieux s'en tenir aux quatre moyens que je viens d'indiquer.

Quand une dent est légérement cariée, il suffit d'en ôter la carie, en se servant des instrumens dont je parlerai dans la suite, & d'en remplir la cavité cariée avec du plomb. Lorsque la carie pénétre un peu avant, & qu'elle cause de la douleur, il faut, aprés l'avoir emportée, mettre tous les jours dans la cavité cariée un peu de coton roulé & imbibé d'huile de canelle, ou de girofle. Cet usage doit être continué pendant un tems suffisant, observant d'arranger & fouler le coton par dégrez, afin d'accoutumer à la pression les parties sensibles : Quatre ou cinq jours aprés, on enléve de nouveau les matiéres qui ont séjourné dans la cavité cariée : Cette précaution empêche quelquefois que la douleur ne revienne : Elle produit aux fibres osseusses de la dent une petite exfoliation suffisante : Elle empêche la continuation & les progrés de la carie & de la douleur. Si aprés avoir assez longtems continué cette méthode, la douleur ne cesse pas, il faut y appliquer le cautére actuel, & quelques mois aprés plomber la dent, si la disposition de la cavité cariée le permet ; car il se rencontre quelquefois des cavitez cariées disposées de façon, qu'il n'est pas possible d'y faire tenir le plomb.

Lorsque la carie pénétre jusqu'à la cavité de la dent, elle peut y engendrer un abcés ; ce que j'ai souvent observé en plusieurs personnes, ausquelles la carie des incisives & canines cauſoit beaucoup de douleur. J'introduis alors l'extrêmité de ma ſonde dans la carie juſques dans la cavité de la dent, pour faciliter l'évacuation des matiéres: Dès que le pus eſt évacué, la douleur ceſſe. Je laiſſe ainſi ces perſonnes en repos pendant deux ou trois mois : Au bout de ce tems, je plombe leurs dents cariées, pour les empêcher de ſe gâter davantage.

Quoique je me ſois récrié avec raiſon en ce Chapitre, contre les promeſſes que les Charlatans font à l'occaſion des effets de leurs prétendus ſpécifiques, qu'ils donnent pour infaillibles, excluant tous les autres que l'art peut fournir en cette occaſion; je ne prétens pas cependant que certains topiques ne puiſſent contribuer en quelque maniére à calmer les douleurs des dents, en diſſipant les fluxions, par les dérivations & par les évacuations qu'ils peuvent faire des humeurs qui ſe dépoſent ſur les dents, ſur les gencives, ou ſur les parties qui en ſont les plus voiſines. Je vais donner la compoſition de deux ſortes de topiques, que l'expérience m'a fait reconnoître pour les plus efficaces.

Emplâtre pour les maux des Dents

Prenez des gommes, ou résines de Tacamaque & de Caregne de chacune une once. Faites-les dissoudre à une chaleur lente, dans une suffisante quantité d'huile de mastic : Ajoutez-y un gros d'extrait de laudanum ; le tout bien incorporé ensemble, ôtez-le du feu ; laissez-le refroidir, & en formez des emplâtres sur du taffetas, ou sur du velours noir de la grandeur d'un liard. On les applique sur les artéres temporales, de l'un & de l'autre côté, on les laisse jusqu'à ce qu'elles tombent d'elles-mêmes, pour leur en substituer de nouvelles, & on les porte aussi longtems qu'on sent en avoir besoin.

Pâte pour dissiper les fluxions & appaiser les douleurs des Dents.

Prenez de la racine de pirêtre, du poivre noir, du gingembre, du staphisaigre, du macis, du clou de girofle & de la canelle, de chacun demie once, du sel marin une once. Le tout réduit en poudre subtile, mettez-le dans un vaisseau de terre vernissé ; versez par dessus douze onces de bon vinaigre rouge; faites bouillir le tout à petit feu, en le remuant toujours avec une ſpatule de bois juſqu'à ce qu'il ſoit réduit en conſiſtance de miel épais: Alors vous l'ôterez du feu, & le garderez dans un pot de fayance. Pour ſe ſervir de cette pâte, on en prend la groſſeur d'une petite féve que l'on envelope dans un petit linge fin; on la met entre la gencive & la joue du côté qui ſouffre la fluxion & la douleur.

L'effet de ce remede, eſt de faire cracher plus abondamment que ne le feroit la fumigation, ou la maſtication du Tabac, qui a beaucoup de déſagrément. On ôte la pâte lorſque la douleur de la dent eſt appaiſée, ou que la fluxion a commencé à diminuer, & on en remet de nouvelle dans le beſoin. Si on la tient dans la bouche un peu trop longtems, elle échauffe le dedans de la joue, & y excite quelquefois de petites ampoules, qui ſe diſſipent facilement en ſe lavant la bouche avec de l'eau tiéde.

Ces remédes réuſſiſſent quelquefois, ſurtout lorſqu'on a ſoin d'appliquer en même tems dans la cavité cariée de la dent un peu de coton, ou de charpie imbibée d'huile de girofle, ou de canelle, mêlée avec partie égale d'extrait d'opium, & qu'on a recours à propos à l'usage de la saignée & de la purgation ; ce qu'il ne faut pas négliger, lorsqu'il s'agit de personnes plétoriques & sujettes aux fluxions.

J'ai beaucoup soulagé par le reméde suivant, plusieurs personnes qui avoient presque toutes les dents cariées, & que des fluxions & des douleurs tourmentoient très fréquemment.

Il consiste à se rinser la bouche tous les matins, & même le soir, avant que de se coucher, avec quelques cuillerées de son urine tout nouvellement renduë, supposé qu'on ne soit pas malade. On l'y retiendra quelque tems, & il faudra en continuer l'usage. Ce reméde est bon ; mais il est vrai qu'il ne peut être agréable qu'autant qu'il est capable de procurer un grand soulagement. Quelques uns de ceux à qui je l'ai conseillé, & qui s'en sont servis, m'ont assuré qu'ils avoient été délivrez des fluxions ausquelles ils étoient continuellement sujets. On a un peu de peine dans le commencement à s'y accoutumer : mais que ne fait-on pas pour son repos & pour sa santé ?

Pour se convaincre de la vertu de l'urine, (a) il suffira de sçavoir qu'elle est composée d'une liqueur séreuse empreinte de beaucoup de sel volatil & d'un peu d'huile. Ces substances actives ne peuvent manquer de lui donner plusieurs qualitez, qui la rendent propre à bien des maladies. L'expérience nous apprend que celle d'une personne fort saine est très-propre pour adoucir & calmer les douleurs de la goutte, pour lever les obstructions, &c. C'est donc un résolutif qui peut dissiper les engorgemens qui se forment aux extrêmitez capillaires des gencives, & les tumeurs qui naissent dans la bouche, & peut prévenir & détruire peu à peu plusieurs maux qui affligent cette partie. Sur ces principes j'ai conseillé de prendre de l'urine saine, & le succès en a été heureux.

On pourroit substituer à l'urine humaine, l'esprit d'urine rectifié, dont on prendroit deux gros, qu'on mêleroit avec trois ou quatre onces d'eau-de-vie, ou d'eau de cresson, ou de cochlearia, &c.

Le sel volatil d'urine a les mêmes

(a) Nicolas Lemery, Cours de Chymie, pag. 799, & autres Auteurs.

vertus : On en feroit fondre quinze, vingt, trente grains dans la même quantité des susdites liqueurs.

CHAPITRE X.

De la maniére de trépaner les Dents, quand elles sont usées, ou cariées, & qu'elles causent de la douleur.

LA plûpart des douleurs que causent les dents incisives & canines, lorsqu'elles sont usées ou cariées, cessent presque toujours par le trépan. Si les caries sont placées dans les intervales ou aux parties latérales de ces dents, il faut commencer par les séparer autant qu'il est nécessaire, & élargir cette séparation en dedans sur l'endroit carié ; ce qu'on doit faire avec de petites limes à demi rondes, & qui soient convenables. Ensuite on ôtera de cette dent toutes les matiéres cariées, avec les rugines en bec de perroquet & les rugines en alêne, qu'on proposera dans la suite, pour ôter les caries. Cela fait, on ouvrira & l'on élargira le canal, ou la cavité intérieure de la dent, avec un équariſſoir, ou perforatif proportionné à ce canal : On prendra une éguille aſſez fine & aſſez longue, dont les Brodeurs ſe ſervent, que l'on tiendra par le gros bout avec les doigts, ou avec les pincettes à Horloger, & l'on introduira la pointe de cette éguille le plus avant qu'il ſe pourra dans le fond de la cavité de la dent ; ce qu'on fera deux ou trois fois de ſuite, après quoi cette cavité ſe trouvera débouchée, & ſa membrane intérieure percée : Par ce moyen, l'abcès qui peut y être formé, ou les humeurs qui y ſont épanchées & retenuës, en ſortiront aiſément, & la douleur ceſſera auſſi-tôt, ou peu de tems après, par cette opération.

Il eſt bon d'avertir, qu'avant que de ſe ſervir de cette éguille, on doit lui donner de la flexibilité, en la faiſant détremper ſur le feu de la bougie : En cet état, elle ne ſera plus en riſque de ſe caſſer, ni de reſter dans la cavité de la dent, d'où elle ne pourroit être tirée ; ce qui empêcheroit qu'on ne guérît le malade. D'ailleurs ayant ôté la trempe à cette éguille, elle ſera plus en état de ſuivre la direction du canal de la dent, & de s'accommoder à ses variations. On doit encore obſerver de l'enfiler & d'en tenir le fil en opérant, afin que le malade ne courût pas le riſque de l'avaler, ſi elle s'échappoit des doigts, ou des pincettes. Il eſt des cas où au lieu d'éguille, on peut ſe ſervir d'une épingle qu'on nomme *Camion*, & dont les Dames ſe ſervent pour leur coëffure. On ne doit point la mettre au feu comme les éguilles ; mais il faut un peu en applatir la tête, afin de la mieux tenir avec les pincettes, le fil ſera encore néceſſaire ici.

Il arrive quelquefois que le canal de la dent ſe trouve ſi étroit, qu'il n'eſt pas poſſible que l'éguille, quelque fine qu'elle ſoit, puiſſe y étre ſuffiſamment introduite : Alors on ſe ſervira d'un foret convenable, monté ſur ſon chevalet, qu'on tiendra de la main gauche; & avec ſon archet tenu de la main droite, on percera & ouvrira ce canal autant qu'il ſera à propos, en ſuivant ſa direction.

Aprés cette opération, il faut laiſſer paſſer quelques ſemaines, ſans rien faire à cette dent ; & pour empêcher qu'elle ne ſe gâte davantage, on aura dans la ſuite le ſoin d'y mettre du coton roulé & imbibé d'un peu d'huile de canelle, ou de girofle. On la laissera dans cet état pendant quelques mois, ayant soin d'y renouveller le coton. Il faut observer que lorsqu'on commence à l'y mettre, ce doit être avec légéreté, & sans le fouler beaucoup; afin que s'il arrivoit encore un écoulement de matiére, elle pût s'échapper au travers de ce coton, qui ne doit servir alors qu'à empêcher les alimens d'entrer & de gâter la dent de plus en plus. Si on le fouloit d'abord, la matiére qui ne pourroit s'évacuer, s'épaissiroit, s'engorgeroit & pourroit causer beaucoup de douleur, si les parties nerveuses de la dent n'étoient pas encore desséchées, ou détruites. Il arriveroit la même chose après l'application du plomb, & l'on seroit obligé de l'ôter, & de laisser écouler un tems considérable avant que de le remettre.

Il peut encore arriver, quoique rarement, qu'après avoir trépané une dent, la douleur ne cesse point: En ce cas on doit juger que la maladie n'est point dans sa cavité; mais qu'elle est sur la membrane nerveuse, qui est commune à l'alvéole & à la partie extérieure de la racine, ou encore ſur les vaiſſeaux qui ſe trouvent au-delà de l'extrêmité de cette racine, avant qu'ils ſoient entrez dans la cavité. Alors l'extrême douleur que l'on reſſent, ne peut naître que de l'engorgement & de l'inflammation de ces mêmes vaiſſeaux, & il n'y a point d'autre parti à prendre, que d'ôter la dent. Ce qu'il y a de ſingulier, c'eſt qu'après ſon extraction, la douleur eſt plus vive, & dure plus longtems que celle qu'on reſſent dans toute autre circonſtance. Si après l'avoir ôtée, on conſidére l'extrêmité de ſa racine, on y trouvera une portion aſſez conſidérable de vaiſſeaux, qui ſont extraordinairement gros dans ce tems là à cauſe de leur tenſion & de leur inflammation; ce qui n'arrive guéres dans des cas différens de celui-ci, & dans leſquels on peut à peine les appercevoir ſans l'aide des loupes, ou des microſcopes. Ces vaiſſeaux gonflez, & qu'on remarque ſi diſtinctement, ont donné ſans doute occaſion de croire, que c'étoit un ver qui étoit la cauſe immédiate des vives douleurs que l'on reſſentoit.

L'opération du trépan ſur les dents inciſives & canines, en ôte preſque toujours la douleur, quand elle vient de ce qu'elles ſont uſées, ou cariées, de ce qu'il y a abcès à leurs vaiſſeaux, ou que leur cavité eſt remplie de quelque liqueur épanchée; parce que ces ſortes de dents n'ayant ordinairement qu'une ſeule racine, elles n'ont auſſi qu'une ſeule cavité, qu'il ne faut qu'ouvrir pour en faire ſortir la matiére. Il n'en eſt pas de même des dents molaires, qui ont chacune pluſieurs racines, pluſieurs cavitez & pluſieurs vaiſſeaux, qui varient en beaucoup de façons, & qu'il n'eſt guéres poſſible de pouvoir attaquer avec une grande juſteſſe. Hémard (*a*) juge qu'il faut tirer ces ſortes de dents, ou pour le moins les *déchapeller*, c'eſt-à-dire, les caſſer & en emporter la couronne, pour donner iſſuë à l'humeur corrompuë qui ſe trouve renfermée dans leur cavité; ce qui fait quelquefois ceſſer la douleur.

Cet Auteur dit avoir vû beaucoup d'abcès dans l'intérieur des dents, ſans qu'elles fuſſent gâtées extérieurement; & qu'après les avoir rompuës, il y avoit trouvé une pourriture d'une odeur inſupportable; ce qui ne provenoit que d'une humeur épanchée, qui ne pou-

(*a*) Pag. 63. & ſuivantes.

vant s'évacuer, s'étoit corrompuë dans la dent même, d'autant plus aisément que l'artére, la veine & le nerf y étant logez à l'étroit, ils sont aussi-tôt tendus & engorgez par les humeurs qu'ils y apportent. Il ne faut pas penser qu'il n'y ait que cette partie qui en souffre, & l'on doit juger que les parties voisines en sont fortement irritées & extrêmement douloureuses. La plûpart des violentes fluxions qui en proviennent, ne se terminent souvent que par des abcès & des fistules aux gencives & aux environs, & quelquefois par des caries ttès-considérables & très-dangéreuses, comme il est rapporté dans mes Observations.

Quoique j'aie indiqué les huiles de girofle, ou de canelle, pour guérir, ou appaiser les douleurs causées par les dents cariées, je n'assure pourtant pas que ces remédes soient aussi efficaces que bien des gens se l'imaginent: Nous en voyons souvent, qui après en avoir fait un long usage, n'en ont pas été plus soulagez, & qui même ont perdu leurs dents. Si quelques dents ont été conservées par leur moyen, on ne doit point penser qu'elles produisent toujours cette guérison; mais on doit plutôt juger que l'humeur acre qui rongeoit la dent, & qui irritoit ses parties nerveuses, est devenuë plus douce & comme balsamique, ou que l'acreté de cette même humeur, aprés avoir corrodé, ou carié l'os de la dent, a rongé, desséché, ou détruit aussi ses vaisseaux qui auparavant la rendoient sensible. Ce sont là les principales causes de la guérison, ou cessation de la douleur, comme il a été déja dit pag. 155. de ce Volume. Cela peut encore être confirmé par l'exemple de beaucoup de personnes qui ont eu des dents cariées, & qui pendant un tems plus ou moins long, leur ont causé de vives douleurs, lesquelles ont cessé, sans avoir employé aucuns remédes. Ce que je viens de dire doit être suffisant pour détromper ceux qui croyent que la guérison de leurs dents n'est dûë qu'à l'huile de canelle dont ils se sont servis, & faire connoître aux Dentistes qu'ils ont tort de tant vanter ces sortes d'essences.

CHAPITRE XI.

Du tartre, ou tuf, qui se forme sur les Dents, & les mauvais effets qu'il y produit.

LE tartre, ou le tuf, que quelques Auteurs & le vulgaire nomment chancre, est une matiére qui s'acumule sur la surface des dents, & qui devient par son séjour comme une croute pierreuse, d'un volume plus ou moins considérable.

La cause la plus ordinaire de la perte des dents, est la négligence de ceux qui ne se les font pas netteïer lorsqu'ils le peuvent, & qu'ils s'apperçoivent du séjour de cette substance étrangére, qui produit des maladies aux gencives. Le tartre est la cause que la gencive se consume, & par là occasionne quelquefois la carie de la dent.

Pour mieux connoître ce que c'est que le tartre des dents, il faut considérer les causes qui le produisent, la maniére dont il se formme peu à peu & presque insensiblement. J'en trouve trois principales.

La premiere cauſe vient des portions des alimens qui s'arrêtent dans les eſpaces qui ſont entre les dents & les gencives, ou entre les intervales des dents. Ces portions détrempées par la ſalive, deviennent comme un limon pâteux, qui ne tarde pas à ſe deſſécher dans les inſtans où la bouche eſt moins arroſée de la ſalive, ou ne l'eſt point du tout, l'air que nous reſpirons enlevant pour lors les parties les plus fluides.

La ſeconde cauſe dépend de l'air, qui étant pouſſé hors de la bouche par la reſpiration, & chargé d'exhalaiſons, fait que ce qu'il y a de viſqueux, d'onctueux, & de péſant dans ces exhalaiſons, s'arrête contre les dents qu'il touche, & ſe joint à la premiere couche de tartre ébauché par le limon deſſéché dont je viens de parler.

La troiſiéme cauſe ne contribuë pas moins que les deux précédentes à former le tartre. Cette cauſe eſt la ſalive, lorſqu'étant viciée en conſéquence de quelque dépravation de la limphe, & ſe trouvant chargée de ſels & de beaucoup de parties terreſtres, elle les dépoſe contre le corps des dents. Je ne vois pas comment, ſans admettre cette derniére cauſe, on pourroit rendre raiſon des croutes qui couvrent quelquefois la plûpart des dents, ſans même en excepter les racines, comme je l'ai quelquefois obſervé. Ce qui m'a fortifié dans cette opinion, eſt la conformité que j'ai remarquée entre cette matiére qui avoit encrouté la dent toute entiére, & les corps étrangers que l'on a trouvez plus d'une fois à la racine de la langue, comme on le lit dans le Journal des Savans de l'année 1721. Cette matiére étoit pierreuſe, de même que ces corps, qui ne peuvent avoir été formez que par une limphe viciée & ſemblable à la ſalive altérée.

J'ai tiré ſous la langue d'une femme un corps pierreux ſemblable à ceux dont nous venons de parler, contenu entre l'inſertion du filet & le corps de la langue, & près des veines ranules. Ce corps avoit la figure d'une petite amande. Il ſeroit difficile d'en imaginer d'autre cauſe, que la matiére de la limphe épaiſſie & devenuë tartareuſe. Ce corps étranger n'avoit nullement bleſſé l'articulation, ni diminué le ſon de la voix de cette femme.

La premiere couche de tartre une fois formée, s'augmente tous les jours par de nouvelles couches, qui s'appliquent les unes ſur les autres; à peu près de même qu'il arrive à la pierre dans la cavité de la veſſie, & à toutes ſortes de pierres, qui croiſſent par addition de couches.

Les mouvemens de la langue détruiſent la plus grande partie du tartre qui s'attache à la ſurface intérieure des inciſives de la machoire ſupérieure; au lieu que les autres dents s'en trouvent preſque toutes recouvertes, ſurtout celles de la machoire inférieure, la matiére par ſon propre poids, s'y portant toujours, & la langue ne pouvant la balayer de même: Si l'on tarde à ſe la faire ôter, elle s'inſinuë entre les gencives & les dents, & par ſon ſéjour elle gonfle & dilate les gencives. De là vient que par la ſuite les dents étant déchauſſées, elles deviennent chancelantes, & cédent au moindre attouchement.

Le tartre n'eſt pas la ſeule maladie qui vient de la négligence qu'on apporte à ſe tenir les dents nettes; on peut encore ajouter que cette négligence cauſe la puanteur de la bouche, puanteur fâcheuſe à celui qui en eſt atteint, & inſupportable aux autres. Cette maladie ne vient pour l'ordinaire que des portions des alimens qui restent dans les interstices des dents, & dans les trous que forme la carie, & qui s'y corrompent, ou parce qu'on ne mâche pas des deux côtez.

Les moyens de remédier promptement à tous ces désordres, sont ceux-ci. 1. D'observer un régime de vivre tel que celui que nous avons indiqué. 2. De faire netteïer ses dents, quand elles en ont besoin. 3. De les entretenir de la maniére qu'on a enseignée, & enfin d'ôter les causes qui les produisent.

Explication des Figures contenuës dans la Planche deuxiéme.

LA *Figure I.* représente dans sa grandeur, ou dans son volume naturel, un corps tartareux & pierreux formé sur une dent molaire du côté droit de la machoire inférieure, vû dans sa situation renversée.

A. Les racines de la dent sur le corps de laquelle le tartre s'est intimement attaché, acumulé & pétrifié, de façon qu'il ne faisoit plus qu'un même corps avec elle.

B. B. B. B. Les éminences les plus raboteuſes de la ſurface de ce même corps pierreux, qui poſoient ſur les gencives.

La Figure II. repréſente le même corps pierreux vû par une autre ſurface.

C. Les racines de la même dent, vûës par les côtez oppoſez.

D. La ſurface plate & unie qui regardoit la langue.

E. La foſſe, ou enfoncement formé par les dents de rencontre de la machoire ſupérieure.

La Figure III. repréſente le même corps pierreux, vû par ſa ſurface la plus convéxe & la moins raboteuſe.

F. La ſurface unie & convéxe, qui appuyoit ſur les muſcles maſſeters.

G. La ſurface la plus arrondie & la plus convéxe, qui faiſoit ſaillie en dehors, appuyant contre la jouë.

CHAPITRE XII.

L'idée générale de la pratique contenuë dans les Chapitres ſuivans.

QUOIQUE les dents paroiſſent d'un volume très-médiocre, reſpectivement au reſte de la maſſe du ſquelette, le grand nombre de maladies qui les attaquent, nous oblige à recourir ſouvent aux opérations que j'indiquerai, & que je détaillerai chacune en particulier, avec le plus de netteté qu'il me ſera poſſible.

Voici les opérations qui ſe pratiquent ſur les dents. C'eſt de les netteïer, les ſéparer, les racourcir, emporter leur carie, les cautériſer, les plomber, les redreſſer, les arranger, les raffermir, les trépanner, les ôter ſimplement de leurs alvéoles, les remettre dans leurs mêmes alvéoles, ou les ôter pour les placer dans une autre bouche, & enfin d'en ſubſtituer d'artificielles à la place de celles qui manquent.

Toutes ces opérations demandent

dans celui qui les exerce, une main légére, sûre, adroite & une parfaite théorie : Elles demandent une connoissance aussi parfaite, qu'elle est rare, pour le déterminer à les entreprendre à propos, les surseoir, ou les abandonner. Une personne en effet peut sçavoir tout le manuel d'une opération, & cependant l'entreprendre dans un cas où il ne convient point d'opérer. Il ne tombera dans cet inconvénient que faute de connoître la véritable cause de la maladie, ou le vrai moyen de parvenir à sa guérison.

De là il faut conclure que la science requise, pour être un parfait Dentiste, n'est pas si bornée que plusieurs se l'imaginent, & qu'il n'y a pas moins d'imprudence & de danger à se mettre entre les mains d'un ignorant, que de témérité & de présomption dans la plûpart de ceux qui entreprennent l'exercice d'une profession si délicate, sans en sçavoir à peine les premiers élémens.

J'ai établi les principes sur lesquels la pratique dont il s'agit, doit être fondée. Dans la suite je décris chaque opération en particulier, de même que les instrumens & les remédes qui doivent

servir

ſervir pour parvenir à la guériſon des maladies dont je traite. Je ferai en même tems remarquer autant qu'il me ſera poſſible, toutes les circonſtances auſquelles il faut faire attention, pour ne rien entreprendre au préjudice de la ſanté du malade, & de la réputation de l'art.

CHAPITRE XIII.

La ſituation des parties de la bouche eû égard aux dents. La ſituation où il faut que ſoit le malade, ſur lèquel on doit opérer, & celle que doit prendre le Dentiſte.

IL ne ſuffit pas d'avoir conſidéré les dents par rapport à elles-mêmes, & les gencives & les alvéoles de l'une & de l'autre machoire, dans leſquelles les dents ſont enchaſſées par gomphoſe, c'eſt-à-dire, comme des chevilles en des trous. Il faut encore conſidérer leur ſituation, eû égard à la capacité de la bouche & aux parties qui en forment les principaux parois.

L'arrangement des dents forme un

demi cercle dans chaque machoire assez semblable à un fer à cheval : Le milieu de ce demi cercle se trouve situé au-devant de la bouche, & les dents qui s'y rencontrent, sont antérieures par rapport à celles qui se trouvent à ses extrêmitez : Ces dents antérieures sont situées entre les lévres & la langue. La surface qu'elles présentent du côté des lévres, est nommée antérieure, ou extérieure ; celle qui lui est opposée, est nommée postérieure, ou intérieure ; elle répond à l'extrêmité de la langue, la loge & l'embrasse : Ces dents antérieures sont les incisives & les canines. Celles qui viennent ensuite, situées aux côtez de la bouche, sont les dents nommées petites & grosses molaires. Celles qui sont aux extrêmitez de chaque demi cercle, étant les plus reculées & les plus enfoncées dans la bouche, sont nommées postérieures respectivement aux dents de devant. La surface que les dents situées sur les côtez de la bouche présentent du côté des jouës, est nommée extérieure. La surface qui lui est opposée & que touche la langue, est nommée intérieure. Les surfaces qui se trouvent aux extrêmitez extérieures, ou bases des dents, ſont nommées couronnes à l'égard des dents molaires. Elles ſe terminent en pointe, ou tranchant à l'extrêmité des canines, & des inciſives. Les ſurfaces des côtez des dents, ſe nomment latérales.

Les dents de la machoire inférieure, ont leurs corps ſupérieurs à leurs racines. Celles de la machoire ſupérieure au contraire, ont leurs corps inférieurs à leurs racines. On voit aſſez quelle eſt l'utilité de cette diſpoſition par la mécanique & la fonction des dents. On ne prend pas toujours garde aux applications qu'on en peut faire, lorſqu'il s'agit de conſidérer les maladies, & les opérations que l'on pratique ſur les dents, ſurtout lorſqu'on donne des deſcriptions à ce ſujet. Cette diſpoſition des dents embaraſſe, & donne occaſion à pluſieurs de confondre la partie d'une dent avec celle d'une autre. Cette mépriſe ſe peut éviter, en nommant les dents de la machoire ſupérieure, dents ſupérieures, & celles de l'inférieure, dents inférieures. On doit diviſer & ſubdiviſer d'ailleurs les parties de chaque dent, ſuivant l'uſage ordinaire établi par les Anatomiſtes.

Ainſi lorſqu'il s'agira des dents de la

machoire inférieure, on pourra nommer le colet de ces dents, la partie inférieure du corps de ces mêmes dents; & leur extrêmité, la partie supérieure. Ce qui se trouvera entre ces deux parties, sera nommé la partie moyenne, extérieure, intérieure, ou latérale, &c.

Lorsqu'il s'agira de celles de la machoire supérieure, on nommera au contraire le colet de ces dents, la partie supérieure du corps de ces mêmes dents; l'extrêmité de ce même corps, partie inférieure; & ce qui est contenu entre la partie supérieure & la partie inférieure des dents, sera divisé & subdivisé de même qu'aux dents inférieures, & on lui donnera les mêmes dénominations, qu'on a marquées pour la machoire inférieure.

Il faut encore considérer les obstacles que forme dans les opérations qu'on fait sur les dents, la situation des jouës, celle de la langue & celle des lévres. Il faut ranger à propos ces parties, pour mieux reconnoître la maladie, pour opérer plus commodément, ou pour ne pas blesser ces parties en opérant.

Lorsqu'un malade se présente à nous,

il faut avoir ſoin de le ſituer avantageuſement pour bien reconnoître la maladie. Afin de rendre l'opération plus aiſée, on doit le faire aſſeoir ſur un fauteuil ferme & ſtable, propre & commode, dont le doſſier ſera garni de crin, ou d'un oreiller molet, plus ou moins élevé & renverſé ſuivant la taille de la perſonne, & ſurtout ſuivant celle du Dentiſte.

Le malade étant placé dans un fauteuil, ſes pieds portant à terre, ſon corps appuyé contre le doſſier, ſes bras ſur ceux du fauteuil, on appuyera ſa tête contre le doſſier : On obſervera de varier les attitudes de ſa tête, ſuivant qu'il ſera néceſſaire : Tantôt elle ſera dans un plan vertical avec le corps plus ou moins recourbé en arriére vers le milieu du doſſier, ou panché en arriére ſur le côté droit, ou ſur le côté gauche : Tantôt la tête ſera plus ou moins inclinée ſur le devant, de droit à gauche, ou de gauche à droit : En un mot dans l'attitude la moins gênante que faire ſe pourra, pour le malade, & en même tems la plus commode pour le Dentiſte.

Pour opérer il ſera placé, tantôt au côté droit, tantôt au côté gauche ;

quelquefois devant, & rarement derriére le malade.

Etant placé au côté droit, il se servira de la main droite pour tenir l'instrument avec lequel il doit opérer, se servant de la main gauche, & passant le même bras par-dessus la tête du malade, pour placer sa tête & l'assujettir dans un attitude convenable, & pour ranger à propos les lévres, leurs commissures, les jouës & la langue, en éloignant ces parties des dents sur lesquelles il doit opérer : Il se servira même des doigts de cette main pour embrasser, soutenir, ou appuyer certaines parties qui ont besoin de ce secours pendant qu'il agit : Il assujettira de même le menton, afin de moins fatiguer les muscles de la bouche, que la machoire en soit plus stable, & qu'elle ne se luxe pas en opérant sur les dents.

Le Dentiste étant situé du côté gauche, s'il est ambidextre, il se servira de la main gauche pour tenir l'instrument, & opérera de la même main, passant le bras droit par dessus la tête du malade, pour exécuter avec la main droite les fonctions requises en ce cas, à l'occasion des lévres, des jouës, &c.

S'il n'est point ambidextre, il tiendra l'instrument de la main droite, se servant de la gauche pour ranger, ou soûtenir les parties que nous avons ci-devant nommées. Il ne se placera en-devant que le moins qu'il lui sera possible, pour ne pas s'ôter lui-même la clarté du jour qui lui est si nécessaire dans cette occasion : Cette clarté est préférable à toute autre lumiére, lorsqu'il s'agit de reconnoître les maladies des dents, ou de travailler à leur guérison.

Outre les attitudes que nous avons indiquées, le Dentiste s'élevera, ou s'abaissera plus ou moins, inclinant d'ailleurs son corps & sa tête, selon qu'il en sera besoin, tantôt d'un côté, tantôt d'un autre, pour ne point perdre de vûë la partie sur laquelle il opére ; pendant qu'il levera, qu'il baissera, qu'il portera plus, ou moins en dedans, ou en dehors, en avant, ou en arriére, le bras, le poignet, ou la main qui tient l'instrument ; pendant qu'il racourcira, qu'il allongera ses doigts, ou qu'il les fera glisser sur l'instrument pour parvenir par le moyen de tous ces différens mouvemens & de toutes ces attitudes, à diviser, couper, racler & emporter la dent, la gencive, partie d'icelles, ou les corps étrangers qui les environnent, dans le cas de la carie, &c.

Les ſituations & les attitudes que je viens de propoſer, ſont les plus ordinaires, & peuvent ſe multiplier à l'infini ſuivant l'exigence des cas; c'eſt pourquoi il faut les conſidérer comme arbitraires; mais il y en a d'autres qui ſont dépendantes de la néceſſité, pour leſquelles il faut avoir de très-grands égards: Par exemple, lorſqu'une perſonne a perdu l'action des muſcles releveurs, ou abaiſſeurs de la tête, ou lorſque quelque fluxion, dépôt, ou paraliſie, rumatiſme fâcheux, ou quelque enchiloſe, auront rendu un malade perclus à un tel point, qu'il ne pourra baiſſer ſon dos, lever, baiſſer, ni tourner ſa tête, ni la pancher ſur le côté. Si en même tems il s'agit de travailler à ſes dents les plus enfoncées dans la capacité de ſa bouche, il ne ſera plus queſtion dans un tel cas, ou en d'autres ſemblables, de ſituer le malade dans un fauteuil; il faudra lui ſubſtituer le canapé, le ſopha, ou le lit. S'il eſt alité, il ne ſera queſtion que de le ſituer le plus favorablement qu'il qu'il sera possible, à la faveur d'oreillers, ou coussins multipliez suffisamment & bien placez : On observera la même circonstance, si on le place sur un sopha, ou sur un canapé ; & pour lors on opérera à sa bouche commodément, la situation du sujet ainsi couché à la renverse, étant la plus avantageuse.

Je suis surpris que la plûpart de ceux qui se mêlent d'ôter les dents, fassent asseoir ordinairement les personnes à terre ; ce qui est indécent & mal propre : D'ailleurs cette situation gêne & épouvante ceux à qui on ôte des dents, surtout les femmes enceintes : Elle leur est d'ailleurs très nuisible. Ce qui me surprend davantage, c'est que certains Auteurs enseignent encore aujourd'hui, que cette situation est la plus convenable, quoiqu'elle soit celle qu'il faut absolument rejetter.

CHAPITRE XIV.

Ce qu'il faut observer avant que d'ôter les dents, en les ôtant, & après les avoir ôtées.

LORSQU'UNE dent s'oppose à la sortie d'une autre dent ; lorsqu'elle est trop difforme, ou nuisible, ou qu'elle est cariée & en danger de gâter celles qui lui sont voisines, on ne peut se dispenser de l'ôter. Quant aux premiéres dents des enfans, que l'on nomme dents de lait, il ne faut pas en venir à cette opération, à moins qu'elles ne soient disposées à tomber, ou atteintes de quelque maladie particuliére, qui empêche de différer davantage, & qui oblige indispensablement de les ôter. L'alvéole n'a point aux enfans beaucoup de solidité, & cependant les racines de leurs dents peuvent être plus fermes & plus solides qu'on ne l'auroit crû ; ainsi en ôtant pour lors leurs dents, on pourroit causer des accidens fâcheux ; parce que l'alvéole n'ayant pas assez de force, pour soûtenir l'effort qu'on fait en emportant la dent, ce même alvéole pourroit être endommagé, & même enlevé en partie avec la dent. De plus le germe qui doit former la seconde dent, & qui est caché à l'extrêmité de la racine de celle que l'on veut tirer, pourroit aussi être altéré, ou même détruit; d'où il s'ensuivroit que la dent qui doit succéder, ne paroîtroit que plusieurs années après, ou même ne paroîtroit point du tout; ou que si elle revenoit, elle seroit très-mauvaise, ainsi que je l'ai vû arriver plusieurs fois. D'ailleurs il se rencontre quelquefois des dents de lait qui ne tombent pas, & qui ne se renouvellent jamais.

Il faut par conséquent différer le plus qu'il est possible de tirer les dents des enfans, lorsqu'elles ne sont point chancelantes. Néanmoins la douleur qu'elles causent, peut quelquefois être tellement insupportable, & la carie dont elles sont attaquées si considérable & si dangéreuse pour les dents voisines, que l'on ne peut remettre cette opération à un autre tems. En ce cas, il faut la faire sur le champ, & s'y comporter avec précaution & avec sagesse, pour éviter les inconvéniens fâcheux que nous avons marquez.

Certaines gens croyent faire merveille, lorſque de deux dents mal arrangées dans la bouche d'un enfant, dont l'une eſt tortuë, l'autre droite, ils choiſiſſent celle qui eſt tortuë pour l'ôter, laiſſant celle qui paroît droite & mieux placée ; mais ils ſe trompent ; car il arrive que celle qu'ils ôtent, eſt juſtement celle qu'ils auroient dû laiſſer ; puiſque ce n'eſt pas la dent qui eſt tortuë, qui nuit à la dent qui eſt droite ; mais qu'au contraire, c'eſt celle qui eſt droite, qui rend l'autre tortuë, & la fait placer hors de rang, en ne lui laiſſant pas la liberté entiére de ſortir.

Ceux qui ont le malheur de tomber entre les mains de perſonnes ſi peu verſées dans la connoiſſance des dents, ne tardent guéres à s'appercevoir des fautes que ces mauvais Opérateurs commettent. La dent qu'ils ont laiſſée, n'eſt pas longtems ſans tomber, & il n'en revient plus d'autre pour la remplacer.

Si chacun ne ſe mêloit que d'une ſeule profeſſion, & qu'il en fût bien inſtruit, on ne verroit pas ſi ſouvent arriver ces ſortes d'accidens ; mais tant de gens s'ingérent de travailler aux dents, quoiqu'ils ſoient d'une autre profeſſion, que je crois qu'il y aura bien-tôt plus de Dentiſtes, que de perſonnes affligées de maux de dents. Il y a même certains Couteliers qui ſe mêlent d'ôter les dents : Apparemment les inſtrumens qu'ils font, leur donnent la démangeaiſon de les eſſayer. J'en connois un dans cette ville qui paſſe déja dans ſon quartier pour arracheur de dents. Ce particulier qui avoit vû opérer quelques charlatans, croyant qu'il lui ſeroit auſſi facile de tirer les dents que de faire des couteaux, s'eſt mis ſur les rangs, & ne manque pas, quand l'occaſion s'en préſente, de mettre ſa prétenduë dextérité en pratique, & ſes inſtrumens à l'épreuve; & s'il n'emporte pas toujours la dent entiére, il en enleve du moins quelque eſquille. Il y a quelques années qu'on lui amena une jeune perſonne qui avoit une petite dent molaire marquée de taches noires; ce qui fit juger à ce fameux Opérateur que cette dent étoit infailliblement gâtée : Il tenta de la tirer, mais n'ayant emporté que la couronne (parce que ce n'étoit qu'une dent de lait qui devoit bien tôt tomber) ce nouveau docteur, dont le diſ, cernement étoit trop borné pour en pouvoir bien juger, crut avoir manqué son coup, & que la dent étoit cassée : Afin de ne pas laisser l'opération imparfaite, il tira encore la prétenduë racine de cette dent : Pour lors il fut bien étonné de voir que c'étoit une dent entiére & non une racine, & que c'étoit précisément celle qui devoit succéder à la couronne de la premiére qu'il avoit ôtée ; les premiéres dents, comme je l'ai fait remarquer ailleurs, n'ayant presque jamais de racines qui les accompagnent, lorsqu'elles sont prêtes à tomber. Ce Coutelier eut pourtant assez de présence d'esprit pour n'en rien faire connoître à ceux qui se trouvérent présens à cette belle opération, & renvoya ainsi cette jeune personne moins riche d'une dent, dont la privation sera toujours un témoignage certain de l'ignorance & de la témérité de ce digne Opérateur, & de l'imprudence qu'il y a toujours à se confier indifféremment à toutes sortes de gens.

La régle qu'il faut suivre, pour ne pas tomber dans le même inconvénient, est de tirer toujours la dent qui a parû la premiére, & de laisser la seconde dent qui est facile à connoître, en ce qu'elle est ordinairement d'une plus grande solidité, & d'une plus belle couleur que la premiére.

Lorsqu'une dent mal arrangée, ne peut être redressée par aucun des moyens que je proposerai, & que d'ailleurs elle incommode, ou qu'elle rend la bouche difforme, il faut nécessairement l'ôter, pour emporter avec elle les incommoditez qu'elle peut causer.

Les dents cariées ausquelles on ne peut remédier par les huiles de canelle, ou de girofle, le cautére actuel & le plomb, doivent être ôtées de leurs alvéoles, pour quatre raisons considérables.

La premiére, à cause de la douleur violente, qui bien souvent ne cesseroit pas, si l'on n'ôtoit la dent.

La seconde, pour empêcher que la carie ne se communique aux dents voisines.

La troisiéme, pour dissiper les mauvaises odeurs qui s'exhalent des matiéres arrêtées dans la cavité cariée, & emporter le limon tartareux qui s'engendre aux dents du même côté par l'inaction de ces parties, sur lesquelles on ne peut manger, tandis qu'elles sont douloureuses, ou foibles.

La quatriéme, parce que la carie des dents cauſe ſouvent des maladies qui ne peuvent pour l'ordinaire être guéries, à moins qu'on ne remonte juſqu'à leur ſource, qu'il faut néceſſairement connoître, ſi l'on veut réuſſir à les détruire.

On a vû depuis peu des inflammations cauſées à cette occaſion, occuper non-ſeulement les jouës & la tête; mais s'étendre encore juſqu'à la gorge, & former une eſquinancie.

Lorſque la fluxion eſt conſidérable & accompagnée d'accidens fâcheux, il ne faut rien entreprendre ſans l'avis d'un Médecin, ou d'un Chirurgien expérimenté. Lorſque le mal n'eſt qu'aux gencives & à la jouë du même côté, ſans être accompagné d'aucun autre accident, ni même d'une douleur vive particuliére à la dent, il ſuffit d'appliquer ſur la partie gonflée quelques topiques doux & anodins. S'il s'y forme un abcès, il faut l'ouvrir avec la lancette, ou avec un déchauſſoir bien tranchant, afin d'en faire ſortir le pus; après quoi on fait laver la bouche du malade avec le lait, ou de l'eau tiéde.

Lorſque la douleur cauſée par la carie de la dent devient trop violente,

& que le malade ne peut manger depuis longtems sur cette dent, il n'y a point d'autre parti à prendre, que de l'ôter, s'il est possible d'y porter l'instrument : Le malade se trouve guéri peu de tems après l'opération par la sortie de la dent, & du pus qui s'étoit formé par la proximité de quelque abcès.

Si le gonflement & la tension ne permettent pas d'approcher l'instrument de la dent, il faut faire saigner le malade une, ou deux fois s'il est nécessaire, & appliquer sur la gencive des figues grasses, qu'on aura fait bouillir auparavant dans du lait. Le malade doit tenir ce lait un peu tiéde dans sa bouche, & il l'y fera rouler de tems en tems, pour l'humecter & détendre la partie malade : On fait ensuite un cataplâme avec le lait, la mie de pain, le jaune d'œuf & le safran. Si ce cataplâme ne suffit pas pour diminuer le gonflement & la dureté, on se servira d'un autre cataplâme fait avec les herbes émolliantes, que l'on appliquera sur la jouë du même côté de la dent malade.

Après l'administration de tous ces remédes, on ne doit pas tirer la dent, si la douleur & le gonflement cessent, si cette douleur trop violente ne revient pas, si le malade peut manger sur la dent, & si c'est une des incisives, canines, ou petites molaires; parce que celles-ci servant à l'ornement de la bouche, il faut toujours éviter de l'ôter, quand il est possible.

Quoique le gonflement ait cessé, ou qu'il ne soit pas considérable, si la douleur subsiste, on ne doit point hésiter à ôter la dent, supposé qu'il n'y ait aucuns moyens d'ailleurs pour ôter la douleur, & arrêter les progrès de la carie.

Il survient quelquefois aux dents des douleurs si vives, & si opiniâtres, que nous nous trouvons dans l'obligation d'ôter les dents, quoiqu'elles soient sans carie & sans difformité.

Nous voyons souvent des femmes grosses & des nourrisses tourmentées de douleurs fort vives à cause de quelques dents cariées, & nous ne faisons point de difficulté de les leur tirer, nonobstant la grossesse & contre l'opinion du vulgaire qui croit que cela peut altérer & faire perdre le lait, & causer d'autres accidens fâcheux. Il est vrai que l'imagination des femmes grosses & des nourrisses, ainsi mal prévenuës, est quelquefois si foible, & qu'elles sont si aisées à effrayer par l'idée qu'elles se forment de la violence qu'elles ont à essuyer dans l'opération qu'il s'agit de leur faire, que leur seule appréhension peut produire les mauvais effets qu'elles craignent d'ailleurs sans fondement ; & comme je ne trouve point d'autre cause des accidens qui peuvent arriver à des femmes dans un tel état, que la frayeur qu'elles se font à l'occasion d'une telle opération, je crois que l'habileté du Dentiste en cette occasion, consiste à calmer d'abord autant qu'il peut, l'imagination effarouchée de ces personnes, & à leur donner de la résolution par ses exhortations, en leur faisant envisager le peu de durée de l'opération, & les accidens que peuvent leur causer la douleur, les veilles & les inquiétudes qui accompagneront leur mal pendant un longtems ; outre que l'humanité les engage à prendre ce parti, afin que les enfans n'en souffrent pas, les méres pouvant accoucher avant leur terme, & les nourrisses donner de mauvais lait à leurs nourrissons. Quand on les a déterminées par des raisons si touchantes, je ne crois pas qu'il y ait aucun risque à leur tirer les dents cariées &

douloureuſes ; mais ſi l'on ne peut venir à bout de leur tranquilliſer l'eſprit, il faut temporiſer & tâcher d'adoucir la douleur juſqu'à ce qu'on ait gagné le tems propre à opérer, pour n'avoir pas lieu d'appréhender ces inconvéniens.

Les inciſives & les canines ſe tirent avec les pincettes droites, & les molaires avec le davier, le pouſſoir, ou ſon crochet. On ne doit ſe ſervir du davier pour les unes & les autres dents, que lorſqu'elles branlent, ou tiennent très-peu ; mais quand elles paroiſſent tenir beaucoup, il faut avoir recours au pélican, & s'y comporter comme nous l'enſeignerons dans la ſuite.

Il faut toujours avoir la précaution, pour ne pas effrayer le malade, de cacher à ſa vûë les inſtrumens dont on ſe ſert pour opérer à ſa bouche, ſurtout lorſqu'il s'agit de lui ôter quelque dent, & avoir en même tems pluſieurs autres inſtrumens tout prêts à ſervir, pour ſuppléer à ceux qui pourroient manquer en opérant.

CHAPITRE XV.

Du resserrement des dents & de la maniére d'ouvrir la bouche par force, lorsque par quelque accident elle est fermée à un tel point, qu'on est obligé d'en venir à l'opération pour faire prendre des alimens au malade, ou pour reconnoître ce qui se passe dans toute l'étenduë de la bouche.

CE n'est pas sans fondement que M. Dionis dans son Cours d'opérations de Chirurgie, au Chapitre où il traite des dents, (*a*) a rangé à la tête de la plûpart des opérations que les Dentistes font sur les dents, celle d'ouvrir la bouche, lorsqu'elle est tellement fermée, & que les dents sont si serrées les unes contre les autres, qu'il n'est pas possible de les ouvrir pour prendre de la nourriture, sans mettre cette opération en usage. La preéminence que cet Auteur accorde à cette opération, est d'autant mieux établie,

(*a*) Pag. 505.

qu'il eſt aſſez ordinaire d'avoir recours aux Dentiſtes en ſemblable occaſion ; parce qu'il y a pluſieurs circonſtances à y obſerver, qui les regardent uniquement, puiſqu'il s'agit de la conſervation des dents, ou de n'en détruire que le moins qu'il eſt poſſible.

C'eſt pourquoi avant que de traiter des opérations que nous devons pratiquer aux parties de la bouche, je ſuis d'avis de me conformer à l'ordre qu'a ſuivi en ce point cet Auteur très méthodique & très-expérimenté. (*a*)

Le ſerrement des dents, ou la contraction des machoires, dépend de pluſieurs cauſes. Quelquefois les dents ſont ſerrées par des mouvemens convulſifs provenans du déſordre qui ſe paſſe dans toute la machine du corps humain, en conſéquence de quelque maladie intérieure, ou à l'occaſion de quelque bleſſure conſidérable, qui attaquant le genre nerveux, met en confuſion les eſprits animaux, & cauſe ainſi des convulſions très-violentes qui ſerrent à un tel point les muſcles fermeurs

(*a*) M. Dionis Chirurgien-Juré à Paris, Démonſtrateur d'Anatomie & de Chirurgie au Jardin Royal des Plantes, Auteur de pluſieurs Livres de Chirurgie, &c.

de la bouche, qu'il n'eſt preſque pas poſſible de l'ouvrir, & de forcer leur réſiſtance ; parce que ces muſcles étant très-puiſſans & très-forts, l'on n'en peut vaincre la contraction convulſive, ſans employer une force très-conſidérable ; c'eſt pourquoi l'on eſt obligé d'avoir recours en pareille occaſion à l'opération dont il s'agit, qui doit s'exécuter avec méthode, & par le moyen des inſtrumens convenables.

Quelquefois les dents ſont ſerrées par la réſiſtance d'un homme inſenſé, ou qui étant dans le délire, s'opiniâtre à ne pas ouvrir la bouche. Ces états font naître la néceſſité d'employer la violence. Le même effet eſt encore produit par le caprice d'un enfant épouvanté, malin, ou revêche, & par les vapeurs hiſtériques des femmes, qui continuent pendant pluſieurs jours. Les cataleptiques ſont ſujets au même inconvénient. Dans toutes ces occaſions, on eſt obligé d'avoir recours à la même opération.

Lorſqu'il s'agit d'ouvrir la bouche par force, on doit y procéder méthodiquement, & avec précaution ; il faut le plus qu'on peut, préſerver les dents de toute atteinte fâcheuſe, & prendre bien garde en même tems de ne pas luxer, ni fracturer la machoire inférieure.

Les instrumens propres à faire cette opération sont un élévatoire (*a*) tel que celui dont on se sert dans l'opération du trépan, & un *speculum oris*. (*b*) Il y a des *speculum oris* de plusieurs formes & de différente construction. Il faut encore employer un baillon (*c*) pour tenir la bouche ouverte après l'opération.

Pour procéder à l'ouverture des dents, lorsqu'elles sont serrées les unes contre les autres, il faut y introduire un élévatoire, ou quelqu'autre instrument capable de produire le même effet: On doit se servir, pour faire passer cet instrument, de l'intervale qui se trouvera le plus considérable entre la jonction des extrêmitez des dents: Ces intervales se trouvent quelquefois suffisamment grands dans l'endroit des incisives & des canines, aux bouches de ceux dont les dents sont mal arrangées, ou d'une longueur inégale, surtout lorsqu'elles n'ont pas été égalisées par les pincettes incisives, ni par la lime.

(*a*) Voyez la Figure 1. de la Planche 3.
(*b*) Voyez la Figure 2. de la Planche 3.
(*c*) Voyez la Figure 3. de la Planche 3.

L'élévatoire étant introduit, on l'engage le plus qu'on peut en le tournant en différens sens, & pour lors en l'élevant, ou en le baissant, on tâche de faire effort pour éloigner par ce moyen les dents inférieures, des supérieures, jusqu'au point de pouvoir introduire entre leurs extrêmitez, le bout antérieur du *speculum oris*, qui sera pour lors fermé.

Après son introduction, l'on écarte les extrêmitez de cet instrument insinuées entre les dents ; on tourne la vis engagée le long de cette machine, supposé que l'on se serve du *speculum* ordinaire construit à vis, que je n'ai point fait graver dans cet ouvrage : Si au contraire, l'on se sert du *speculum* à simple jonction qui fait la fonction du double levier, on presse fortement l'extrêmité des branches en les approchant ainsi l'une de l'autre. Leur extrêmité opposée s'écarte alors suffisamment pour produire l'effet que l'on souhaite.

Le *speculum oris* à simple jonction dont je viens de parler, a ses branches très-longues, par rapport à ses machoires, qui doivent être extérieurement traversées de petite rainures, ou sillons, afin qu'elles puissent mieux s'engager entre les extrêmitez des dents.

En faisant cette opération avec les instrumens qui servent à ouvrir la bouche, il faut observer de les appuyer sur des dents fortes & bien affermies ; car si l'on les appuyoit sur des dents ébranlées, foibles, chancelantes, ou cariées, on pourroit les renverser, ou les casser ; ce qu'il faut éviter, à moins qu'on n'y soit absolument obligé. Par la méthode que je viens de prescrire, on ne parvient pas toujours à vaincre la résistance que fait la contraction des muscles : Elle est quelquefois si puissante, qu'on fractureroit plutôt la machoire, qu'on ne la surmonteroit. On peut voir par le calcul que Stenon a fait, & plusieurs autres après lui, qu'elle est la puissance de ces muscles : L'obstacle qu'ils forment dans le cas en question, devient encore plus difficile, ou tout-à-fait insurmontable, lorsque l'égalité & l'arrangement des dents ne permettent pas l'introduction d'aucun instrument.

Pour lors il faut, malgré soi, se résoudre à sacrifier une dent pour sauver la vie au malade. Ayant égard à l'utilité des dents, celle qui me paroît devoir être ôtée préférablement, est la première, ou la deuxiéme des petites molaires supérieures, ou inférieures. L'ornement & la mastication souffrent moins de la perte de celles là, que de celle des autres.

Pour procéder à ôter cette dent la bouche étant fermée, & n'étant pas possible de l'ouvrir autrement, il faut se servir du poussoir qu'on appuye sur cette dent assez près de la gencive, frappant sur le manche de cet instrument, avec la masse de plomb (a) ou un poids équivalant. L'on fait ainsi sauter cette dent, de dehors en dedans, & pour lors on parvient au point d'introduire dans la bouche du malade, des alimens suffisans pour le substanter, en lui serrant le nez en même tems, pour l'obliger à avaler l'aliment liquide.

Cette opération ne se fait qu'à la derniére extrêmité, & lorsque sans son secours le malade périroit infailliblement, faute de nourriture. Elle est sujette à un inconvénient très-fâcheux; puisque la dent une fois ôtée de cette façon, reste dans la bouche, sans qu'on puisse quasi espérer de l'en retirer, tant que la bouche sera fermée : Cette dent

(a) Voyez la Figure 1. de la Planche 28.

y demeurera ambulante, & dans le danger d'être avalée de travers par le malade. Pour éviter cet inconvénient fâcheux, s'il arrive que les dents se surpassent, on tâche, s'il est possible, de se servir de l'instrument le plus convenable; par exemple, du pélican, pour tirer en dehors une de celles qui excédent en dehors, & éviter par-là qu'elle ne reste dans la bouche, comme il arrive lorsqu'on est obligé en pareille occasion de l'ôter avec le poussoir.

Il faut observer, lorsqu'on veut dans un tel cas tirer une dent en la poussant en dedans, qu'elle n'excéde pas en dehors par sa longueur, la dent qui lui est opposée, ni que le poussoir soit plus large que la dent qu'on veut tirer; parce que si l'on n'avoit pas égard à ces deux circonstances, on s'exposeroit à emporter, ou à ébranler plusieurs dents, au lieu d'une seule qu'il suffit d'ôter, pour satisfaire à l'intention que l'on a.

Avant que de se résoudre en pareille occasion à ôter une dent, il faut examiner, y regardant de près, même avec un stilet, (a) s'il ne seroit pas

(a) Voyez la Figure 1. de la Planche 6. de ce Volume.

possible, de découvrir entre les dents quelque intervale capable de donner passage à un tuyau de la grosseur de la plume de l'aîle d'un petit oiseau. Ce tuyau étant ajouté à une cuillier à bec, ou à un biberon, à un entonnoir, à un cornet, ou à quelqu'autre instrument semblable, suffiroit pour introduire du bouillon dans la bouche du malade, en telle quantité que l'on voudroit, & pour lors on devroit s'abstenir de lui ouvrir la bouche par force, & de lui ôter aucune dent. Par cette précaution, on a l'avantage d'avoir conservé les dents au malade, sans avoir déparé sa bouché, & sans nuire en aucune façon à la mastication.

Les autres causes qui nous obligent en certains cas, d'employer la force pour ouvrir la bouche suffisamment, sont les cicatrices qui résultent des abcès des parotides, ou des brides causées par les ulcéres du flux de bouche: Quoi qu'il en soit, il faut toujours y procéder à peu près de même que nous l'enseignons, & se servir des mêmes instrumens, en observant, après avoir ouvert la bouche, d'employer le baillon en coulisse & en forme de coin, pour la tenir ouverte, jusqu'à ce que les accidens ayent cessé : Par-là on ne sera pas obligé de réïtérer plusieurs fois la même opération, & on en retirera tout le fruit que l'on en doit attendre.

Lorsqu'il s'agit de quelque cicatrice, l'extension continuée par le moyen du baillon, ne contribuëra pas peu à relâcher & à étendre les fibres des muscles fermeurs de la bouche, contractez, ou racourcis, & à donner à la machoire inférieure un mouvement suffisant, pour qu'elle puisse agir autant qu'il est nécessaire pour faire ses fonctions.

Ce baillon doit être de bois de buis, ou de cormier. On peut le percer de même qu'on perce certains bouchons de bouteilles, l'enfiler d'un ruban, ou d'un cordon de fil. Ce cordon sert à le retirer plus facilement de la bouche ; & d'ailleurs on évite par son moyen l'inconvénient qui pourroit arriver, s'il se déplaçoit, & s'il s'engageoit dans l'œsophage, ou s'il étoit avalé par le malade : On prévient tous ces accidens sans gêner le malade, si l'on attache ce même cordon à son bonnet, pour rendre le baillon plus propre à produire sûrement son effet, en l'empêchant de glisser de dessus l'extrêmi-

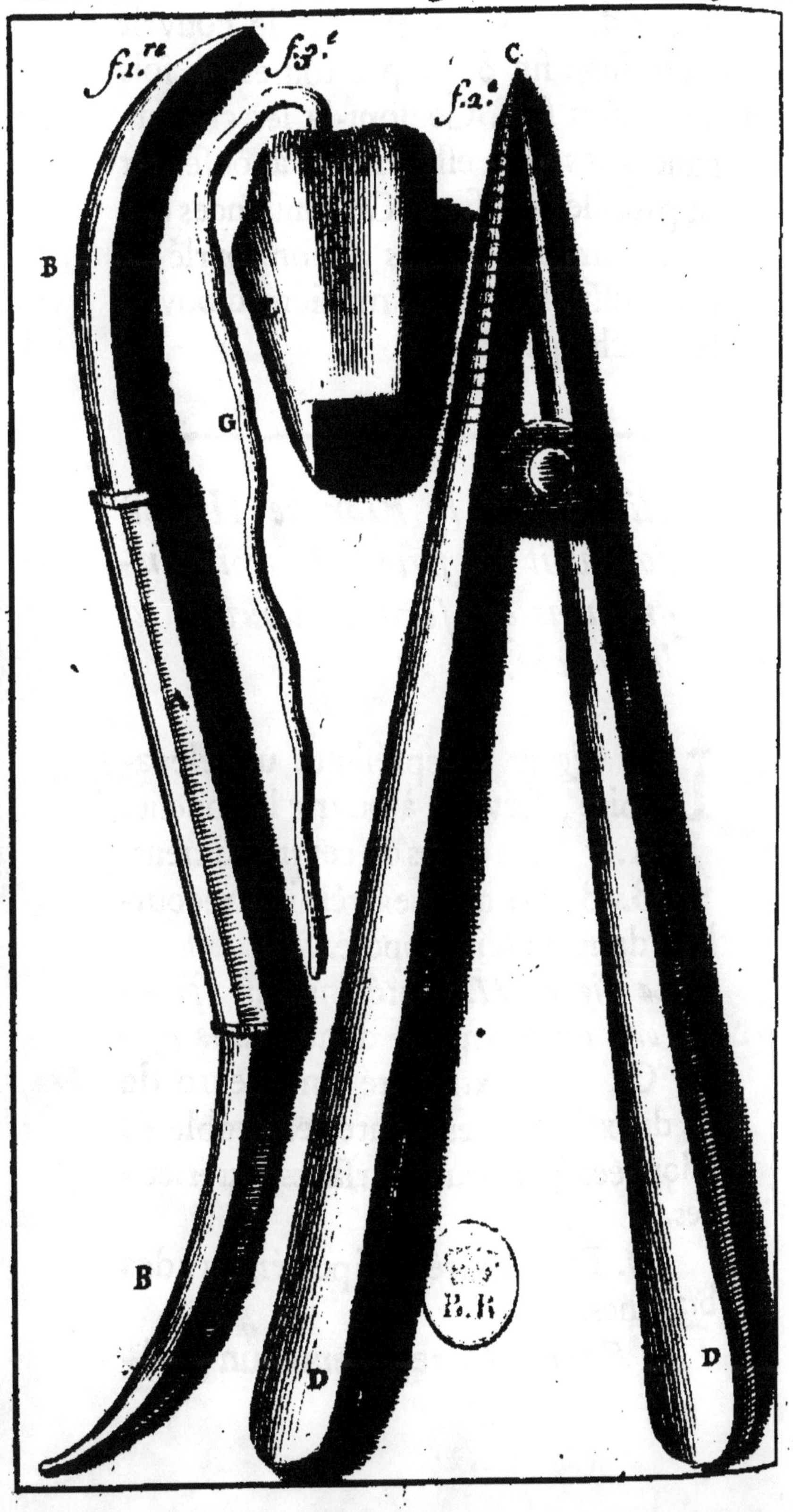
f. 1.re
f. 3.e
C
f. 2.e
B
G
A
B
D
D

té des dents. On a ſoin de le couvrir d'un linge fin & propre toutes les fois qu'on s'en ſert. Ce ſont-là les circonſtances les plus eſſentielles à obſerver en pareille occaſion : Circonſtances obmiſes par les Auteurs qui ont parlé de la néceſſité & de la maniére d'ouvrir la bouche par force.

Explication de la Planche III. où l'on voit la figure de trois Inſtrumens qui ſervent à ouvrir la la bouche.

LA *Figure I.* repréſente un élévatoire, ſervant à ouvrir la bouche.

A. Le corps de cet inſtrument.

B. B. Ses deux extrêmitez recourbées dans un ſens oppoſé.

La Figure II. repréſente un *ſpeculum oris* en forme de dilatatoire.

C. L'extrêmité antérieure de ſes deux branches jointes enſemble & ſillonnées par leurs ſurfaces extérieures.

D. D. L'extrêmité poſtérieure des branches.

La Figure III. repréſente un baillon fait en forme de coin à coulisse, servant à tenir la bouche ouverte.

E. Vûë d'une de ses parties latérales.

F. Sa coulisse.

G. Le cordon qui l'enfile, destiné à l'assujettir.

CHAPITRE XVI.

De la structure, de l'étenduë, de la connexion & des usages des Gencives.

AVANT que de traiter des maladies qui affligent les gencives, il est nécessaire de donner une idée de leur structure; Cette notion servira à mieux faire connoître les accidens qui leur surviennent, à les prévenir, ou à les corriger, en se servant des remédes convenables, & en pratiquant à propos les opérations que l'art indique.

La substance qui compose les gencives est ferme, & d'une matiére assez dure: Elle est beaucoup plus glanduleuse que fibreuse: Elle est contenuë & enveloppée entre la peau qui revêt intérieurement

intérieurement la bouche, & le périoste: Cette même substance est pénétrée & arrosée par plusieurs vaisseaux de différens genres, par des artéres, des veines, des nerfs & des vaisseaux limphatiques, presque tous divisez & multipliez en autant de vaisseaux capillaires, formez par la continuation des vaisseaux qui se distribuent aux parties les plus voisines des gencives.

Les gencives s'étendent en chaque machoire, depuis la derniére dent du côté droit, jusqu'à la derniére dent du côté gauche, tant en la machoire supérieure, qu'en la machoire inférieure, soit en dedans, soit en dehors. Elles s'étendent encore en dehors, sur les côtez & sur le devant, depuis le colet de chaque dent, jusqu'à la peau qui revêt intérieurement les joües & les lévres. Les gencives s'étendent au-dedans de la machoire inférieure, depuis le colet des dents, jusqu'à la circonférence de la base de la langue, & audedans de la machoire supérieure, jusqu'à la circonférence de la voûte du palais.

Les gencives s'attachent & sont fortement adhérentes au colet de chaque dent: Du côté extérieur elles adhérent à la partie extérieure des dents; & du côté intérieur à leur partie intérieure : Quelquefois les gencives se placent dans les intervales des dents, particuliérement lorsqu'une dent vient à manquer : Pour lors les alvéoles s'affaissant en partie & se rétrécissant, les gencives effacent & occupent l'espace des dents. C'est en s'unissant qu'elles remplissent cet espace, de façon que la portion des gencives, qui couvroit la face intérieure du colet de la dent, vient à la rencontre de celle qui couvroit la face extérieure. S'approchant par-là mutuellement, en s'attachant & en se réunissant à l'alvéole, elles s'unissent à la fin entr'elles par la rencontre de leur prolongation, ou accroissement. C'est de cette façon que les gencives remplissent en partie le vuide des alvéoles, & qu'elles couvrent la place des racines des dènts, lorsque quelque dent vient à manquer.

Les gencives dans les enfans sont naturellement unies entr'elles, & couvrent entiérement les alvéoles : Elles sont divisées par la sortie des dents; c'est pourquoi lorsque les dents tombent, les gencives se trouvent disposées à se réduire à leur premier état, en occupant les mêmes espaces qu'elles occupoient avant que les dents par leur sortie les eussent divisées & éloignées l'une de l'autre dans cet endroit.

On voit par cette description, que les gencives tapissent non seulement le collet des dents, mais encore partie des surfaces de l'un & de l'autre os maxillaire, dans les endroits où les alvéoles sont placez dans ces deux os : On voit aussi que l'union de la substance des gencives avec les dents & les surfaces des os maxillaires, se fait par le moyen du périoste.

Le principal usage des gencives, est de rendre les dents plus fermes & plus stables dans les alvéoles, qui contiennent leurs racines. Les gencives sont les conservatrices des dents : Elles contribuent aussi à l'ornement de la bouche, quand elles sont bien configurées & découpées en forme de demi croissant. Lorsqu'elles se manifestent à l'occasion du ris, elles étalent un rouge vermeil, qui reléve l'éclat de la blancheur des dents, & qui est réciproquement relevé par cette même blancheur : Cette opposition de couleur, avec l'ordre & la régularité des dents, & du bord des gencives, offre à la vûë un objet des plus gracieux.

CHAPITRE XVII.

Des maladies des gencives, & en premier lieu de l'excroissance ordinaire aux gencives, & l'opération convenable pour traiter cette maladie.

LA connexion & le rapport qu'il y a entre les gencives & les dents, m'engagent à traiter en particulier des maladies les plus ordinaires aux gencives. Ces maladies détruisent le plus souvent le tissu des dents, & leur causent une infinité d'accidens fâcheux.

Les maladies des gencives sont les douleurs que les dents causent en sortant (comme nous avons parlé de ces douleurs, &c. au Chapitre II. nous nous en tairons ici) les excroissances ordinaires; l'époulis, excroissance très-fâcheuse; le paroulis, abcès très-incommode & très-dangéreux; les ulcéres; les fistules; le scorbut, &c.

Il y a différentes espéces d'excroissances des gencives. La véritable excroissance est celle qui survient à la suite de quelque excoriation, ou ulcération des gencives, par la prolongation ou l'alongement que le ſang & le ſuc nourricier produiſent, en s'accumulant à l'orifice des vaiſſeaux ſanguins, qui arroſent les gencives, dans l'endroit où ils ſont rompus, ou dilacérez. Entre les excroiſſances de cette eſpéce, il y en a de ſimplement charnuës, & plus ou moins dures, ou molaſſes: Il y en a d'autres ſpongieuſes, polipeuſes, ſchirreuſes, chancreuſes, ou carcinomateuſes, même quelquefois d'oſſeuſes, ou pierreuſes.

Il y a d'autres excroiſſances improprement nommées, qui dépendent ſeulement du gonflement des gencives, cauſé par l'infiltration de quelques humeurs hétérogénes, qui cauſent de la tenſion à leur ſubſtance, tendent en même tems; & prolongent les vaiſſeaux qui les arroſent, & leur donnent lieu de ſurpaſſer leurs limites. On voit de ces ſortes d'excroiſſances, ou pour mieux dire, des prolongemens des gencives, ſi grands & ſi étendus, qu'ils recouvrent quelquefois la couronne des dents.

Cette maladie eſt une de celles qui affligent le plus ſouvent les gencives. Nous la nommerons excroiſſance, pour nous accommoder au langage ordinaire ; quoiqu'elle ne ſoit qu'un gonflement. Les gencives deviennent alors ſi molaſſes, ſi ſpongieuſes, ſi tendres & ſi délicates, que pour peu qu'on les touche, ou que le malade vienne à pomper ſa ſalive, on en voit ſortir du ſang : Les dents s'en reſſentent quelquefois de façon, qu'elles deviennent chancelantes, & qu'elles périſſent à cette occaſion, ſi l'on n'y remédie promtement.

La cauſe la plus ordinaire de cette maladie, eſt le tartre qui s'accumule autour des dents, & s'inſinuë entr'elles & la gencive, d'où viennent la compreſſion des vaiſſeaux, & l'oppoſition au paſſage des liqueurs. Alors ces liqueurs faiſant effort, dilatent ces vaiſſeaux, & elles s'infiltrent tellement, que l'abondance du ſang & des ſéroſitez tend par cet obſtacle ces mêmes vaiſſeaux ſanguins & limphatiques, dont les parois qui ont peu de réſiſtance ſe rompent d'eux-mêmes, ou cédent aux moindres efforts : De-là vient enfin que les gencives ſe gonflent, & ſaignent ſi facilement & ſi ſouvent.

Les dents étant chancelantes, les gencives gonflées & douloureuſes, on évite de manger de ce côté là, par la douleur que la mastication cause ; cependant cette douleur augmente de jour en jour, lorsqu'on en use ainsi ; & elle cesseroit plutôt, si la mastication se faisoit sur ces parties affligées ; parce que les alimens comprimant les dents & les gencives tuméfiées, les dégorgeroient, & par conséquent diminueroient le gonflement, & en même tems la douleur.

Si l'on néglige ces excroissances, elles ne manquent pas de faire des progrès plus ou moins grands, plus ou moins rapides, ou lents, selon que la compression du corps étranger, est considérable, ou foible, ou que l'humeur est plus ou moins abondante, liquide, ou épaisse, bénigne, ou maligne. Pour lors il arrive que ces humeurs, par le long séjour qu'elles font dans la partie, soit qu'elles soient arrêtées dans leurs propres vaisseaux, ou infiltrées dans les interstices voisins, fermentant & s'aigrissant, rompent, rongent & déchirent la substance des gencives ; d'où il naît, outre leur gonflement, des excoriations, ou des ulcéres. Si la liqueur contenuë dans la substance glanduleuse des gencives, ne peut se faire jour, parce que les tuyaux excrétoires qui contiennent cette liqueur sont bouchez, & parce que cette liqueur ne peut, en se résolvant, transpirer, ou rétrograder dans la masse du sang, ou s'évacuer par la suppuration; alors il arrive que les parties les plus liquides s'exhalent, & que les plus massives & les plus grossiéres s'épaississent par leur séjour; & par conséquent il en vient une tumeur dure & quelquefois schirreuse.

Il peut aussi arriver que l'humeur qui se trouve ainsi infiltrée, étant sans cesse frappée par les impulsions réïtérées des artéres, & changeant de qualité, dégénére en une matiére capable de s'aigrir par la fermentation, de devenir corrosive, de donner lieu au schirre, & de se convertir en carcinôme, ou en cancer: La même matiére peut quelquefois carier dans la suite les os voisins.

Pour prévenir ces fâcheux événemens, il faut de bonne heure avoir recours à tous les moyens convenables en pareille occasion; il faut détacher avec grand soin le tartre, qui s'insinuë entre la surface des dents & le bord des gencives; il faut scarifier les gencives avec la lancette affermie & cachée dans une petite bandelette, qui ira jusqu'à la pointe de ladite lancette, (a) ou avec un déchaussoir bien tranchant (b) & couper avec les ciseaux l'excédent des gencives. Si les gencives ne sont que médiocrement gonflées, & qu'il n'y ait point de tartre à ôter, il suffira de les dégorger, en les scarifiant par de petites incisions assez multipliées & suffisamment profondes. Après avoir observé ces circonstances, il ne s'agit que de résoudre l'humeur, qui a pû encore rester infiltrée dans les gencives: Il faut, après avoir résous cette humeur, fortifier les gencives. Comme il est assez ordinaire, qu'il y ait une cause intérieure qui produise cette sorte de maladie, il faut toujours être attentif à combattre cette cause, tandis qu'on fomente souvent les gencives avec une décoction faite avec l'iris, la sauge, les noix de Cyprès, les feuilles, ou les glands de chêne, dont on fait une décoction dans le vin rouge. Lorsqu'il s'agit d'extirper quelque portion des gencives plus ou moins excédentes, on y procéde en la maniére suivante.

(a) Voyez la Figure 3. de la Planche. 5.
(b) Voyez la Planche 18. tome 2.

Si c'est pour inciser, ou retrancher les gencives sur le devant de la bouche, on prend des ciseaux droits, (*a*) bien tranchans & bien pointus. S'il s'agit de pratiquer une semblable opération sur les côtez de l'une ou de l'autre machoire, on prendra des ciseaux courbes, (*b*) d'ailleurs conditionnez de même que les ciseaux droits; mais un peu plus courbes que ceux dont on se sert ordinairement en Chirurgie: Ensuite le Dentiste tenant les ciseaux de la main droite, reléve, ou baisse les lévres & écarte les joues avec les doigts de la main gauche; afin de pouvoir agir librement en opérant, & de mieux exécuter son opération, sans blesser les parties saines; Pour lors il extirpe dans toute son étenduë la partie excédente des gencives; il comprime ensuite avec le doigt indicateur de bas en haut les gencives de la machoire inférieure; au lieu qu'il doit comprimer celles de la supérieure de haut en bas; & cela dans l'intention de les mieux dégorger: Il se sert après, pour les bassiner, des mêmes remédes ci-dessus indiquez. Par tous ces moyens on prévient les fâcheu-

(*a*) Voyez la Figure 2. de la Planche 5.
(*b*) Voyez la Figure 2. de la Planche 6.

ses suites que nous avons rapportées. On se sert encore en certains cas des ciseaux droits ou courbes arbitrairement dans tous les endroits de la bouche, selon les circonstances particuliéres.

Si nonobstant ces sages précautions, la maladie devenoit extraordinaire; qu'elle eût fait de plus grands progrès, ou qu'elle eût été négligée jusqu'au point d'être dégénérée en schirre, en chancre, en carcinôme, ou en cancer, pour lors il faudroit avoir recours à la méthode qui sera indiquée à l'occasion de ces cas, en procédant à ce traitement suivant le conseil des plus excellens Médecins & Chirurgiens.

CHAPITRE XVIII.

De l'époulis, ou excroissance charnuë excédant le niveau de la surface des Gencives; & de l'opération convenable pour traiter cette maladie.

L'ÉPOULIS est une vraie excroissance particuliére à la gencive. Les Grecs l'ont nommée ainsi, parce qu'elle vient hors des gencives. Elle ne s'éléve point le long des interſtices des dents, comme fait le prolongement ou le gonflement des gencives, dont on a parlé dans le chapitre précédent. Cette excroiſſance procéde d'une excoriation, d'une ulcération des gencives, ou d'une plaie.

De ces excroiſſances il y en a de deux eſpéces. Dans l'une de ces eſpéces, les chairs ſont molles, blanchâtres & comme polipeuſes: Elles ſont produites par un ſang chargé d'une limphe craſſe & viſqueuſe: Ces chairs ſont indolentes & même inſenſibles. Dans l'autre eſpéce, elles ſont dures, rougeâtres & engendrées par un ſang abondant en bile ou en parties terreſtres: Elles ſont toujours douloureuſes, & tendent à la nature du ſchirre, ou du cancer.

Ces excroiſſances ſont toujours cauſées par le vice des liqueurs, ou des ſucs, qui arroſent la ſubſtance des gencives: Dans les excroiſſances qui ſont rougeâtres, ce ſont les vaiſſeaux ſanguins qui ſont les plus engorgez; dans les blanchâtres, les veines limphatiques ſont les plus embarraſſées: Les douleurs que l'on reſſent à l'occaſion de celles qui ſont rougeâtres, dépendent en partie de la tenſion des fibres, & en partie de l'acrimonie des matiéres. Les excroiſſances blanchâtres, ſont cauſées par le vice de la limphe. Les excroiſſances rougeâtres, ou noirâtres, ſont cauſées par le vice du ſang, ou de la bile. Quelquefois les unes & les autres en s'invétérant, acquiérent une telle conſiſtance, ou dureté, qu'elles réſiſtent même au tranchant des inſtrumens. Cela arrive plus ſouvent à celles qui ſont cauſées par un ſang bilieux & terreſtre, qu'à celles qui ſont cauſées par le vice de la limphe.

Ces excroiſſances ont pour l'ordinaire leur attache en forme de col; les vaiſſeaux qui s'y diſtribuent, fourniſſent continuellement de nouvelles matiéres, qui augmentent inſenſiblement leur volume; ſi l'on n'a pas ſoin de les extirper de bonne heure, leur progrès devient d'une très-dangéreuſe conſéquence; ce qui n'eſt que trop vérifié par l'expérience.

L'on verra par la figure que je donne de deux excroiſſances (*a*) de cette eſpéce, quel eſt le volume qu'elles acquiérent quelquefois; puiſque la plus conſidérable a augmenté dans l'eſpace

(*a*) Voyez la Planche 4.

de cinq années, jusqu'au point où elle est représentée dans la Planche.

Lorsque l'on veut emporter des excroissances dures, calleuses, carcinomateuses, ou pierreuses, le sujet sera situé dans un fauteuil, ou dans un lit, son dos & sa tête appuyez sur des coussins, ou contre un dossier. Le Dentiste doit être placé devant le sujet, s'il est dans un fauteuil; ou à la ruelle droite du lit, s'il est dans le lit: Il tient l'instrument dont il doit opérer, avec sa main droite, tandis qu'avec le pouce & l'indicateur de la main gauche, il range les lévres & les jouës, assujettissant l'excroissance qu'il veut extirper, en la saisissant avec des pincettes de Chirurgien, ou avec une airigne, (a) si les doigts ne suffisent pas pour emporter cette excroissance: On l'emporte le plus près de la gencive qu'il est possible, avec les instrumens les plus convenables; & on évite soigneusement de découvrir l'os de la machoire, crainte d'occasionner la carie, en l'exposant à l'air, & aux mauvaises impressions du limon de la bouche. Si au contraire l'os est carié, on le découvre dans toute l'é-

(a) Voyez les Figures 2. & 3. de la Planche 7.

tenduë de la carie, & pour lors on procéde à la guérison suivant l'usage ordinaire.

Pour s'assurer de l'état de l'os, il faut avec une sonde à Dentiste, (a) ou bien avec un stilet ordinaire, reconnoître ce qui se passe dans la plaie qu'on vient de faire, en extirpant l'excroissance.

Si l'excroissance est située du côté gauche, il faut se placer du même côté, tenant l'instrument de la main gauche, tandis qu'avec la main droite on éloigne les lévres & la jouë, & que l'on assujettit l'excroissance. On opére d'ailleurs de même que l'on a opéré au côté opposé.

Si l'on veut opérer sans changer de place, il ne faut que passer le bras gauche par-dessus la tête de la personne sur laquelle on opére ; en observant dans la maniére d'opérer, les circonstances que nous venons d'indiquer.

L'opération faite, on fait laver la bouche avec du vin tiéde, appliquant sur la plaie un plumaceau imbibé de vin miellé, qu'on fait soûtenir avec le doigt pendant quelque tems. Si les vaisseaux coupez en opérant, fournissent trop de

(a) Voyez la Figure 3. de la Planche 6.

ſang, il faut tremper un, ou pluſieurs plumaceaux dans l'eau alumineuſe, ou dans quelqu'autre liqueur aſtringente ou ſtiptique, &c. Il faut auſſi les recouvrir de quelques compreſſes graduées, pour remplir ſuffiſamment l'eſpace qui ſe trouve entre la gencive & la jouë, & procurer un point d'appui capable de faire une compreſſion ſuffiſante, afin de ſe mieux rendre maître de l'hémorragie : On peut encore, en cas qu'elle ſoit opiniâtre, appliquer des compreſſes ſur la jouë, ſoûtenuës par un bandage convenable, & qui comprime ſuffiſamment l'appareil que nous avons indiqué : On a par ce moyen un point d'appui ferme & ſolide, capable d'arrêter l'hémorragie, quoiqu'opiniâtre.

La cure de cette maladie après l'opération, ne conſiſte qu'à ſe rinſer ſouvent la bouche avec les remédes que nous avons indiquez : On trempe dans ces remédes des plumaceaux qu'on applique ſur la plaie : On les renouvelle au moins deux ou trois fois par jour, à moins qu'il ne ſe forme de nouvelles excroiſſances, ce qui arrive quelquefois : Il faut en ce cas-là conſumer ces nouvelles chairs, tâchant de s'en rendre maître par le cautére actuel, ou par les applications réïtérées de la pierre infernale, que l'on porte dans la bouche du malade par le moyen de l'étui d'argent nommé porte-pierre-infernale, (a) lequel doit être plus long que celui dont on se sert ordinairement, afin de pouvoir appliquer plus commodément la pierre infernale dans les endroits les plus enfoncez de la bouche. Cet instrument étant le plus commode, & celui qui assujettit le mieux la pierre infernale, on ne doit l'appliquer dans la bouche, qu'étant montée sur cet instrument; de crainte que cette pierre n'échappe des doigts, ou des pincettes, & qu'elle ne fasse du désordre dans la bouche, & surtout dans l'estomac, si malheureusement le malade venoit à l'avaler. Cet accident est quelquefois arrivé: On le prévient par la précaution que j'indique. Si l'on étoit appellé pour secourir un malade, qui se trouveroit dans un cas aussi fâcheux par l'imprudence de quelque Dentiste, il faudroit faire avaler du lait, ou de l'huile en quantité au malade, & même lui faire prendre un vomitif, & derechef lui faire boire du lait,

(a) Voyez les Figures 2. & 3. de la Planche 8.

ou de l'huile. On doit encore obſerver par la même raiſon, de bien eſſuyer l'humidité dans l'endroit où cette pierre doit s'appliquer, afin d'empêcher, autant qu'il eſt poſſible, que la ſalive n'en diſſolve quelques particules, qui pourroient cauſer du déſordre dans la bouche, dans l'œſophage, & même dans l'eſtomac, ſi l'on venoit à avaler une ſalive imprégnée de la diſſolution de cette pierre, ce que l'on évite toujours par cette ſeconde précaution. On fait d'ailleurs rinſer plusieurs fois la bouche du malade, tant pour ôter le mauvais goût, que pour diminuer la douleur que cette pierre cauſe. Par ce moyen on guérit radicalement & en peu de tems cette maladie, à moins que l'os ne ſe trouve en même tems carié, comme nous l'avons dit, ou qu'il n'y ait une complication maligne d'une cauſe intérieure, qui dépende de quelque mauvais levain ſcorbutique, ſcrophuleux, ou vérolique, &c. Dans ce cas il faut recourir au ſecours de la Médecine, & agiſſant de concert avec elle, réitérer les mêmes opérations & l'uſage des mêmes remédes en cas de récidive; car il arrive quelquefois que ces ſortes de maladies reparoiſſent, lorſque les malades ſont atteints d'ailleurs de quelque mal qui a vicié la maſſe du ſang univerſellement.

Il ne ſuffit pas d'avoir donné une méthode pour les cas ordinaires, il faut indiquer encore quelques circonſtances concernant la maniére d'opérer dans les cas les plus extraordinaires, & lorſqu'il s'agit d'extirper quelque excroiſſance ſurvenuë dans la bouche, qui a acquis par ſucceſſion de tems un volume énorme, en dégénérant en une conſiſtance oſſeuſe, ou pierreuſe, fortement adhérante, & ne faiſant quaſi qu'un même corps avec la partie oſſeuſe avec laquelle elle s'eſt intimement unie. On ne peut extirper une excroiſſance de cette nature avec le ſcalpel, le biſtouri, ni les ciſeaux : Il faut emporter ces excroiſſances avec les inſtrumens qui ſervent à ôter les dents, en ſe ſervant du plus convenable, par rapport au volume & à la ſituation de l'excroiſſance, ou bien même avec un petit ciſeau, nommé bec-d'âne, dont les Menuïſiers ſe ſervent. On porte ſon extrémité tranchante ſur l'excroiſſance, & l'on frape ſur ſon manche avec un petit maillet, ou bien on coupe cette excroissance avec une scie, dont la lame sera emmanchée comme un couteau. Il faut proportionner le volume & la grandeur de ces instrumens à la disposition des parties sur lesquelles on doit opérer. Par ce moyen on peut ôter des excroissances, ou pétrifications semblables à celles que M. Carmeline a ôtées à M. Houssu, & à celle que M. Bassuel m'a communiquée, comme je le rapporte plus au long dans mes observations. Il ne faut pas négliger d'ailleurs pour le pansement d'une telle maladie, après l'extirpation faite, les circonstances requises, qu'il est aisé de recueillir en différens endroits de ce Traité.

Explication de la Planche IV. où sont représentez différens corps pierreux.

LA *Figure I.* représente une grande excroissance, ou époulis pétrifié, vû par la surface qui étoit attachée aux parties de la bouche.

A. L'endroit où il s'attachoit aux parties de la bouche.

B. B. B. Plusieurs éminences raboteuses.

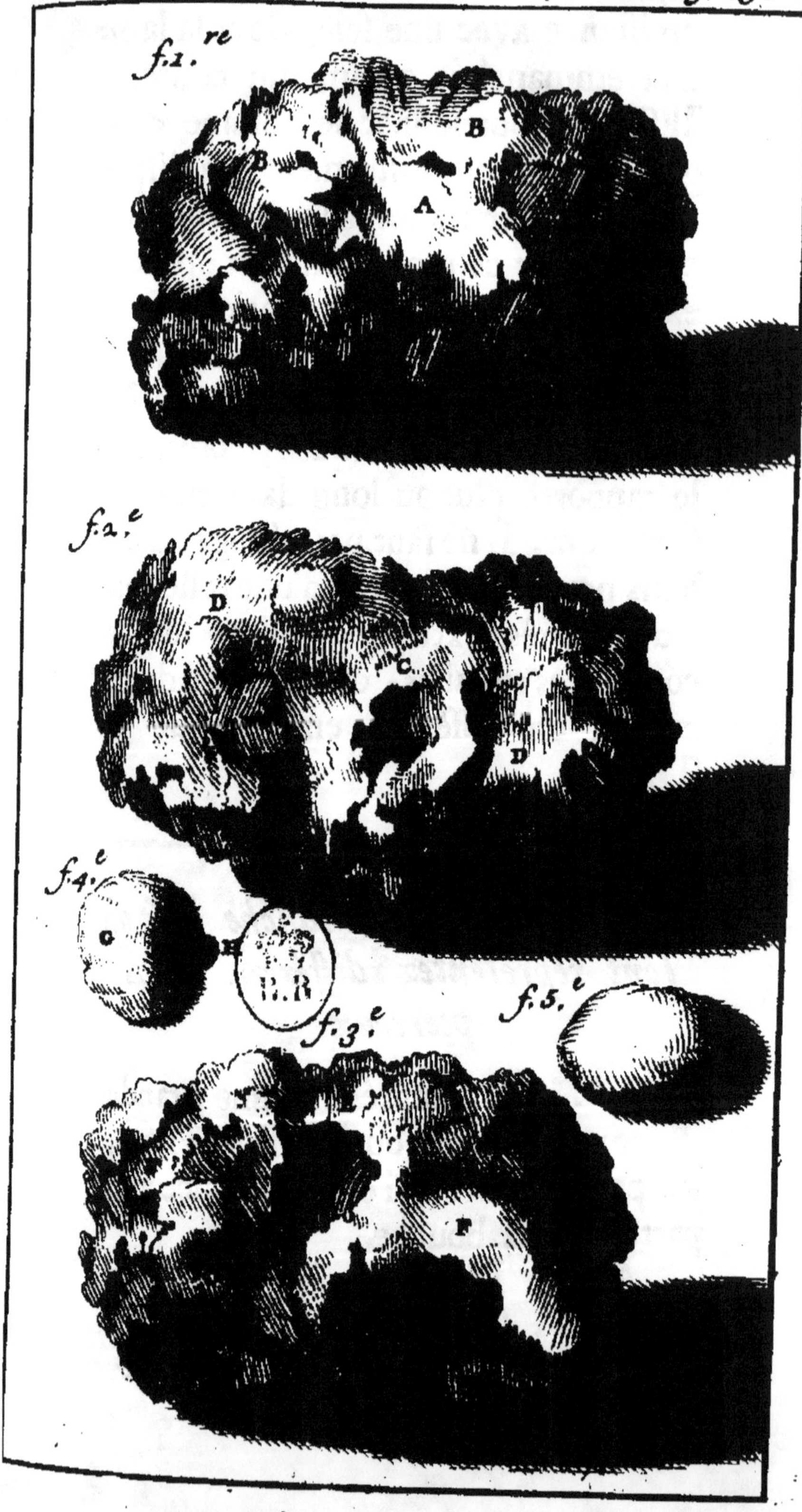
f. 1re
B
B
A
f. 2e
D
C
D
f. 4e
G
H
B.R
f. 3e
f. 5e
F

La Figure II. repréſente le même corps pierreux, vû par ſa ſurface la plus convéxe.

C. Un enfoncement très-profond, dont la ſurface eſt irréguliére & inégale, reſſemblant aſſez à une grote naturelle.

D. D. Éminences raboteuſes & irréguliéres de ce corps.

La Figure III. repréſente une troiſiéme ſurface de ce même corps pierreux, vû par le côté où le cautére actuel a porté & fait un trou profond, en calcinant une partie de la ſubſtance pierreuſe.

E. Le trou formé par le cautére actuel.

F. F. Éminences raboteuſes & irréguliéres de ce même corps pierreux.

La Figure IV. repréſente une petite excroiſſance, ou époulis pétrifié, vû de façon qu'on voit ſa tête & ſon attache.

G. Le corps de cette excroiſſance.

H. Son attache.

La Figure V. repréſente la même excroiſſance, vûë par ſon ſommet & dans ſa circonférence la plus étenduë.

CHAPITRE XIX.

Du paroulis, ou abcès qui se forme aux Gencives par fluxion & inflammation, quelquefois par congestion, épanchement, & infiltration; la maniére d'opérer pour traiter cette maladie.

LE paroulis tire son étimologie de deux termes Grecs, qui signifient, proche & gencive, quoiqu'il vienne aux gencives mêmes, entr'elles & le dedans des jouës. Il commence à paroître par une inflammation, presque toujours occasionnée par la carie de quelque dent, de quelque chicot, ou racine qu'on a négligé d'ôter, ou par l'alvéole carié. L'humeur acre & corrosive qui ronge l'os, fermente & agit avec violence, non-seulement sur l'os qu'elle détruit, mais encore sur ses enveloppes membraneuses & nerveuses, & y cause des divulsions qui font sentir des douleurs très-sensibles: Les esprits animaux ainsi irritez, refluent irréguliérement & donnent occasion aux liqueurs qui circulent dans les vaisſeaux voiſins, de s'arrêter en quelque maniére dans leurs tuyaux; parce que les filets nerveux devenant plus tendus qu'à l'ordinaire, les vaiſſeaux ſanguins & limphatiques qui ſe rencontrent par leur diſtribution, comme croiſez & entrelaſſez avec eux, ſont comprimez par les nerfs ainſi tendus. Cela ſuffit pour arrêter, ou intercepter en quelque façon le cours des humeurs: Delà vient qu'il ſe forme des obſtructions, qui gonflent tellement les vaiſſeaux, qu'ils ſe rompent à la fin. Il en vient une tumeur avec épanchement, plus ou moins conſidérable, étenduë, ou profonde, ſelon que les humeurs ſont plus ou moins diſpoſées à s'aigrir, à fermenter, ou à ſe dépoſer, par rapport à la cacochimie du ſujet, ou à la plénitude de ſes vaiſſeaux. Il peut encore arriver que l'humeur même qui ſort de la carie, venant à s'inſinuer dans les interſtices des fibres de la gencive, & les écartant les unes des autres, peut cauſer l'inflammation, le gonflement, &c.

Il peut y avoir encore d'autres cauſes du paroulis; comme quelque vice particulier de la maſſe du ſang, ou bien quelque cauſe extérieure, qui dépende des injures du tems, des chûtes, ou de quelques coups reçûs. Quoi qu'il en soit, cette tumeur est presque toujours la même, à quelque circonstance près; ce qui ne change pas de beaucoup la maniére de la traiter.

Le paroulis occasionné par l'une, ou l'autre de ces causes, doit être regardé dans son commencement, comme une inflammation simple; dans son progrès, comme une tumeur disposée à s'abcéder; dans son état, comme un abcès confirmé, capable d'avoir des suites très-fâcheuses, puisqu'il peut fort souvent occasionner la carie des os des machoires; car les gencives étant peu épaisses, la matiére a bientôt pénétré & détruit l'enveloppe, ou le périoste de ces os, & successivement leur propre substance.

Lorsqu'on est appellé à l'occasion de ces sortes d'abcès, il faut reconnoître leur situation: Ils sont situez tantôt plus bas, tantôt plus haut, tantôt plus en avant, tantôt plus en arriére: Quelquefois l'inflammation, ou le gonflement, que le paroulis occasionne, s'étend dans toute la jouë depuis l'oreille, les yeux, le nez, jusqu'aux lévres, même jusqu'au menton. Il faut encore

tâcher

tâcher de reconnoître au vrai, quelles sont les causes qui produisent ces abcès : Il faut examiner surtout les dents, & s'assurer de leur état. S'il y en a de cariées, & qu'il soit possible de les ôter, il ne faut pas différer de le faire, à moins que la tension & la douleur des parties ne s'y opposent. L'extraction des dents, ou des chicots, lorsqu'elle est praticable, est souvent suffisante pour faire disparoître le dépôt. Elle est au contraire capable de l'augmenter, si l'on s'opiniâtre à la faire mal-à-propos, & avec trop de violence.

Si les dents sont cariées, & qu'il faille différer de les ôter, on a recours en attendant, à la saignée suffisamment réïtérée, aux lavemens tempérans, émollians & laxatifs; observant la diette & le régime de vivre convenable : On examine souvent la maladie, pour juger de son progrès : On a soin de bassiner souvent les gencives avec du lait, dans lequel on a fait bouillir des figues grasses, des feuilles de mauve & de guimauve & un peu de pariétaire. On applique sur l'endroit de la gencive gonflée & tenduë, une ou deux figues des plus grasses, bien cuites dans du lait, tandis qu'extérieurement on fait des onctions sur toute l'étenduë de la jouë, avec un liniment composé seulement de parties égales d'onguent d'altea & d'huile d'hypericum, appliquant par-dessus un papier brouillard & une compresse simple, soutenant le tout sans compression par le moyen d'un bandage contentif. Ce sont-là les moyens capables d'appaiser la douleur, de détourner la fluxion, de résoudre les matiéres disposées à la résolution, de cuire & de digérer celles qui tendent à la suppuration, en relâchant & en ramollissant les fibres de la partie malade.

Si malgré tous ces moyens la maladie fait un grand progrès; si la tumeur s'éléve en quelque endroit plus qu'ailleurs, pour peu que l'on y sente de la fluctuation, il ne faut point hésiter à donner promtement issuë à la matiére qu'elle contient, quand bien même la violence de la douleur seroit diminuée, ou tout-à fait calmée. Lorsque la tumeur est prête à abcéder, il faut la percer sans attendre que la matiére perce d'elle même, parce qu'on donneroit le tems à la matiére de pénétrer jusqu'à l'os, ou de s'étendre jusqu'aux parties extérieures du visage; ce qui causeroit ainsi une maladie, dont les suites seroient longues & fâcheuses, peut-être même accompagnées de quelque difformité très-disgracieuse. Cela n'arrive que trop souvent, lorsqu'on est obligé, pour avoir trop longtems différé l'opération, de percer la tumeur en quelque endroit de la jouë, ou du menton, ou que la matiére se faisant jour par elle-même, soit en dehors, soit en dedans, occasionne des fistules accompagnées de carie.

C'est pourquoi, je le répéte encore, lorsqu'on sera convaincu par la fluctuation de l'existence d'une matiére déposée par épanchement, on fera l'ouverture de l'abcès sans attendre davantage, afin de procurer promtement l'évacuation du pus, & de prévenir les accidens qui pourroient survenir, si l'on ne faisoit pas cette opération de bonne heure, en observant de faire l'ouverture assez étenduë, & dans la partie la plus inclinée.

Cette opération se peut faire avec un déchaussoir bien tranchant, ou avec une lancette dont on affermit la chasse avec la lame, au moyen d'une bandelette. Cette bandelette sert aussi à cacher la lame, pour moins effrayer le malade. Il ne faut laiſſer à découvert de la lame de cet inſtrument, vers ſa pointe, que ce qu'il en faut pour faire l'inciſion. Le Dentiſte tient cette lancette avec ſa main droite. Le malade étant ſitué de façon convenable, le Dentiſte eſt placé devant, ou au côté droit du malade pour opérer avec la main droite, ſoit ſur le devant, ou ſur le côté droit de l'une ou de l'autre machoire, tandis qu'avec la main gauche, il écartera des dents les lévres & la jouë avec l'indicateur & le pouce. L'ouverture étant faite, il preſſe les environs de l'abcès, pour exprimer & faire ſortir le pus, qui peut être niché dans quelque ſinus voiſin. On fait enſuite rinſer la bouche avec une décoction de ſauge, faite dans du vin miellé, que l'on peut encore introduire dans toute la cavité de la plaie avec une moyenne ſeringue à abcès, (a) dont le tuyau ſera ſuffiſamment long, & courbé s'il eſt néceſſaire; afin de pouvoir porter l'injection juſqu'au fond de la bouche ſans incommoder. On ſeringue de cette façon la liqueur pour mieux déterger la cavité, en obſervant de ſeringuer doucement & ſans violence, pour ne pas augmenter la divi-

(a) Voyez la Figure 1. de la Planche 8.

ſion des parties. On continuë de même de rinſer les gencives, de baſſiner la plaie, ou de la ſeringuer juſqu'à la guériſon parfaite, & on applique à chaque panſement un plumaceau trempé dans la même liqueur, à l'endroit de la plaie.

Quand il faut opérer au côté gauche, le Dentiſte ſans changer de place, paſſant ſon bras gauche par deſſus la tête du malade, écarte la jouë avec cette main, tandis qu'il opére de l'autre. Il peut encore paſſant du côté droit au côté gauche, opérer de la main gauche, en écartant les parties avec la main droite, agiſſant d'ailleurs de même qu'il vient d'être indiqué.

Si les dents cariées ne ſont point ôtées, on les ôte le plutôt qu'il eſt poſſible. Si les alvéoles ne ſont point altérez, non plus que le périoſte, & que la maſſe du ſang ne ſoit point viciée, la guériſon ſuit de bien près cette petite opération.

Lorſque ces abcès ſont ſituez aux gencives de la machoire ſupérieure, leur guériſon eſt plus prompte que lorſqu'ils ſont ſituez aux gencives de la machoire inférieure; parce que l'humeur ſuivant ſa pente, s'évacuë plus facilement par l'ouverture de l'abcès, vers laquelle elle eſt entraînée par ſon propre poids : Ce qui n'arrive pas de même à la machoire inférieure ; parce que la matiére retenuë dans le ſac de l'abcès par ſa péſanteur & par ſa ſituation, ronge par ſon ſéjour & par ſon acrimonie les parties qu'elle touche, & cauſe ainſi quelquefois des fiſtules & même la carie. C'eſt pourquoi il faut être attentif à ouvrir au plutôt ces ſortes d'abcès, particuliérement ceux qui ſurviennent aux gencives de la machoire inférieure. Il faut preſſer plus ſouvent en ceux-ci les gencives de bas en haut, pour procurer une évacuation plus exacte de la matiére qui eſt contenuë dans leur cavité. On ſe ſert d'ailleurs pour en procurer plus promtement la réunion, de compreſſes qu'on applique extérieurement ſur le viſage dans l'endroit du ſinus, en comprimant toujours de bas en haut : Il faut ſoûtenir & embraſſer ces compreſſes avec un bandage compreſſif ; c'eſt le moyen le plus aſſuré pour procurer une promte guériſon, & pour éviter les déſordres que la matiére pourroit faire par ſon trop long ſéjour, nonobſtant l'ouverture de l'abcès, ſi on n'uſoit de cette précaution.

Comme nous devons convenir que la cauſe la plus ordinaire de ces ſortes d'abcès, eſt la carie des dents, & qu'on ne peut aſſez prendre de précaution, pour prévenir le paroulis, dont les ſuites ſont quelquefois ſi fâcheuſes, nous ne ſçaurions trop recommander de ne pas négliger pour le prévenir, de ſe faire ôter de bonne heure les dents cariées, ou les chicots, ſurtout à la machoire inférieure; puiſque c'eſt en celle-là qu'il arrive plus fréquemment.

L'os de cette machoire étant un des plus ſolides du ſquelette humain, on eſt ſouvent obligé, pour guérir les caries qui l'attaquent, non-ſeulement d'avoir recours aux applications réïtérées du cautére actuel, (*a*) mais même de détruire en partie les muſcles qui ſervent à fermer & ouvrir la machoire inférieure; tantôt en les détruiſant par des inciſions faites avec le biſtouri, (*b*) tantôt en appliquant le cautére potentiel, pour ſatisfaire à la fâcheuſe néceſſité à laquelle on ſe trouve réduit dans un tel cas, de découvrir l'os dans toute l'étenduë du progrès de la carie, laquelle s'étend quelquefois ſi loin,

(*a*) Voyez la Figure 4. de la Planche 8.
(*b*) Voyez la Figure 1. de la Planche 5.

qu'il eſt arrivé qu'on a été obligé d'emporter des portions très-conſidérables de l'os carié de la machoire inférieure. Nous en avons un exemple en la perſonne de M. Hollande, Concierge du Château de Meudon, qui avoit des dents molaires du côté gauche de la machoire inférieure, cariées ; leur carie ſe communiqua aux alvéoles ; des alvéoles elle s'étendit au corps de l'os ; des dépôts très-conſidérables ſe formérent, & le mirent en peu de tems dans un très-pitoyable état. Le Roi étant venu pour quelque tems réſider au Château de Meudon, M. de la Peyronie (*a*) fut prié de viſiter ce malade : Il le trouva dans une telle ſituation, qu'il fut obligé, pour le ſecourir, d'avoir recours à de grandes opérations, & à des applications réïtérées du cautére potentiel.

M. Lambert (*b*) a fait au fils de M. de Barcos, (*c*) il y a environ vingt ans, une ſemblable cure : Il eut à peu près recours aux mêmes voies : Il fut même obligé d'emporter une partie de

(*a*) Premier Chirurgien du Roi.
(*b*) Chirurgien du Roi en ſurvivance.
(*c*) Intendant de M. le Maréchal de Villeroy.

l'os maxillaire : Ce malade a été guéri radicalement, & la cicatrice n'eſt que fort peu apparente.

Ces deux obſervations ſont de notoriété publique : Elles ont fait beaucoup de bruit à la Cour, & elles m'ont été communiquées par M. Anel, (a) qui a vû l'un & l'autre malade.

J'ai vû pluſieurs de ces tumeurs très-conſidérables qui n'avoient été produites que par la carie des dents : Je n'ignore pourtant pas qu'il y a des tumeurs, qui ſont ſuivies de caries par d'autres cauſes. Mais il eſt très-important d'être attentif à examiner de près toutes les circonſtances qui accompagnent une telle maladie.

Rien n'eſt plus fréquent que de voir ces ſortes de tumeurs plus ou moins conſidérables, & dont les ſuites ſont légéres, ou fâcheuſes ſuivant les différentes cauſes qui les produiſent, ou les ſoins que l'on prend pour les prévenir, les diſſiper & les guérir radicalement lorſqu'elles ſont formées : J'en ai traité avec ſuccès un très-grand nombre.

Lorſqu'on veut faire des inciſions

(a) Chirurgien de feuë Madame Royale de Savoye.

aux gencives, à l'occaſion de ces ſortes de tumeurs, ou les entretenir ouvertes; on doit faire des dilatations ſuffiſantes avec les inſtrumens tranchans, & entretenir la dilatation de l'ouverture que l'on a faite, & qui ne ſe bouche ordinairement que trop tôt. Pour ne pas effrayer le malade, en introduiſant de nouveau un inſtrument tranchant dans ſa bouche, on aura recours à l'uſage des bourdonnets & des tampons faits de charpie, ou de coton, ou bien à des tentes proprement faites, recouvertes de cire, de quelque cérat, ou emplâtre convenable, qui ne ſoit point dégoûtant par ſa ſaveur, ni par ſon odeur. On peut encore ſe ſervir, même avec plus de ſuccès, des tentes faites de racines de guimauves. Il faut préférer ſurtout en ſemblable occaſion, l'uſage de l'éponge préparée, comme la plus convenable à remplir l'intention que l'on a. On obſervera néanmoins la ſage précaution de diminuer les tentes à meſure que la profondeur de la plaie diminuera; ſans quoi l'uſage des tentes trop longtems continué, deviendroit très-dangereux, ce que je ſçai par expérience, & ce qui n'arrive que trop ſouvent.

Ce n'eſt pas ſans fondement que M. Belloſte (a) dans ſon Traité intitulé le Chirurgien d'Hôpital, a ſi fort combattu l'uſage inconſidéré des tentes, après le célébre Magathus. (b) Les expériences de M. Belloſte l'avoient conduit à ſe rencontrer du même ſentiment, ſans ſçavoir, comme il nous l'aſſure lui-même, que Magathus en eût parlé avant lui. En effet Magathus n'avoit été ſuivi de perſonne en cette méthode; cet Auteur étoit inconnu aux Chirurgiens François; il avoit écrit dans une langue différentede la nôtre; il y avoit plus d'un ſiécle qu'il étoit mort. Lorſque M. Belloſte fit ſa découverte, le livre de Magathus étoit déja devenu ſi rare, qu'à peine ceux qui ont fait les plus grandes recherches, ont pû parvenir à en trouver deux exemplaires; encore n'ont-ils pû faire cette acquiſition que longtems après l'impreſſion du livre de M. Belloſte. Ce livre contient les obſervations & les nouvelles découvertes que le célébre M. Belloſte a faites de lui-même, à l'occaſion

(a) Premier Chirurgien de Madame Royale de Savoye.

(b) Médecin Italien, lequel vivoit en grande réputation il y a plus d'un ſiécle.

des mauvais effets des tentes & du tamponnage des plaies ; & quoiqu'Ambroise Paré eût déja parlé de cet abus, c'est pourtant à M. Belloste que nous en sommes redevables, & c'est à son livre que tous les Chirurgiens, qui agissent avec réflexion, & qui tendent à perfectionner leur art, doivent le goût qu'ils ont pris de s'abstenir de l'usage des tentes, hors les cas où il est impossible de s'en passer.

Quand les tumeurs des gencives sont un peu considérables, on doit dilater suffisamment l'ouverture occasionnée par l'extraction des dents, ou des racines, avec le bistouri, le déchaussoir, ou les ciseaux. On est obligé quelquefois aussi d'enlever, de ruginer & d'emporter quelque portion, non-seulement de la gencive, mais même de l'alvéole carié, ou non carié, pour procurer une ouverture suffisante qui serve à l'écoulement des matiéres & à l'introduction des médicamens.

Lorsque la tumeur est médiocre, & qu'elle ne fait que de paroître, l'extraction de la dent suffit pour sa guérison.

M. Winslow m'a envoyé plusieurs fois des personnes attaquées de ces sortes de tumeurs ; M. Dufaur (a) amena chez moi, il y a environ dix-huit ans, M. le Chevalier de Selve, demeurant à Etampes, lequel étoit attaqué d'un abcès de cette nature, causé par la carie de la moyenne dent incisive du côté gauche de la machoire supérieure : Les uns & les autres ont été radicalement guéris, après leur avoir ôté les dents cariées qui causoient ces abcès, sans que j'aye été obligé d'avoir recours à aucun reméde, ni à aucune autre opération.

Si les os des machoires se carient à l'occasion de la carie des dents, il faudra traiter cette carie avec différens égards, suivant la malignité des différentes causes qui l'auront produite, selon qu'elle sera plus ou moins étenduë, profonde, cachée, ou découverte. Si ces caries sont considérables & accompagnées de circonstances fâcheuses, il faut se munir d'un bon conseil. Cette ressource est aisée à trouver dans cette Ville, si bien pourvûë d'excellens Médecins & Chirurgiens : Lors agissant de concert avec eux, la carie sera traitée & guérie, si elle n'est pas absolument incurable, par l'usage

(a) Chirurgien-Juré à Paris.

des remédes expérimentez tant de fois avec ſuccès en des occaſions ſemblables, & communiquez au Public par différens Auteurs, tant anciens que modernes: C'eſt pourquoi je me diſpenſe d'en faire ici l'énumération. J'en indiquerai pourtant quelques-uns pour les caries moins conſidérables, qui peuvent convenir d'ailleurs à toutes ſortes de caries.

Les huiles de girofle & de canelle, dont on trempe des plumaceaux, qu'on applique ſur l'os carié, ſont ſouvent un remède ſuffiſant pour procurer l'exfoliation. L'eſprit-de-vin dans lequel on fait infuſer l'iris de Florence & un peu d'euphorbe, produit encore le même effet. L'application de la pierre infernale, eſt très-recommandable pour les caries ſuperficielles; elle borne le progrès de la carie, en pénétrant l'os carié, juſqu'à la partie ſaine; elle procure l'exfoliation, & elle agit à peu près de même que le cautére actuel; néanmoins avec cette différence, que ſa pénétration ne va pas ſi avant, & qu'elle n'abſorbe pas ſi bien la ſanie. On peut encore ſe ſervir pour les mêmes caries, de l'eſprit-de vin camphré, du baume de Fioraventi, même du cauté;

re actuel, &c. De quelque caractére que soit la carie, tel remède qu'on y puisse appliquer, & telle opération qu'on mette en pratique, on ne réussit jamais, je le répéte expressément, si auparavant on n'ôte avec grand soin les dents & les chicots cariez ; non plus que lorsque la carie est dépendante d'une cause vénérienne, scorbutique, &c. à moins qu'auparavant on ne guérisse la maladie essentielle, dont ces sortes de caries ne sont que les simptômes. C'est ce qu'il faut bien examiner dans les fistules qui viennent aux gencives, aux joues & au menton, & qui dépendent ordinairement de quelques-unes des derniéres causes que nous venons de nommer, dont la carie des dents est toujours le précurseur le plus ordinaire.

CHAPITRE XX.

Des ulcéres qui surviennent aux Gencives : Opération convenable pour traiter cette maladie.

LES gencives, quoique naturellement d'une consistance un peu ferme, deviennent souvent néanmoins tendres, molles & délicates : Cela leur arrive lorſque les vaiſſeaux qui ſervent à porter les liqueurs qui les arroſent, ſont étranglez, ou qu'il ſurvient obſtruction aux glandes dont elles ſont parſemées. Le gonflement de leur ſubſtance, par l'obſtruction, ou par l'infiltration des humeurs qui s'arrêtent pour lors, tant dans les vaiſſeaux, dans les glandes, que dans les interſtices de leurs fibres, eſt d'autant plus ordinaire, que les gencives étant appuyées d'un côté ſur des parties ſolides, & de l'autre étant enveloppées par une peau tenduë, les nerfs qui ſont auſſi tendus à l'occaſion de quelque douleur, étranglent par leur compreſſion plus facilement & plus fortement les vaiſſeaux qui ſe rencontrent dans leur trajet ; ce qui n'arriveroit pas ſi aiſément, ni ſi fréquemment, ſi les rameaux des vaiſſeaux pouvoient fléchir dans un ſens, ou dans un autre ; parce qu'ils céderoient en quelque maniére à la compreſſion que cauſe la tenſion des nerfs ; au lieu que par la mécanique que je viens de faire obſerver, les vaiſſeaux ſanguins, ou limphatiques étant une fois comprimez, d'un côté par la tenſion des nerfs, ils le ſont auſſi de l'autre par la ſurface des os des machoires, ou par la tenſion de la peau qui recouvre les gencives dans toute leur étenduë. Si nous joignons à ces circonſtances la plénitude des vaiſſeaux, l'épaiſſiſſement du ſang & des humeurs, il nous ſera aiſé de comprendre, d'où vient que les gencives ſe gonflent ſi ordinairement, & qu'étant une fois gonflées, il y ſurvient des éroſions, ou des éruptions, qui dégénérent facilement en des ulcéres plus ou moins conſidérables, quelquefois produits par une cauſe ſcorbutique, vénérienne, ſcrophuleuſe, &c.

Je ne prétends pas m'étendre ſur le détail des circonſtances que cette ſorte de maladie renferme; je n'en parle, qu'autant que ſon effet eſt relatif aux maladies dont je traite.

Il y a des ulcéres des gencives, qui ſont quelquefois cauſez par le limon de la bouche, par la ſalive dépravée, ou par quelque coup qui a comprimé, ou meurtri la gencive, &c.

Ces ſortes d'ulcéres ſont quelquefois de peu de conſéquence, ſurtout lorſque l'on a ſoin de les traiter d'abord, en détruiſant en même tems la cauſe univerſelle, & la cauſe locale. Il s'en rencontre d'autres, dont les accidens sont fort à craindre, tels que la gangrenne, le sphacelle, des douleurs très-vives & très-violentes, l'insomnie & même le délire, &c. C'est pourquoi il ne faut rien négliger, pour prévenir ces sortes d'accidens. Dès qu'on s'apperçoit de quelques-uns de ces fâcheux simptômes, il est de la prudence d'avoir recours au conseil des Médecins & des Chirurgiens les plus expérimentez en ces sortes de maladies.

Lorsque ces érosions, ou ces ulcéres, ne sont point suivis de ces fâcheux simptômes, ou qu'ils n'ont pas fait encore un grand progrès, l'os n'étant pas découvert, ni altéré, il est facile de les guérir en se servant de la lotion suivante.

Prenez du gayac rapé deux gros, racine d'aristoloche ronde trois gros, de tormentille un gros, de la véronique, de la sauge, de la fleur de ligustrum, de chacun une poignée; faites bouillir le tout pendant un demi-quart-d'heure, dans une chopine d'eau commune, mesure de Paris : Puis l'ayant passé & exprimé, on ajoutera dans la colature de la teinture de myrrhe trois gros, de l'esprit de sel dulcifié demi gros, colcothar, ou vitriol rouge un ſcrupule.

On ſe ſert de cette mixtion, pour rinſer ſouvent la bouche, & on en ſeringue immédiatement ſur l'ulcére, ou bien on y en porte avec un peu de linge fin propre & net, roulé au bout d'un petit bâton; renouvellant le linge à chaque fois qu'on voudra toucher l'ulcére, ou du moins ayant ſoin de laver le linge; appliquant ſur l'ulcére, ſi l'on veut, un petit plumaceau imbibé du même remede, que l'on aura ſoin de renouveller ſouvent; & obſervant de le faire ôter de la bouche chaque fois que le malade prendra quelques alimens, pour que ce plumaceau ne ſoit pas entraîné avec eux par la déglutition; ce qui pourroit lui cauſer quelque nauſée, ou vomiſſement, incommoder l'eſtomac, rebuter le malade, ou altérer de plus en plus ſa ſanté. Il faut par cette raiſon, avoir le même égard chaque fois qu'on applique quelque remede dans la bouche; car il eſt très-à-propos de la faire rinſer avant chaque repas, pour emporter les mauvaiſes impreſſions que les gargariſmes, ou autres remedes auroient pû y laiſſer, & pour mieux la netteïer des parties limonneuſes & viſqueuſes, dont elle n'eſt que trop chargée dans ce tems-là.

Lorſque ce n'eſt qu'un ulcére léger & d'un caractére benin, il ſuffit de le toucher avec la pierre infernale, l'eſprit de vitriol, ou eſprit de ſel. Au reſte on fait obſerver au malade un régime de vivre tempéré & rafraîchiſſant.

CHAPITRE XXI.

Des fiſtules qui ſurviennent aux Gencives, à l'occaſion des maladies des Dents, & l'opération convenable pour traiter ces fiſtules.

TOUTES les parties du corps humain ſont ſujettes à être attaquées de cette maladie que les anciens ont nommée fiſtule, & que nous appellons du même nom par le rapport que ſon entrée & ſon fond ont avec l'entrée & la cavité de l'inſtrument appellé flûte en François, & en Latin *Fiſtula*. Les gencives ne ſont pas moins ſujettes aux atteintes de cette maladie. Ces fiſtules ne ſont pas à la vérité auſſi fréquentes, que le ſont les fiſtules lacrimales & les fiſtules de l'anus ; mais quelquefois elles ſont d'une plus grande conſéquence, par les déſordres qu'elles cauſent aux os des machoires qu'elles attaquent juſques dans leur ſinus, comme je l'ai fait remarquer à l'occaſion du paroulis & ailleurs : Ces fiſtules ſont ordinairement la ſuite de la carie des dents, de l'épouiis & du paroulis ; en un mot elles ſont la ſuite de quelque ulcére, ou de quelque excroiſſance, de quelque tumeur, ou d'un abcès qu'on a négligé, ou qui n'a point été traité méthodiquement.

La fiſtule des gencives eſt de même que les autres fiſtules ; c'eſt un ulcére dont l'entrée eſt étroite, & le fond large, ſouvent accompagné de quelque ſinus caverneux, de duretez, de callositez, ou de la carie, &c.

La carie des dents étant la cauſe la plus ordinaire qui produit ces fiſtules, & qui les entretient, on ne peut réuſſir à les guérir, qu'auparavant on n'ait ôté les dents, ou les racines cariées. On examine après cela l'état des gencives & des parties oſſeuſes leurs voiſines ; on fait enſorte de connoître parfaitement toutes les complications de la fiſtule, & quelles ſont les circonſtances qui accompagnent chaque complication, & qui rendent le caractére de la fistule plus ou moins mauvais.

Quand la fistule est sans carie, il suffit, pour la guérir, de la bien dilater jusques dans son fond ; ensorte qu'il ne reste aucune bride, ni sinus : On enléve ensuite les callositez, ou bien on les consume par l'application de la pierre infernale suffisamment réïtérée. Lorsque cette pierre est suffisante pour produire cet effet, elle est préférable en cette occasion, & en toutes les maladies de la bouche, où il s'agit de consumer, à tout autre caustique. On doit observer avec soin, quand on l'applique en cette partie, les circonstances que nous avons marquées à son occasion dans le chapitre de l'époulis, ou excroissance charnuë des gencives. La pierre infernale est un caustique, dont on dirige l'effet comme l'on veut. De plus elle opére dans l'instant même de son application ; au lieu que les autres caustiques agissent plus lentement, avec plus de violence, & attaquent quelquefois les parties saines, plutôt que celles qu'on veut détruire. Outre cela, comme l'on ne peut assujettir par aucun bandage, ni appareil, les remédes qu'on applique dans la bouche, il seroit imprudent d'avoir recours à tout autre caustique, qu'à la pierre infernale. Il vaudroit mieux, en cas qu'elle ne fût pas suffisante pour détruire quelque callosité opiniâtre, avoir recours à l'usage du cautére actuel, que l'on peut diriger avec le même avantage.

La callosité détruite, & le fond de la fistule étant dilaté & à découvert, il faut la bien déterger, pour faciliter la réunion des chairs & leur consolidation.

Les remédes que nous avons indiquez à l'occasion du paroulis, ou abcès, sont convenables & suffisans pour produire ces effets.

Si c'est une fistule aux gencives qui soit opiniâtre & très-compliquée, on ne peut la guérir, sans avoir auparavant les mêmes égards que nous avons recommandez dans le chapitre du paroulis, par rapport à la carie des dents. Ces égards consistent à donner toute son application, à ôter les causes qui ont produit ces fistules, ou qui les entretiennent. Au reste ces fistules se traitent de même que celles qui surviennent ailleurs, par l'application des remédes suffisamment connus de tous ceux qui professent l'art de la Chirurgie, du conseil desquels on ne manquera pas de se munir dans ces occasions. Ce sont-là les véritables moyens de guérir radicalement ces sortes de fistules, sans avoir recours à l'usage de ces prétendus spécifiques tant vantez par certains empiriques, pour la guérison de toutes sortes de fistules.

CHAPITRE XXII.

Des mauvais effets que le scorbut produit sur les Dents, sur les Gencives & même sur les os des machoires. Opération convenable pour traiter les accidens causez par cette maladie.

JE ne prétens pas entrer ici dans un détail fort étendu de cette maladie: Mon dessein n'est seulement que de traiter des mauvais effets que le scorbut produit sur les gencives, sur les dents, sur leurs alvéoles, & successivement sur les parties qui leur sont voisines, & d'enseigner les principaux moyens d'y remédier.

Les

Les accidens que le ſcorbut occaſionne aux gencives, ſont des enflures conſidérables, la lividité, la couleur jaunâtre, la démangeaiſon importune & inſuportable, des ulcéres ſordides, la ſortie d'un ſang ſéreux & très-puant, qui s'écoule pour peu qu'on touche les gencives, des hémorragies quelquefois conſidérables, enfin la gangréne, ou le ſphacelle.

Ce mal cruel ébranle les dents, les déracine, les rend chancelantes, & leur cauſe des caries, d'où il s'enſuit qu'elles ſont en danger de ſe détacher totalement, ou en partie; ce qui arrive ſouvent. Tous ces ravages ne ſe font pas ſans faire ſouffrir au malade de grandes douleurs, que l'on doit appeller pour lors des douleurs ſcorbutiques.

Le déſordre que la dépravation du ſang, ou de la limphe, produit ſur les alvéoles & ſur le corps des deux os maxillaires, n'eſt pas moins conſidérable. Les parois des alvéoles ſont très-ſouvent rongez & cariez par la ſanie ſcorbutique; d'où s'enſuit non-ſeulement la perte de l'alvéole, mais encore celle de la dent. Si l'action de l'humeur ſcorbutique, corroſive & rongeante, pénétre plus avant, elle carie les os maxillaires dans toute l'étenduë de sa pénétration. Suivant que cette humeur agit & s'avance plus ou moins, la carie est aussi plus ou moins étenduë, profonde & considérable. On voit quelquefois des exfoliations des caries occasionnées par le scorbut, dont la piéce exfoliée contient non-seulement une bonne partie des alvéoles, mais encore une partie du corps de l'os de la machoire, même jusqu'à son sinus. De-là naissent quelquefois des fistules difficiles à guérir, & très-souvent incurables, dont la cicatrice est toujours accompagnée d'une difformité très-désagréable.

Quoiqu'il s'agisse principalement pour prévenir tous ces désordres, de combattre la cause universelle contenuë dans la masse du sang, & d'avoir par conséquent recours aux Médecins les plus expérimentez, les opérations & les applications des remédes qui conviennent en pareille occasion, ne laissent pas d'être d'une très-grande utilité, pour défendre & conserver les dents, les alvéoles & les gencives, des mauvaises impressions que la cause scorbutique a déja produites, ou qu'elle peut produire dans la suite. C'est pourquoi il faut être instruit des circonstances qu'on doit observer pour remédier aux vices locaux des parties de la bouche, lorsque ces vices dépendent d'une cause scorbutique. L'on ne sçauroit assez recommander à ceux qui ont la bouche ulcérée & endommagée par le scorbut, de se laver la bouche très-souvent, & avant que de prendre aucun aliment, soit solide, soit liquide, avec l'eau de canelle orgée. L'on empêche non-seulement par ce moyen, que la salive des scorbutiques n'agisse avec autant de violence sur les gencives & sur les dents, qu'elle le feroit; mais on évite que la salive sanieuse scorbutique descende dans l'estomac, qu'elle en déprave le ferment, & qu'elle en irrite les fibres. On évite encore les dépravations que le mêlange d'une salive si corrompuë peut produire au suc pancréatique, à la bile & au chile, enfin à toute la masse des liqueurs, en s'insinuant par la route du chile dans tous les vaisseaux sanguins, infectant ainsi de nouveau la totalité des liqueurs; ce qui ne manqueroit pas de rendre le scorbut plus difficile à guérir. Par les précautions que nous venons d'indiquer, on peut prévenir tous ces désordres.

Si les gencives ſont gonflées & engorgées d'un ſang, ou d'une humeur ſcorbutique, il faut, pour les dégorger, faire des ſcarifications multipliées & ſuffiſantes, avec la lancette, ou le déchauſſoir bien tranchant. On fait ces ſcarifications en ſuivant l'ordre des dents.

Lorſque les gencives ſont tellement gonflées, ou excroiſſantes, qu'elles excédent leur niveau naturel, on emporte le plus près que l'on peut, tout ce qui eſt détaché des dents, ou des alvéoles, avec des ciſeaux droits ou courbes bien tranchans. Nous avons déja fait remarquer dans le dix-ſeptiéme chapitre de ce Traité, dans quel cas les ciſeaux droits ſont préférables aux ciſeaux courbes, & dans quel cas les ciſeaux courbes, ſont préférables aux ciſeaux droits.

Si les gencives ſont ulcérées, ſans être excroiſſantes, ni excédantes, il n'y a pas d'autre opération à faire, que l'application des remédes que je vais donner ci-après. On introduit ces remédes dans la bouche, en les ſeringuant directement ſur la plaie, ou ſur l'ulcére, & en appliquant deſſus des plumaceaux, ou de petits linges imbibez de la liqueur convenable, ou bien en bassinant la partie avec de petits linges roulez au bout d'un petit bâton. On panse de même les gencives où l'on a fait l'extirpation de quelque excroissance, ou prolongement : Ces sortes de pansemens doivent être souvent rëïtérez. On doit souvent rinser la bouche dans l'intervale d'un pansement à l'autre, pour empêcher par ce moyen l'action des sels acres & corrosifs, beaucoup plus à craindre dans cette occasion, que dans toute autre. Ce que je dis est vérifié par l'expérience de ceux qui sont employez à traiter ces sortes de maladies ; par exemple, sur les Vaisseaux, dans les Ports de Mer, & dans les grands Hôpitaux, de même que dans certaines Villes marécageuses & aquatiques, ou cette maladie contagieuse est familiére & cause des ravages terribles. Quoiqu'elle ne soit ni si maligne, ni si commune à Paris & en plusieurs autres endroits, elle ne laisse pourtant pas d'exercer sa violence sur bien des sujets mal constituez.

Le saignement des gencives, leur gonflement, leur démangeaison accompagnée de douleur, l'opiniâtreté de tous ces symptômes, ou la récidive fréquente, indiquent évidemment, que la cauſe qui les produit eſt pour l'ordinaire une cauſe ſcorbutique, qui par conſéquent ne doit pas être négligée, & exige l'uſage des remédes univerſels & particuliers.

Pour baſſiner les gencives gonflées, on fera une lotion avec les feuilles d'hyſope, de ſauge, de cochlearia, de romarin, de nicotiane, de creſſon de fontaine, de chacun une petite poignée; de racines de biſtorte une demie poignée. On fera bouillir le tout dans une quantité ſuffiſante de vin blanc & d'eau commune, parties égales: On ajoutera dans une demie chopine de cette liqueur, un gros & demi d'eſprit de cochlearia: On s'en ſervira pour baſſiner & rinſer ſouvent les gencives.

Lorſque les gencives ſeront dégonflées, on ſe ſervira, pour les fortifier, du reméde ſuivant.

Prenez de l'eſprit de vitriol, & du ſel commun, de chacun un ſcrupule; d'eſprit de cochlearia deux gros; le tout mêlé dans de l'eau de roſe & de plantain, de chacun quatre onces, dont on baſſinera les gencives pour les affermir & les fortifier.

Pour les petits chancres des gencives, & pour les plaies qui résultent de quelque opération, ou par une déperdition de substance causée par la gangréne, il faut froter souvent les gencives avec le miel rosat, dans lequel on aura incorporé quelques goutes d'esprit de sel, & quelques grains de tartre vitriolé. Dans l'application de ces remédes il faut éviter, autant que l'on peut, d'en toucher les dents, de peur d'en intéresser l'émail.

Le reméde suivant, sans être contraire aux dents, est aussi convenable.

Prenez du camfre un gros; du sucre candi, deux onces; de l'alun de roche en poudre, deux gros; de la teinture de myrrhe, une once. Mêlez le tout dans une chopine d'eau-de-vie: On se sert de cette lotion pour bassiner de tems en tems les parties des gencives gangrénées par le scorbut, chancreuses, ou ulcérées par la même cause. On s'en sert aussi pour animer les lotions, ou les gargarismes composez des décoctions mentionnées ci-dessus, aussi-bien qu'à rinser la bouche de ceux qui sont atteints de quelque affection scorbutique. Outre tous ces remédes, dont l'effet est presque toujours assuré, lorsqu'on observe les circonstances que j'ai indiquées, on peut encore avoir recours au baume dessicatif du Pérou, de feu M. Helvetius, (a) comme à un excellent remède, dont voici la composition.

Préparation de ce Baume.

Mettez dans un matras à long cou, deux pintes, mesure de Paris, d'esprit ardent de cochlearia : Ajoutez-y deux onces & demie de salsepareille, six dragmes de racines d'orcanette, & autant de racines de serpentine virginienne ; le tout réduit en poudre subtile. Laissez-le en digestion sur un feu lent, au bain-marie, pendant quarante-huit heures, & ayez soin de bien boucher le matras. Ensuite l'ayant laissé reposer, versez par inclination la liqueur dans un autre matras ; & mettez y en même tems quatre onces de véritable gomme de gayac, pulvérisée. Laissez le tout en digestion pendant quarante-huit heures ; afin de donner le tems à l'esprit de cochlearia, de pouvoir dissoudre une bonne partie de la gomme. Pour lors ajoutez-y une once de véritable baume noir & liqui-

(a) Médecin de son Altesse Royale Monseigneur le Duc d'Orléans, & Inspecteur général des Hôpitaux de Flandres.

de du Pérou, & faites continuer la digestion encore pendant quarante-huit heures. Ayez soin de bien remuer le matras deux ou trois fois par jour. Filtrez votre teinture encore toute chaude par le papier gris, & la gardez dans une bouteille bien bouchée, pour vous en servir, comme il est marqué.

Ce baume est très-propre à mondifier & déterger; il suffit seul pour guérir la plûpart des ulcéres scorbutiques, lorsqu'ils ne sont point invétérez. Il arrête l'hémorragie des gencives, & celle qui suit quelques opérations: Il redonne du ressort aux fibres, dont le relâchement entretenoit la fungosité: Il affermit les dents dans leurs alvéoles: Enfin il émousse l'acrimonie de la matiére, qui entretenoit l'ulcére des gencives, & les fait cicatriser, ensorte qu'elles se rétablissent en peu de jours, dans leur état naturel.

Gargarisme du même Auteur pour les maux de bouche dans le scorbut.

Prenez racines d'aristoloche ronde & écorces d'orange séche & amére, de chacune demie once; de canelle, deux gros; de clouds de girofle, un gros; de gomme-laque, six gros; de camphre, un gros; alun brûlé, & vitriol de Chypre calciné à blancheur, de chacun un demi gros, (le tout en poudre ſubtile,) & de miel roſat, quatre onces. Ajoutez y une pinte d'eau-de-vie, meſure de Paris, & chopine d'eau commune. Faites digérer le tout au bain-marie pendant trois fois vingt-quatre heures. Filtrez enſuite la liqueur, & la gardez dans une bouteille bien bouchée. Le malade ſe lavera la bouche de quatre heures en quatre heures avec une cueillerée de cette liqueur: Il aura ſoin de l'y tenir & de s'en gargariſer pendant quelques minutes.

Par le moyen de tous ces topiques, l'on ſe rend maître des accidens que le ſcorbut cauſe à la bouche, pourvû que d'ailleurs le malade ait recours à l'uſage des remédes intérieurs, preſcrits & adminiſtrez à propos, & qu'il obſerve un bon régime de vivre, ſans quoi la guériſon ne peut être radicale.

Les mauvais effets que le ſcorbut produit dans la bouche, n'étant que les ſymptômes de la cauſe eſſentielle contenuë dans la maſſe des humeurs, il faut indiſpenſablement recourir aux puiſſans ſecours que la Médecine nous fournit en ſemblables occaſions ; parce que le ſcorbut eſt une maladie très-rebelle & très-opiniâtre ; c'eſt par-là que l'on peut eſpérer d'être délivrez des accidens funeſtes qui l'accompagnent ordinairement.

Il eſt encore une eſpéce de ſcorbut, de laquelle je penſe qu'aucun Auteur n'a point encore pris le ſoin de parler, & qui ſans intéreſſer les autres parties du corps, attaque les gencives, les alvéoles & les dents. Non ſeulement les gencives qui ſont molles, livides, prolongées & gonflées, y ſont ſujettes ; mais celles qui n'ont point ces vices, ne ſont pas exemtes de cette affection. On la reconnoît par un pus aſſez blanc & un peu gluant, que l'on fait ſortir des gencives, en appuyant le doigt un peu fortement de bas en haut ſur celles de la machoire inférieure, & de haut en bas ſur celles de la ſupérieure.

Ce pus ſort ſouvent d'entre la gencive & le corps de l'alvéole, & quelquefois d'entre l'alvéole & la racine de la dent ; ce qui arrive plus fréquemment à la partie extérieure des machoires qu'à leur partie intérieure, & plutôt aux dents inciſives & aux canines de la machoire inférieure, qu'à celles de la ſupérieure, qui ſont cependant plus ordinairement affligées de cet accident, que les molaires.

On peut rapporter la cauſe de cette maladie à la rupture, ou déſunion des petits vaiſſeaux, que la dépravation des liqueurs qui y circuloient, a produite. Ces liqueurs alors épanchées dans les interſtices, ou dans le voiſinage de ces mêmes vaiſſeaux qu'elles ont rongez, ou fait crever, ne manquent pas d'y fermenter, de s'y corrompre, & de former de petits ulcéres plus ou moins fiſtuleux entre la gencive & le corps de l'alvéole, ou entre l'alvéole & la racine de la dent. C'eſt de-là que vient cette matiére purulente qu'on voit ſortir d'entre les dents & les bords, ou extrêmitez des gencives, ſurtout lorſqu'on y appuye le doigt.

Ce qui eſt ſingulier, & que j'ai obſervé, c'eſt que ceux qui ont été traitez de cette maladie par des remédes intérieurs, ſoit qu'ils fuſſent anti-ſcorbutiques, ſoit qu'ils fuſſent différens, n'en ont point été guéris ; ce qui pourroit donner lieu de croire qu'elle ne provient point d'une ſource interne, ou univerſellement répanduë, mais qu'elle naît de la cause locale, ou accidentelle, occasionnée par les dents. Pour m'en assurer mieux, j'ai encore remarqué, que lorsqu'on avoit perdu des dents par cette maladie, leurs alvéoles & leurs gencives s'étoient si bien réunies, cicatrisées & consolidées, qu'il n'y paroissoit plus aucune matiére purulente.

On doit conclurre de ce que je viens de dire, que cette maladie ne se guérit radicalement que lorsque les dents qui en sont affectées, sont hors de la bouche. On peut néanmoins éloigner cette perte par les moyens suivans, qui sont de tenir ses dents bien nettes, d'en dégorger les gencives, quand elles en ont besoin, de les froter fortement tous les jours avec le bout du doigt trempé dans l'une ou l'autre des deux eaux dessicatives, astringentes & anti-scorbutiques, dont j'ai donné la composition, pag. 91. & 92. de ce premier Volume. Il faut encore avoir soin de se bien laver la bouche après le repas avec un peu d'eau & de vin mêlez ensemble, & observer à chaque fois d'appuyer fortement le doigt sur les gencives en les frotant, afin d'en expulser le pus, qui sans cela les consumeroit, & rongeroit les alvéoles, de maniére que les dents deviendroient bientôt chancelantes, & enfin tomberoient faute de soûtien.

Explication de la Planche V. où l'on donne les figures de trois Instrumens qui servent aux maladies des Gencives.

LA *Figure I.* représente un bistouri droit, mince, ouvert & très-pointu, vû de côté dans toute son étenduë.

La Figure II. représente une paire de ciseaux droits, pointus & un peu ouverts, dont les lames sont fort étroites.

La Figure III. représente une lancette, dont la chasse & une grande partie de sa lame est recouverte d'une bandelette.

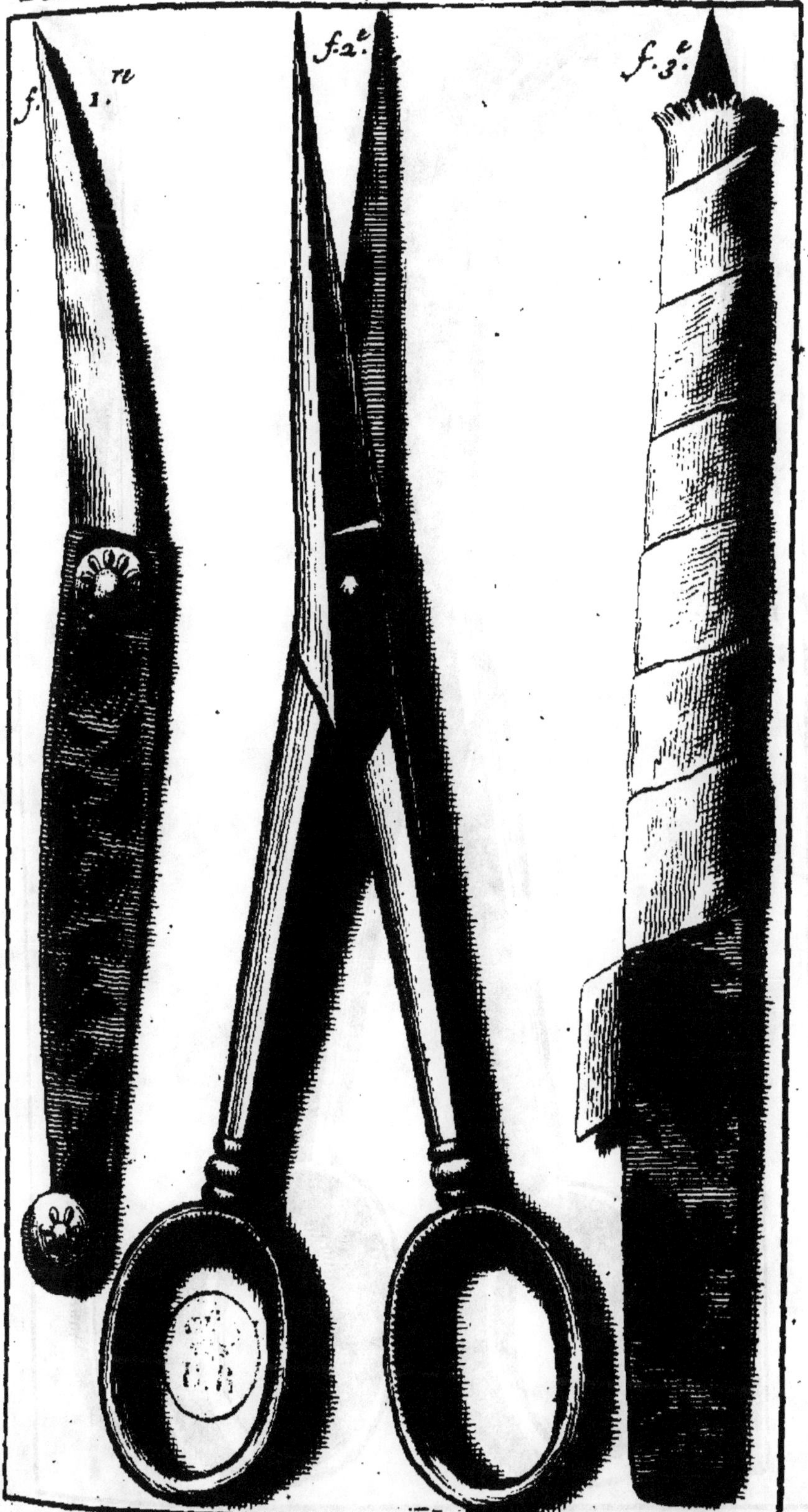
f. 1.re
f. 2.e
f. 3.e

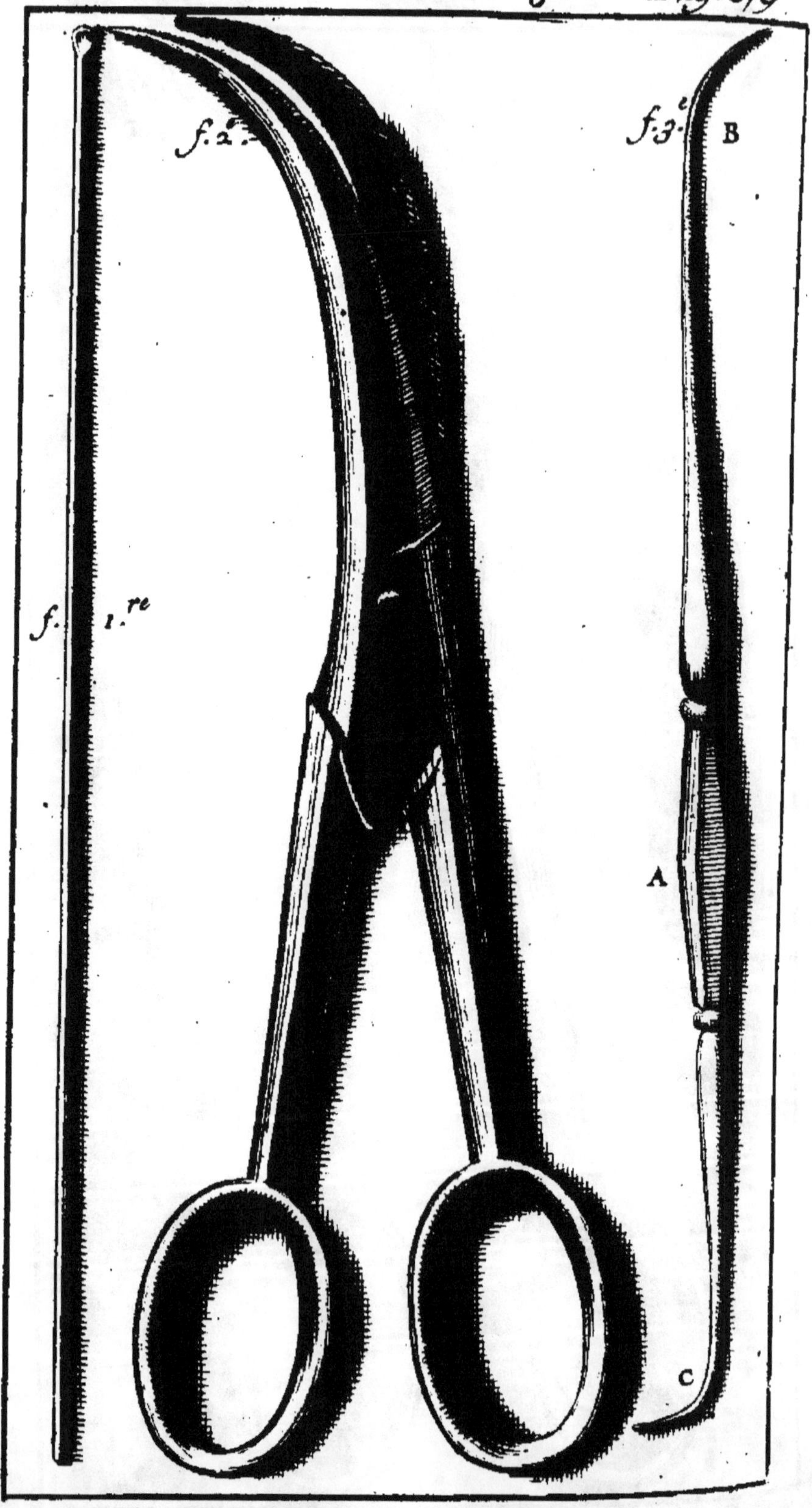

f. 1.re
f. 2.e
f. 3.e
B
A
C

Explication de la Planche VI. contenant la figure de trois Instrumens qui servent au maladies des Dents, des Alvéoles & des Gencives.

LA *Figure I.* représente un stilet d'argent, ayant un bouton à l'un des bouts, l'autre bout n'en a point.

La Figure II. représente une paire de ciseaux courbes, dont l'extrêmité d'une des lames est en forme de bouton, & l'autre lame est pointuë.

La Figure III. représente une sonde de Dentiste recourbée de la gauche à la droite du côté d'en haut, & de la droite à la gauche par sa partie d'en bas.

A. Son corps, ou son manche.

B. Son extrêmité supérieure moins recourbée, & beaucoup plus mince que l'inférieure.

C. L'extrêmité inférieure plus recourbée & plus grosse que la supérieure.

Explication de la Planche VII. qui contient la figure de trois Instrumens néceſſaires dans les maladies des Gencives.

LA *Figure I.* repréſente un ſcalpel.

A. Sa lame tranchante d'un côté, pointuë par ſon extrêmité antérieure.

B. Son manche.

La Figure II. repréſente une paire de pincettes à Chirurgien.

La Figure III. repréſente une airigne.

C. Sa tige.

D. Son extrêmité antérieure recourbée.

E. Son manche.

Explication

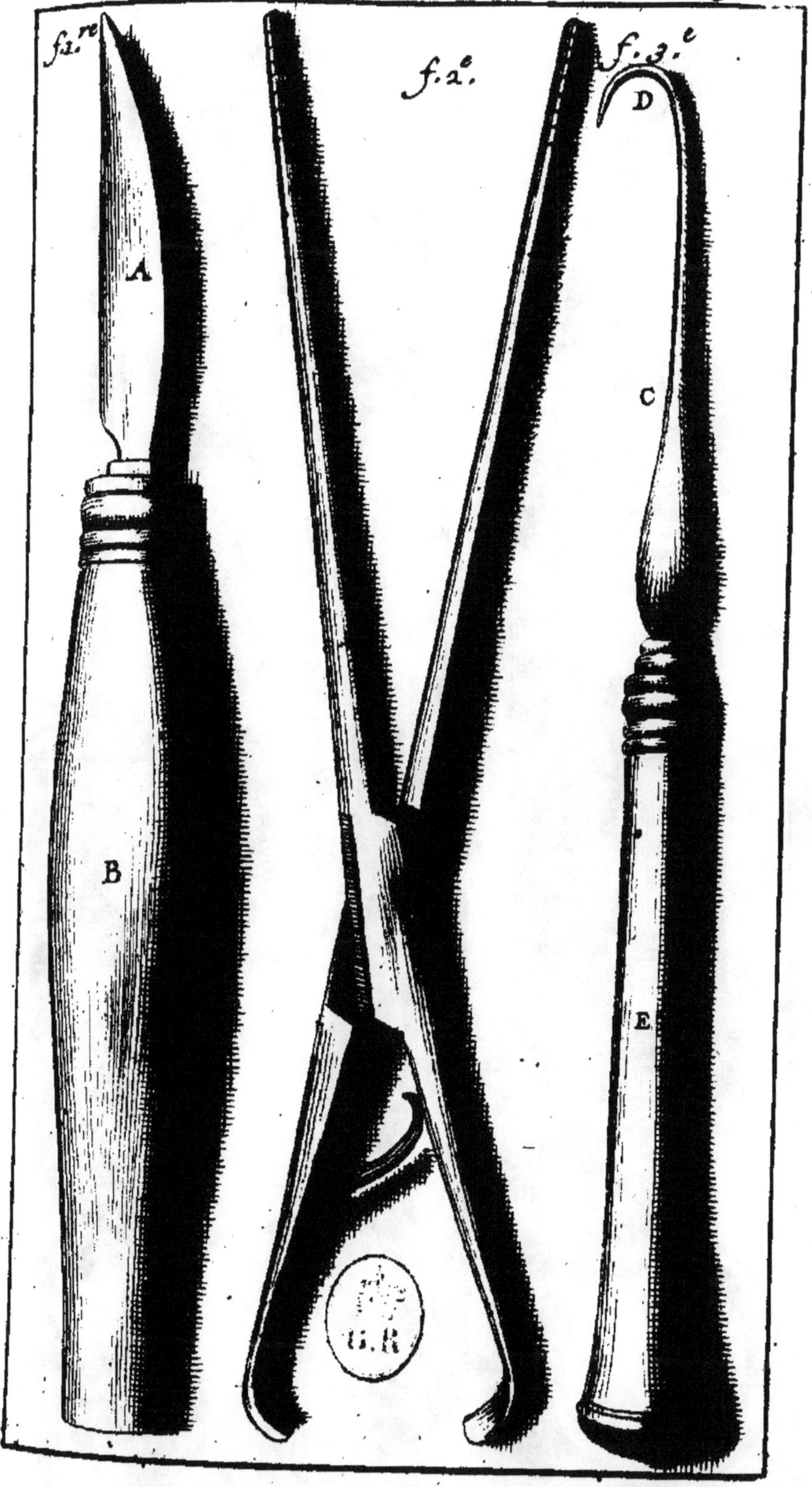
f.1.re
A
B
f.2.e
f.3.e
D
C
E
G.R

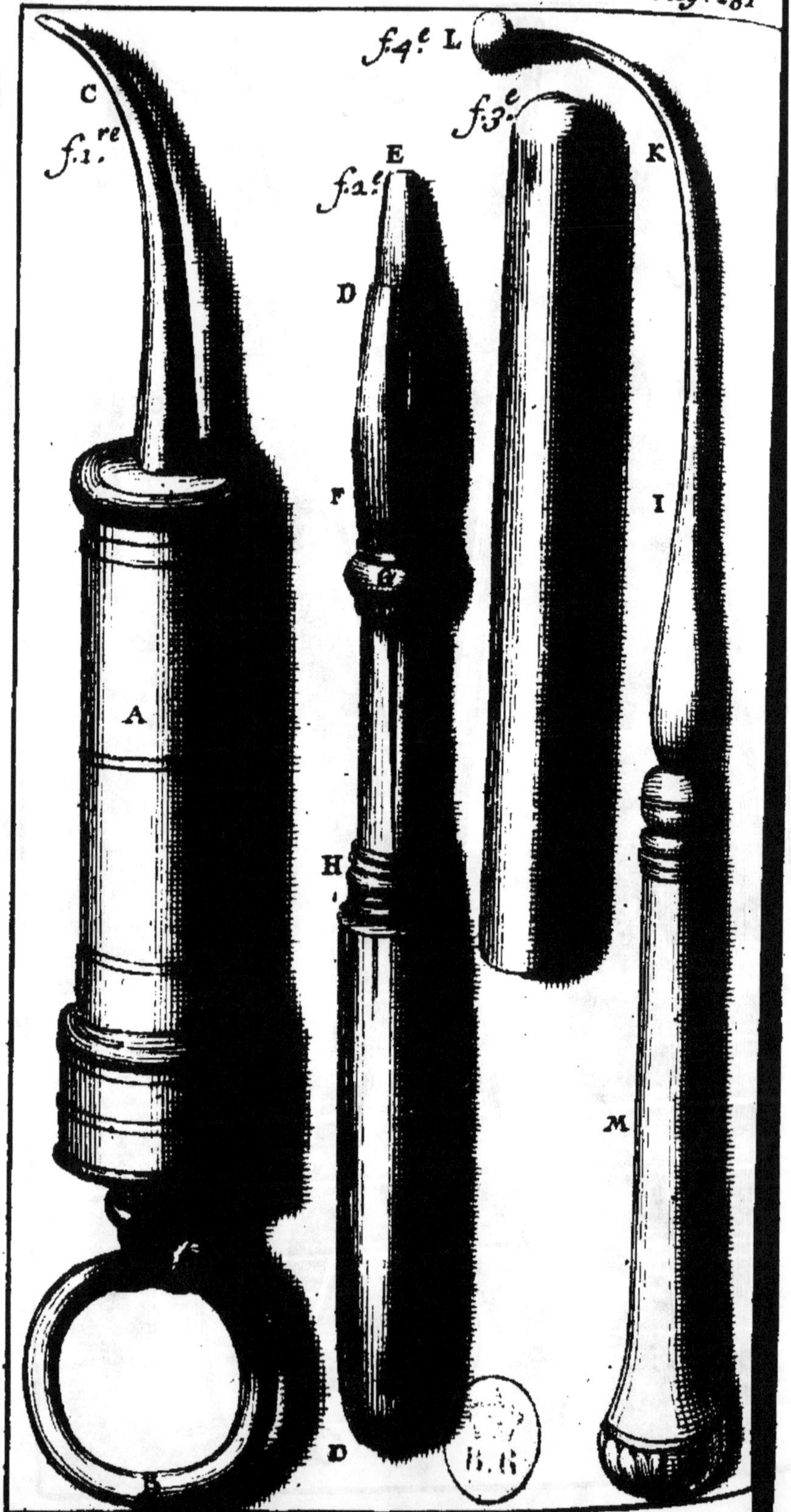
C
f.1re
E
f.2e
D
F
G
H
A
f.4e L
f.3e
K
I
M
D

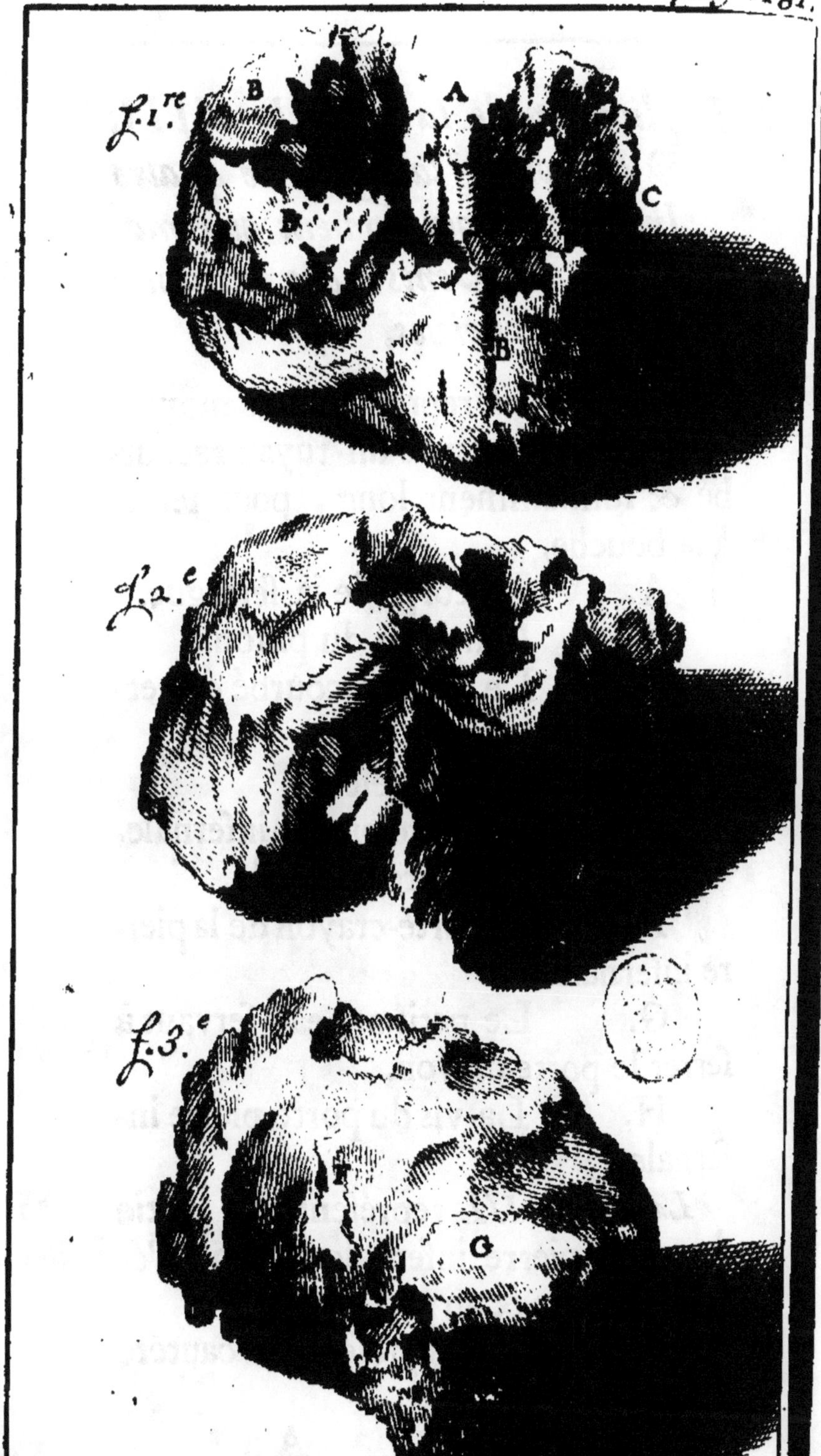
f. 1.re
B
A
C
D
B
f. 2.e
f. 3.e
F
G

Explication de la Planche VIII. où se trouve la figure de quatre Instrumens qui servent aux maladies des Dents, des Alvéoles & des Gencives.

L*A Figure I.* représente une moyenne seringue avec un tuyau recourbé & suffisamment long, pour servir à la bouche.

A. Le corps de la seringue.

B. L'anneau du piston.

C. Le tuyau recourbé de cette seringue.

La Figure II. représente

D. D. Le porte-pierre infernale.

E. La pierre infernale.

F. Le porte-crayon de la pierre infernale.

G. Le petit anneau servant à serrer le porte-crayon.

H. La vis du porte-pierre infernale.

La Figure III. représente la partie du porte-pierre infernale servant d'étui à la pierre & au porte-crayon.

La Figure IV. représente le cautére actuel.

I. Sa tige.
K. Son extrêmité recourbée.
L. Son bouton.
M. Son manche.

CHAPITRE XXIII.

Des accidens les plus considérables qui surviennent en conséquence de la carie des dents, aux parties qui en sont les plus voisines, & successivement à d'autres plus éloignées.

Les caries des dents & les fluxions qui y surviennent, y causent fréquemment, surtout lorsqu'elles sont négligées, des tumeurs, ou des abcès, dont la matiére serpente non-seulement entre les gencives & les alvéoles, mais même entre le corps des muscles de la face & le périoste, & entre le périoste & les os. Tantôt ces abcès s'étendent du côté de la machoire inférieure, tantôt du côté de la supérieure; jusques-là que l'on voit souvent des abcès qui forment des fistules accompagnées d'une carie, qui s'étend souvent depuis les alvéoles jusqu'au zigoma, même jusqu'à l'angle supérieur de l'os maxillaire supérieur, ou jusqu'au conduit lacrimal, & quelquefois jusques dans les sinus de l'une & de l'autre machoire.

La carie des dents de la machoire inférieure cause quelquefois des ravages, qui ne sont pas moins fâcheux: Elle a causé plus d'une fois la perte d'une grande partie de cette machoire. Ce qui est encore pire, c'est qu'il en a coûté la vie à quelques-uns, qui n'ont péri que par des maladies semblables.

La carie des dents ne borne pas toujours son progrès aux seules parties que je viens d'indiquer: Lorsqu'elle se communique aux alvéoles de l'os maxillaire supérieur, souvent la voûte que forme cet os à la partie supérieure de la bouche, en est détruite; les os du palais & le vomer ont pour lors le même sort, & il s'y fait un tel délabrement, qu'il en arrive souvent une grande déperdition de substance osseuse, sans que ces parties puissent jamais se régénérer; ensorte que la salive & les alimens s'échappent par le nez, & la morve par la bouche. L'articulation de la voix en souffre à un tel point, que le malade ne peut plus prononcer diſtinctement la moindre parole, & qu'il ne fait plus que nazonner ; l'inſpiration & l'expiration s'en reſſentent de plus d'une maniére.

Je ne prétens pas pour cela que la carie des dents ſoit la ſeule cauſe de tous ces accidens : Je n'ignore pas que la vérolle, le ſcorbut, les maladies ſcroſuleuſes, & les mauvais effets du mercure, &c. en ſont des cauſes aſſez ordinaires ; mais il faut auſſi que l'on convienne, que la ſeule carie des dents n'eſt que trop ſouvent l'unique cauſe de tous les déſordres que je lui attribuë, & que je viens de marquer.

Je me bornerai ſeulement à rapporter dans les Chapitres 20. 21. 22. & 23. du Tome II. de ce Traité la deſcription & l'uſage de pluſieurs obturateurs du palais, que j'ai inventez, & qui me paroiſſent plus propres & plus convenables à boucher exactement la bréche du palais, que tous ceux dont on s'eſt ſervi juſqu'à préſent.

Dans le cas où la déperdition de la ſubſtance des os palatins forme un trou, ou une bréche à la voûte du palais par l'exfoliation de ces mêmes os palatins, ou de quelque portion des os maxillaires, qui leur ſont voiſins, dans ce cas, dis-je, l'intention de la Chirurgie a été de boucher ce trou le plus parfaitement qu'il ſeroit poſſible; mais juſqu'ici ſes vûës n'ont été remplies que très-imparfaitement. C'eſt ce qui m'a engagé à travailler à la recherche de quelques inſtrumens capables de ſurmonter toutes les difficultez qui peuvent ſe rencontrer en de pareilles occaſions. Je crois être parvenu à ce point par le moyen des cinq différens obturateurs, dont je parlerai & dont je donnerai les figures aux Chapitres que je viens de citer.

CHAPITRE XXIV.

Dix Obſervations concernant les Dents.

PREMIERE OBSERVATION.

Concernant l'uſage indiſcret de la lime, pratiqué mal-à-propos par un Dentiſte peu verſé dans la pratique.

IL y a environ dix-huit ans qu'un Dentiſte de cette Ville très-renommé, lima deux dents inciſives de la machoire inférieure à une jeune Demoiſelle âgée d'environ quatorze ans, & découvrit avec la lime leur cavité intérieure ; ce qui cauſa à cette Demoiſelle, peu de tems après, une douleur ſi cruelle & ſi inſupportable, qu'elle réſolut de ſe les faire ôter. Elle s'adreſſa à moi ; j'examinai ces deux dents, & je ne jugeai pas à propos de l'en priver, eſpérant que je pourrois ſans cela la ſoulager de ſa douleur. Je reconnus une fluctuation dans la cavité de chacune de ces deux dents ; ce qui me fit juger qu'il y avoit un petit abcès, & que lorſque la matiére ſeroit ſortie, je pourrois par ſon iſſuë la guérir. Dans ce deſſein j'introduiſis l'extrêmité de ma ſonde dans la cavité de la dent : Je perçai la membrane qui tapiſſe l'intérieur de cette cavité, & qui couvroit la matiére que je reconnus par le moyen de ma ſonde, laquelle matiére en ſortit auſſi-tôt : La malade en fut très-ſoulagée, & quelques jours après elle ne ſentit plus de douleur. Au bout de deux ou trois mois, ces deux mêmes dents cauſérent à cette Demoiſelle une fluxion à la gencive, qui dégénéra en abcès : Je fus obligé de le percer, afin de pouvoir dans la ſuite plomber les deux dents qui avoient occasionné ce désordre. Dans cette intention, je laissai passer quelque tems, pour voir quelles seroient les suites de cette maladie : N'ayant rien apperçû de contraire à mes vûës, je les plombai pour empêcher l'air, les alimens & la salive d'y entrer.

La Demoiselle dont je viens de parler, n'a pas été la seule victime de ce Dentiste ; puisqu'un Abbé âgé d'environ quarante-huit ans, très-incommodé par la longueur des incisives & des canines de la machoire inférieure, eut à peu près le même sort après s'être adressé à lui. Il lima ses dents de la même maniére, & lui causa beaucoup de douleur, & des accidens à peu prés semblables à ceux que je viens de rapporter dans la précédente Observation.

REFLEXION.

Cette Observation fait voir, qu'il ne faut pas limer les dents mal-à-propos ; qu'il faut avoir une attention singuliére pour remédier à un mal qui n'est causé que par l'inadvertance, ou la présomption d'un Dentiste peu expert. Ces mêmes Observations font connoître, qu'il faut conserver autant qu'il est possible, les dents que l'on peut guérir sans les détruire. Ces sortes de cas n'arrivent que rarement, & toujours par la malhabileté, ou l'imprudence du Dentiste; puisqu'on peut toujours limer les dents, sans qu'il en survienne aucun accident, & qu'au contraire on peut en retirer l'avantage de les mieux conserver, & de les rendre d'un aspect plus gracieux.

II. OBSERVATION.

Sur une Dent molaire ôtée avec le Pélican ordinaire.

En 1716. l'épouse de M. Vieuxjo Maître Boulanger à Paris, étant à Soissons, fut attaquée d'un cruel mal de dents, causé par la carie de la premiére des grosses molaires du côté droit de la machoire inférieure, & par la carie de la premiére des grosses molaires du côté gauche de la même machoire: Il se trouva sur le lieu une personne de ses amis qui s'offrit à lui ôter ces deux dents, se vantant d'en avoir ôté plus de deux mille, & l'assurant qu'elle ne devoit nullement douter de sa dextérité. Ses promesses, jointes à la dou-

leur

leur que la malade ressentoit, achevérent de la déterminer. Cet Opérateur lui ôta celle du côté droit, avec tout le succès qu'on en pouvoit attendre; mais il n'en fut pas de même de celle du côté gauche; il la manqua plusieurs fois avant que de la pouvoir ôter; d'où il s'ensuivit un déchirement si considérable aux alvéoles, aux gencives & à la commissure des lévres de ce même côté, que cette malade en eut bientôt le visage affreux, ce qui fut suivi d'un abcès & d'une douleur si insupportable, qu'il ne lui étoit pas permis de prendre d'autres alimens que ceux que son mari avoit la complaisance de lui mâcher, & de lui introduire avec un chalumeau dans la bouche, qu'elle ne pouvoit presque pas ouvrir. Cette malade demeura dans ce triste état pendant six semaines: Heureusement pour elle, il se trouva dans la même Ville un Italien assez entendu en Chirurgie, pour rapprocher les parties qui se trouvoient divisées.

REFLEXION.

On voit par cette Observation quelles sont les suites fâcheuses qui peuvent accompagner l'extraction d'une dent,

& qu'il est par conséquent très-important de ne se confier, lorsque l'on doit s'assujettir à une telle opération, qu'à des personnes adroites & expérimentées, & par conséquent capables de donner au malade un secours promt & presque toujours sûr, en cas que là chose soit difficile par elle-même, & qu'il arrive des accidens.

Cette malade doit sa conservation à son mari, & sa guérison à l'habile Italien qui pratiqua en cette occasion, ce qu'il ne faut jamais manquer de faire en pareil cas, & qui consiste à bien presser les parties, & à les rapprocher le plus près que l'on peut les unes des autres.

III. OBSERVATION.

Dans laquelle on rapporte le concours des accidens fâcheux que causa une dent qui se fractura en mangeant.

En Décembre 1721. M. Octavien Peintre de l'Académie Royale de Peinture à Paris, mangeant d'une fricassée de pieds de Moûton, trouva entre ses dents un petit os qu'il ignoroit avoir dans la bouche, & ſur lequel il preſſa fortement par la maſtication ſans y penſer. Ce petit os par la réſiſtance qu'il fit à l'effort des machoires, lui fractura la premiére groſſe molaire du côté droit de la machoire inférieure : L'éclat qui s'y fit, cauſa une déperdition de ſubſtance qui s'étendoit depuis la ſurface ſupérieure de cette dent, juſqu'à ſon colet du côté de la langue ; le ſinus, ou la cavité étant à découvert, cette dent fracturée, ſans être cariée, lui occaſionna des douleurs inſupportables, cauſées par la fracture & l'ébranlement qu'elle avoit reçû. Ce malade ſe réſolut à ſe la faire ôter, dans l'eſpérance d'être promtement délivré des tourmens qu'il ſouffroit. Dans cette vûë il s'en alla chez un de mes confréres, qui malheureuſement ne fut pas de cet avis, & lui dit au contraire que ce ſeroit dommage d'ôter une dent qui n'étoit point cariée, ſe contentant de lui donner un reméde, duquel le malade ſe ſervit ſans aucun ſuccès. La fluxion & l'inflammation augmentérent ſi conſidérablement, qu'il fut obligé de recourir à de nouveaux ſecours ; il me fit appeller, j'allai le voir & le trouvai dans un fort triſte état. Il avoit les dents ſerrées à un tel point, qu'il avoit toutes les peines du monde à recevoir les alimens les plus liquides, leſquels on étoit obligé de lui faire prendre avec un biberon; il avoit le viſage ſi défiguré, qu'il étoit méconnoiſſable; il étoit accablé d'une fiévre ſimptomatique des plus aiguës, produite par la violence de la douleur. Je lui conſeillai de ſe faire promtement ſaigner, d'appliquer ſur la partie tuméfiée des cataplâmes faits avec le lait, la mie de pain, le jaune d'œuf, le ſafran & l'huile de lis, de renouveller ces cataplâmes ſoir & matin, & de prendre des lavemens. Je lui dis que je craignois que nonobſtant l'uſage de tous ces remédes, ſa fluxion ne ſe terminât par un dépôt ſuivi d'un abcès: En effet quoiqu'on les lui eût appliquez, il reſta en ce triſte état pendant quelques jours: On réïtéra la ſaignée, & on continua les mêmes cataplâmes, ſans que le malade fût aucunement ſoulagé. Quelque tems aprés allant pour le revoir, je rencontrai M. Juton Maître Chirurgien à Orgereus, qui connoiſſoit le malade, & qui m'accompagna chez lui: Nous examinâmes enſemble ſa bouche, & n'ayant trouvé aucune diminution dans la maladie, nous fûmes d'avis de changer les cataplâmes, & d'en ſubſtituer d'autres, faits avec les herbes émoliantes: Ces derniers cataplâmes opérérent avec beaucoup plus de ſuccès que les précédens; la tumeur s'ouvrit d'elle-même après quelques applications de ce dernier remède: Néanmoins on fut obligé de dilater avec la lancette l'ouverture de cette tumeur, de laquelle il ſortit une palette de matiére: Quelque tems après il ſe fit un nouveau dépôt, qu'on fut encore obligé d'ouvrir, d'où il ſortit auſſi beaucoup de matiére: Enfin il ſe fit au bout de pluſieurs jours un troiſiéme dépôt, au-deſſus de l'ouverture du deuxiéme. Ce dernier dépôt prit heureuſement ſon cours par les inciſions qu'on avoit été obligé de faire aux dépôts précédens. Ce malade fut cruellement tourmenté par toutes les ſuites fâcheuſes de cette maladie, faute d'avoir fait tirer ſa dent fracturée à l'heure même qu'elle commença à lui cauſer de la douleur. Il reſta dans ce pitoyable état pendant près de deux mois, ſans ſortir de ſa maiſon, & ſans pouvoir vaquer à ſes affaires. Dès que les accidens furent ſuffiſamment calmez, je lui ôtai la dent qui lui avoit causé cette longue suite d'accidens, & par-là je terminai heureusement la cure d'une maladie, qui l'avoit tourmenté pendant longtems.

REFLEXION.

Certains cas nous causent des accidens que l'on ne peut prévoir, ni prévenir, quelque précaution que l'on puisse prendre: Il se rencontre quelquefois parmi les alimens des corps nuisibles, tantôt par leur qualité, tantôt par leur figure, & quelquefois par leur solidité. On a vû plusieurs fois des personnes se casser une dent par la rencontre d'une petite pierre contenuë dans le morceau qu'ils mâchoient. D'autres se sont cassé des dents en cassant des os, ou des noyaux, &c. Mais il n'est pas ordinaire de voir succéder à des cas semblables au précédent, des accidens tels que je viens de les rapporter. Il est vrai que si le malade avoit été secouru promtement, on auroit pû les prévenir tous; puisqu'il ne s'agissoit que d'ôter cette dent, avant que les douleurs eussent causé les dépôts dont j'ai parlé, & les accidens qui les ont suivis, que l'on ne peut imputer qu'à l'action de l'air & des matiéres mordicantes, qui pénétrant cette dent par la fracture, irritoient & déchiroient les parties nerveuſes & membraneuſes qui entrent dans la compoſition des dents, & cauſoient ainſi des divulſions violentes, qui irritant de plus en plus, & preſſant les nerfs, donnérent lieu à la compreſſion des vaiſſeaux ſanguins & limphatiques, & à la ſuppreſſion du cours des liquides en ces parties, d'où réſultérent les dépôts dont le malade fut affligé ſi longtems, & qui furent ſi rébelles aux remédes généraux & particuliers qui ne réuſſirent que par un long uſage, & quand les nerfs & la membrane de la dent, furent en partie conſumez; pour lors la dent & les parties voiſines devinrent moins ſenſibles, & ce ne fut que dans ce tems-là que l'on vit naître l'occaſion de pouvoir ôter la dent fracturée, & de redonner la tranquillité & le repos à un malade qui avoit été à la veille de ſuccomber aux tourmens qu'il avoit ſoufferts, par la négligence d'un Dentiſte peu expérimenté.

IV. OBSERVATION.

Sur le désordre que causa une derniére Dent molaire, qui ne parut qu'à l'âge d'environ quarante ans du côté gauche de la machoire inférieure.

En 1716. M. Meusnier Procureur du Roi à Tours, se trouva attaqué d'un cruel mal de tête, accompagné d'une inflammation si considérable, qu'elle affectoit les muscles de la déglutition, & l'empêchoit d'avaler les alimens, même les plus liquides. Le Médecin & le Chirurgien qui le voyoient, mirent en usage tout ce que la prudence & les régles de la Médecine purent leur suggérer dans un tel cas; mais voyant que la maladie ne cédoit point aux remédes, ils examinérent enfin la bouche du malade, & ayant reconnu que l'inflammation se continuoit jusqu'à la gencive qui s'attache à la derniére dent du côté gauche de la machoire inférieure, ils jugérent que cette dent, ou l'alvéole qui la contenoit, étoit attaquée de carie, & qu'il faloit par conséquent ôter la dent, persuadez que la maladie pouvoit provenir de cette cauſe. Je fus mandé pour en faire l'extraction. Après l'avoir examinée, j'aſſurai qu'il ne s'agiſſoit d'aucune carie Je convins néanmoins que la maladie pouvoit être occaſionnée par cette derniére dent, ſans qu'elle fût cariée, n'étant pas encore tout-à-fait ſortie, & n'ayant commencé à paroître qu'à l'âge d'environ quarante ans. Comme on ne pouvoit faciliter ſa ſortie par l'inciſion faite à la gencive ſur la dent même, je ne balançai pas à l'ôter, & n'ayant pas jugé le pouvoir faire avec le pélican pour la raiſon que j'ai marquée ailleurs, je me ſervis du pouſſoir & de la maſſe de plomb, comme des inſtrumens les plus convenables en cette occaſion; je m'y conduiſis de la maniére que je l'ai dit, en parlant de la maniére de tirer avec cet inſtrument, les racines & les dents qui paroiſſent tenir beaucoup, & qui ne peuvent être ôtées par d'autres moyens. Lorſqu'elle eut été tirée, elle fut trouvée fort ſaine, auſſi-bien que l'os de la machoire: L'inflammation qui étoit ſurvenuë, fut ſuivie d'un abcès après ſa ſortie, cependant le malade fut promtement guéri.

REFLEXION.

Tous les accidens qui ſurvinrent à ce malade, rapportez dans cette obſervation, ne furent cauſez que par la compreſſion que ſouffroient les parties membraneuſes & nerveuſes qui ſe rencontrent entre la dent & l'alvéole. Ces parties étoient fortement comprimées par l'accroiſſement de la dent & par la réſiſtance de l'alvéole: Ces ſortes de cas ne ſont pas communs. Lorſqu'on reconnoît que les douleurs des dents, les maux de tête, &c. ſont dépendans de ces circonſtances, qui conſiſtent en ce que la dent en croiſſant ne peut pas ſuffiſamment s'étendre, parce qu'elle ſe trouve contenuë & environnée d'un alvéole, dont la cavité eſt trop étroite, & les parois trop peu flexibles, il faut néceſſairement ſe réſoudre à ſacrifier une telle dent, & l'ôter ſans différer; afin de faire ceſſer les accidens qu'elle cauſe, à moins qu'on ne veuille tenter une autre voie, qui conſiſte à rompre l'alvéole, en ébranlant fortement la dent avec le pélican, ou avec le davier; ce qui pourroit ſuffire pour faire ceſſer les douleurs, ſuppoſé qu'on réuſſiſſe ſans caſſer la dent; parce que l'alvéole étant une fois rompu, ou écarté, elle pourroit acquérir un accroissement suffisant, sans causer aucune douleur; mais si elle vient à se casser, il faut faire ses efforts pour en tirer les racines.

V. OBSERVATION.

Sur plusieurs accidens causez par une dent saine & non cariée, qui cependant faisoit souffrir des douleurs insupportables, lesquelles douleurs cessérent aussi-tôt que cette dent fut ôtée.

L'année 1722. M. l'Abbé de Rothelin m'envoya chercher pour lui ôter la derniére dent molaire du côté gauche de la machoire supérieure, qui lui causoit des douleurs si violentes, qu'il ne pouvoit plus les supporter. J'examinai sa bouche, je trouvai ses dents fort saines, même celle dont il se plaignoit; ce qui fut cause que je ne voulus pas l'ôter, quelque instance qu'il m'en fît. Plusieurs de mes confréres à qui il s'adressa, refusérent aussi de l'entreprendre. Il fit pendant huit à dix jours tout ce qu'il put pour soulager sa douleur;

mais voyant qu'elle ſubſiſtoit toujours dans toute ſa violence, il me manda une ſeconde fois, & voulut abſolument que je lui tiraſſe cette dent : Il ajouta même, que ſi ce n'étoit pas celle-là qui lui causât de la douleur, je lui en tirerois une autre s'il étoit beſoin : Je me rendis à ſes inſtances : Cette dent ſe trouva entiérement ſaine & ſans carie : La douleur ceſſa dès que je l'eus tirée, & depuis ce tems-là il n'a plus reſſenti aucune douleur de dents de ce même côté.

REFLEXION.

La dent dont je viens de parler, étant une de celles qui ſont les plus tardives à venir, elle n'avoit peut-être pas trouvé un eſpace ſuffiſant pour ſe loger dans ſon alvéole. Il eſt cependant à préſumer que la Nature réſerve à chaque dent un vuide ſuffiſant pour la loger : Mais comme elle varie ſi ſouvent, on peut conjecturer que l'eſpace qui doit contenir ces ſortes de dents, eſt quelquefois trop reſſerré, pour pouvoir les contenir en liberté : Lorſqu'elles ont crû ſucceſſivement, le ſuc nourricier vient à les groſſir juſqu'au point qu'elles ſont preſſées par les parois de leurs alvéoles : Tandis que leur volume ainsi grossi par ce suc, écarte les parois de ces mêmes alvéoles, il se fait des tiraillemens & des déchirures, qui compriment les parois de la racine de la dent : Les nerfs qui se distribuent dans ces racines, peuvent être aussi comprimez, & ces compressions peuvent être plus que suffisantes pour causer des douleurs plus ou moins vives. Par cette Observation on peut expliquer comment les dents peuvent quelquefois être douloureuses, sans être cariées. Il y a encore d'autres cas, dans lesquels les dents causent des douleurs, sans être cariées ; sçavoir, lorsqu'elles sont usées, ou que les gencives sont consumées à un point, que les dents deviennent chancelantes, & que l'air pénétre sous la voûte de la couronne, entre leurs racines : Il s'ensuit de-là des inflammations & des douleurs très-violentes qui se communiquent aux parties voisines, sans néanmoins que dans l'un & dans l'autre cas, il y ait aucune carie, ni qu'on puisse remédier à ces sortes de douleurs par d'autres moyens que celui d'ôter la dent. J'avouë que je ne devois point balancer à ôter la dent de M. l'Abbé de Rothélin ; mais je crus devoir différer, parce que je craignois qu'il ne fût dit dans le monde que j'eusse tiré une dent saine à une personne de cette considération, sans que l'on sçût les raisons indispensables qui m'y avoient obligé.

VI. OBSERVATION.

Sur les accidens fâcheux occasionnez par les mauvais effets du tartre sur les Dents.

Il y a environ dix-huit ans que M. Hecquet (*a*) m'envoya une Dame attaquée d'une très-grande douleur aux dents incisives de la machoire inférieure. Je visitai la bouche & les dents de cette Dame, sans en trouver aucune de cariée. J'apperçûs cependant une croute tartareuse qui comprimoit & gonfloit la gencive considérablement. Je conclus de-là que ce corps étranger étoit la cause de sa douleur. J'ôtai ce tartre, & j'emportai les portions des gencives que ce corps étranger avoit détachées; ce qui occasionna une petite évacuation de sang: Je lui fis sur

(*a*) Docteur-Régent en la Faculté de Médecine de Paris, & ancien Doyen de ladite Faculté.

le champ uſer de quelques lotions : Dès le lendemain cette Dame fut très-ſoulagée, & trois jours après entiérement guérie. Cette Dame n'ayant pas eu le ſoin de faire ceſſer de bonne heure la cauſe de ce mal, le tartre avoit ſi fort détruit les gencives, que ſes dents ſe trouvérent chancelantes ; ce qui m'obligea de les raffermir avec le fil d'or, comme je l'expliquerai dans la ſuite.

REFLEXION.

De tels exemples ſont plus que ſuffiſans, pour exciter l'attention d'un chacun à veiller à la conſervation de ſes dents : Les difformitez que le tartre cauſe ſur elles, ſont capables de choquer la vûë de tous ceux qui s'en apperçoivent ; d'ailleurs le tartre rend la bouche puante, il ronge les gencives, il découvre par conſéquent les racines des dents, les rend chancelantes, & les fait ſouvent périr ; c'eſt pourquoi on ne ſçauroit prendre trop de précautions, pour tenir ſes dents nettes, afin d'empêcher que le tartre ne ſe forme & ne s'accumule ſur leur ſurface : ſurtout il faut être attentif à ne pas négliger de faire ôter ce tartre, lorſqu'il eſt déja formé, & qu'on a négligé de le prévenir.

VII. OBSERVATION.

Sur une Dent, dont les racines étoient d'une grosseur extraordinaire, & occasionnerent après que cette Dent fut ôtée, une hémorragie si violente, que le malade courut grand risque de perdre la vie.

M. Anel m'a communiqué cette Observation. Ce Chirurgien étant établi à Gennes en l'année 1692. fut mandé pour secourir un Banquier de cette même Ville, qui perdoit tout son sang par une hémorragie violente, à l'occasion d'une dent que le nommé Duclos Perruquier, ci-devant Garçon Chirurgien, lui avoit ôtée. Cette dent étoit une de ces molaires de la machoire supérieure, qui ont les racines extrêmement écartées les unes des autres par leur extrêmité: Elle se trouva fortement adhérente à l'alvéole, ce qui fut cause que l'on emporta avec elle en l'ôtant, une partie de ce même alvéole, & une portion considérable des gencives, sans qu'on pût en attribuer la faute à celui qui avoit ôté cette dent,

étant

étant inévitable d'opérer autrement, lorsqu'une semblable disposition se rencontre par un défaut de conformation.

Dès que M. Anel fut arrivé chez le malade, il se mit en devoir d'arrêter cette hémorragie : Il eut recours successivement aux astringens, aux styptiques, au bouton de vitriol, & à l'application du cautére actuel : Il remplit la cavité que la déperdition de substance avoit laissée, de bourdonnets & de plumaceaux. Il appliqua par-dessus des compresses graduées, le tout imbibé de remédes convenables : Cet appareil excédant de beaucoup le niveau de l'extrêmité des dents voisines, il fit approcher & serrer les machoires l'une contre l'autre, & les entretint ainsi fermées par l'application du bandage appellé fronde. Ce même Chirurgien voyant qu'après plusieurs tentatives, cette hémorragie avoit redoublé cinq ou six fois depuis dix heures du matin, jusqu'à sept heures du soir, & qu'il ne pouvoit pas s'en rendre le maître, il pensa que le défaut de succès provenoit de l'imperfection de la compression, attendu que les dents d'en bas qui appuyoient sur l'appareil, ne pouvoient comprimer qu'une partie de l'étenduë de la plaie, tandis que quelque partie de la même plaie restoit sans compression, la bréche de la machoire supérieure étant beaucoup plus étenduë, que ne l'étoit la largeur des dents d'en bas qui comprimoient l'appareil. Ayant ainsi pansé l'hémorragie dont il est question, il applatit une grosse balle de mousquet, il en fit une plaque de plomb ovale (a) suffisamment épaisse pour faire résistance, & assez étenduë pour qu'elle comprimât & embrassât l'appareil : Pour lors il pansa de nouveau son malade, il appliqua la plaque par-dessus tout l'appareil, & retourna du côté d'en haut ses bouts recourbez. Il fit ensuite appuyer sur cette plaque les dents de la machoire inférieure qui y répondoient : La bouche étant fermée, tout l'appareil se trouva suffisamment assujetti, & assez également comprimé, pour se maintenir en ce même état aussi longtems qu'il fut nécessaire ; ce qui ne pouvoit pas manquer de réussir, parce que ce Chirurgien prit la précaution d'embrasser derechef la machoire inférieure avec une fronde, qu'il assujettit par les extrêmitez au bonnet

(a) Voyez la Figure 2. de la Planche 25. Tome II.

du malade, de façon que la machoire ne pouvoit plus s'ouvrir. Ce fut par ce dernier moyen que cette hémorragie cessa dans l'instant, & ne reparut plus.

Peu de jours après cet homme qui avoit été si violemment effrayé, tourmenté & abattu par l'effusion de son sang, étant d'ailleurs d'un très-bon tempérament, fut rétabli dans une parfaite santé.

Quelques mois auparavant, le même M. Anel dit avoir vû mourir dans l'Hôpital de Gennes un Domestique, qui avoit perdu tout son sang à l'occasion d'une semblable dent qu'on lui avoit ôtée, sans que l'on pût venir à bout par aucune voie d'arrêter l'hémorragie que la perte de cette dent avoit causée.

REFLEXION.

Par ces Observations, & par celles que j'ai faites par ma propre expérience, l'on voit combien il est important dans ces sortes d'occasions, non-seulement d'appliquer des remédes propres à arrêter le sang; mais encore de bien ranger, contenir & comprimer son appareil partout également; ce que les seules dents d'en bas, ni celles d'en haut réciproquement, ne peuvent pas toujours exécuter ſans le ſecours d'une plaque figurée de même, ou à peu près, que celle dont on vient de parler.

De tous les moyens convenables à arrêter les hémorragies, le plus aſſuré c'eſt la ligature du vaiſſeau : Cette ligature eſt impraticable aux hémorragies occaſionnées par l'extraction des dents; c'eſt pourquoi il ne faut pas ignorer la moindre des circonſtances qui peuvent contribuer à produire un effet ſemblable ; quoique pour l'ordinaire l'hémorragie qui ſuccéde à l'extirpation des dents, ſoit de ſi peu de conſéquence qu'elle s'arrête quaſi d'elle-même, en preſſant ſuffiſamment la gencive avec les doigts, & en ſe rinſant la bouche avec un peu d'oxicrat : Il ne faut pourtant pas s'endormir là-deſſus : On ſeroit ſouvent trompé, ſi l'on ne ſçavoit pas comment il faut ſe conduire dans des cas épineux & embarraſſans, tel que celui qui eſt rapporté dans cette Obſervation.

VIII. OBSERVATION.

Sur deux tumeurs, ou chairs excroiſſantes, ſurvenuës dans la bouche.

En l'année 1727. M. le Comte de Corneillan âgé de quarante-neuf ans, réſidant à Villefranche, Diocéſe de Rodès en Rouërgue, avoit depuis long-tems une tumeur carcinomateuſe aux gencives intérieures des deux petites dents molaires du côté gauche de la machoire inférieure, & une autre tumeur ſur les gencives extérieures de ces mêmes dents. La premiére tumeur étoit du volume d'un œuf de Pigeon; & l'autre tumeur étoit de la groſſeur d'une féve d'haricot. Ces deux tumeurs quoiqu'indolentes, incommodoient aſſez ce malade; parce qu'elles augmentoient en groſſeur, & l'empêchoient depuis quelque tems de manger de ce même côté; ce qui lui rendoit la bouche très-mauvaiſe par des couches conſidérables de tartre qui environnoient ſes dents. Enfin craignant les ſuites fâcheuſes que ces tumeurs lui auroient pû occaſionner, il ſe détermina à venir à Paris pour ſe faire guérir. Ayant avec raiſon beaucoup de confiance en M. de la Peyronie, à préſent premier Chirurgien du Roi, & qui pour lors étoit à Verſailles, le malade fut obligé de s'y tranſporter : J'y fus appellé & je m'y rendis le 27. Avril de la même année pour conſulter ſa maladie avec M. Mailhes (*a*) & M. de la Peyronie : Lorſque je fus arrivé, & que nous eûmes examiné la bouche du malade, nous fûmes tous d'avis de commencer par emporter le tartre de ſes dents, d'emporter de même les gencives que ce tartre avoit gonflées, & d'en bien exprimer le ſang pour les dégorger : Enſuite nous conclûmes qu'il faloit tirer la deuxiéme petite dent molaire du côté gauche de la machoire inférieure, quoiqu'elle fût ſaine & ſans carie; & cela dans l'intention de voir mieux l'endroit de l'attache de ces tumeurs, & en même tems d'avoir la liberté de les extirper plus aiſément.

Nous conclûmes de même de tirer la racine de la deuxiéme petite dent molaire du côté gauche de la machoire

(*a*) Conſeiller, Médecin du Roi, Docteur en Médecine de l'Univerſité de Montpellier, & Profeſſeur Royal en celle de Cahors.

ſupérieure ; parce qu'elle étoit très-cariée, qu'elle entretenoit une chair fongueuſe à ſa gencive, & qu'elle auroit empêché le malade de manger de ce même côté. Lorſque j'eus fait ces opérations qu'un Dentiſte n'avoit oſé entreprendre, nous remîmes pour l'après-midi l'extirpation de ces tumeurs, afin de ne point fatiguer le malade.

A cinq heures M. de la Peyronie s'étant rendu chez le malade, il prit un petit biſtouri courbe, avec lequel il extirpa ces tumeurs avec toute l'adreſſe qu'on en pouvoit attendre.

Pendant quelques jours nous ne mîmes ſur la gencive que de petits plumaceaux trempez dans un digeſtif fait avec le miel de Narbonne & le jaune d'œuf; & pour conſolider cette partie, nous la fîmes ſouvent laver avec le vin rouge ferré, le miel roſat & l'eau de Rabel, le tout mêlé enſemble; & en peu de jours le malade fut parfaitement guéri.

IX. OBSERVATION.

Sur une chair excroissante, d'un volume considérable, survenuë en conséquence de deux dents cariées ; laquelle excroissance après son extraction, donna une forte hémorragie.

Le nommé Claude Cusfaut, Vigneron à Saint-Bri, près d'Auxerre, âgé de quarante six ans, eut en 1725. les deux derniéres grosses dents molaires du côté droit de la machoire inférieure si cariées, qu'il ne restoit plus que quelques-unes de leurs racines : Leur carie occasionna aux gencives qui les environnoient une chair excroissante très-considérable, qui en moins d'un an devint à peu près de la grosseur d'un œuf d'une jeune poule. La tumeur qu'elle formoit étoit assez dure, & empêchoit ce malade de fermer la bouche suffisamment pour mâcher les alimens ; parce que les dents molaires de la machoire supérieure du même côté, heurtoient & appuyoient sur une partie de cette chair excroissante. Le malade en ce triste état, consulta M. de Lisle

son

son Chirurgien, qui lui conseilla d'aller trouver les Chirurgiens de l'Hôtel-Dieu d'Auxerre, & de les consulter à ce sujet : Ces Messieurs trouvant cette tumeur considérable, conseillérent au malade de venir à l'Hôpital des Fréres de la Charité de Paris. Le Religieux à qui il étoit adressé & les Infirmiers de cet Hôpital trouvérent sa maladie extraordinaire, & la croyant contagieuse & incurable, refusérent de le recevoir. Pour lors un des Chirurgiens de cet Hôpital dit, qu'il seroit d'avis d'extirper cette tumeur. Ce malade fut ensuite trouver M. Frémont Chirurgien Juré à Paris, qui sentant le besoin d'un bon conseil, le fit aller à Saint Côme pour consulter avec lui & avec plusieurs de ses confréres. Ces Messieurs après avoir dit leur sentiment, résolurent de m'envoyer ce malade. J'examinai sa maladie, & je trouvai qu'elle étoit en effet de conséquence, & qu'il n'y avoit rien à négliger. Je dis au malade que si ces Messieurs vouloient m'en abandonner le traitement, j'espérois de le guérir parfaitement. M. Frémont eut la bonté de lui dire qu'il pouvoit en toute sûreté se mettre entre mes mains. Le lendemain à l'heure indiquée, ce malade se rendit chez moi, ou Messieurs Duplessis, Sauré & Verdier, Maîtres Chirurgiens, que j'avois prévenus, se trouvérent. Lorsque nous eûmes examiné la maladie, nous fûmes tous d'avis qu'il falloit extirper cette excroissance.

Pour procéder à cette opération, le malade étant assis dans un fauteuil, je lui fis assujettir la tête contre le dossier; je pris un fil ciré en plusieurs doubles dont j'embrassai la tumeur par sa partie postérieure & par ses deux parties latérales; afin de la tirer un peu antérieurement: Tenant les deux bouts de ce fil de la main gauche, je pris avec la droite un petit bistouri courbe, avec lequel je commençai de couper cette chair excroissante par sa partie postérieure & par ses parties latérales. Je pris ensuite une airigne, avec laquelle j'assujettis ces chairs déja divisées, & je continuai de les couper avec les ciseaux courbes: Par ces moyens j'emportai la plus grande partie de cette tumeur carcinomateuse. L'état du malade & l'effusion du sang furent les causes qui m'empêchérent de l'extirper entiérement: J'arrêtai pour lors cette hémorragie avec les styptiques ordinaires. L'opération avoit commencé à dix heures du matin, à onze le malade s'en retourna à son Auberge dans l'Isle S. Louis. Il revint chez moi le même jour à quatre heures après midi, après avoir bû de la bierre & du vin, fort effrayé de voir que son sang couloit abondamment : Je le rassurai d'abord par de bonnes espérances, & en même tems je travaillai à faire cesser cet accident fâcheux.

Ce jour-là un Chirurgien se rencontra chez moi, il m'assista de ses conseils, & voici ce que nous fîmes de concert : Après avoir en vain appliqué plusieurs fois différens styptiques, employé le tamponnage, la compression, & même alternativement le cautére actuel, le sang couloit toujours de nouveau : A huit heures nous délibérâmes de faire rester ce malade chez moi ; je lui donnai une chambre & un lit, sur lequel nous le fîmes asseoir appuyé contre des coussins ; après quoi nous ne fûmes occupez qu'à chercher les moyens les plus efficaces pour le secourir promtement. Nous fîmes de nouveau plusieurs applications considérables du cautére actuel, tant dans l'intention d'arrêter l'hémorragie, que pour conſumer en même tems ce qui reſtoit des chairs carcinomateuſes. Sur ces chairs & ſur ces vaiſſeaux tant de fois cautériſez, nous appliquâmes des bourdonnets bien appuyez & des plumaceaux trempez dans mon eau ſtyptique, dont je donnerai la deſcription, au ch. 12. du t. 2. & nous eûmes grand ſoin de tenir cet appareil bien aſſujetti & bien comprimé. Par tous ces moyens nous nous rendions quelquefois maîtres du ſang, de maniére qu'il ſembloit que cette hémorragie fut arrêtée: Enſuite elle recommençoit avec plus de violence qu'auparavant; ce qui nous détermina à avoir recours à l'application du vitriol de Chypre: Nous en mîmes en poudre, nous en fîmes des boutons, nous en poudrâmes des bourdonnets & des plumaceaux; le tout fut appliqué avec ordre & circonſpection, & recouvert de petites compreſſes en pluſieurs doubles, trempées dans mon eau ſtyptique. Cet appareil fut ſoutenu & comprimé avec les doigts pendant un gros quart d'heure: Voyant que cette hémorragie étoit arrêtée, nous abandonnâmes la compreſſion à la preſſion des machoires, & nous recommandâmes au malade de fermer continuellement & fortement la machoire inférieure, afin d'entretenir la compression égale & suffisante : Cette hémorragie fut arrêtée à une heure après minuit. Nous ne quittâmes ce malade qu'à deux heures, & nous n'allâmes nous reposer que lorsque nous fûmes assurez de son état. Nous lui recommandâmes de rester assis pendant toute la nuit, de ne point dormir, & de ne point ouvrir la bouche : Sa femme & la servante de la maison le veillérent, pour faire exécuter au malade ce que nous lui avions ordonné. Nous le fûmes voir à sept heures du matin, nous le trouvâmes dans la même situation que nous l'avions laissé, sans hémorragie, sans fiévre & sans douleur, ayant seulement grand envie de dormir. Nous examinâmes sa bouche, nous la fîmes bien rinser, il ne vint pas une seule goute de sang, l'appareil s'y étoit comme mastiqué. Nous lui fîmes boire du lait, tant pour le nourrir, que pour ôter les mauvaises impressions que le vitriol avalé avec la salive, avoit pû faire dans sa bouche & dans les premiéres voies. : Après toutes ces précautions nous fûmes tranquilles & nous lui dîmes de se coucher tout-à-fait, de ne s'inquiéter de rien, & de reposer à son aise : Je le gardai deux jours chez moi; le troisiéme il fut en état de retourner à son Auberge sans rien craindre ; j'attendis que l'appareil se détachât de lui-même : Les escares que nous avions fait par les caustiques, ou par le cautére actuel, se détachérent le cinquiéme jour sans qu'il survînt le moindre accident. Il restoit encore quelques chairs carcinomateuses que j'achevai de consumer par le cautére actuel.

Comme ce malade n'avoit pas souffert beaucoup de douleur dans les applications précédentes du cautére actuel, qu'elles l'avoient moins incommodé que les instrumens tranchans, cela me détermina d'achever de consumer ces chairs en les cautérisant à plusieurs reprises.

Lorsque les escares furent tombées, je tirai les racines des dents cariées qui avoient occasionné cette maladie. J'appliquai de nouveau & pour la derniére fois le cautére actuel sur quelques chairs qu'il falloit encore consumer ; & lorsque les escares furent tombées, l'os de la machoire se trouva à découvert & sans carie ; après quoi je ne mis plus ſur la partie que quelques compreſſes imbibées du baume du Commandeur, & la cicatrice ſe fit parfaitement en trois ſemaines. Après ce tems les mêmes Chirurgiens qui avoient été préſens à l'opération, revirent le malade, & le trouvérent entiérement guéri. Pendant le cours de ce traitement ce malade eut quelque accès de fiévre, il fut ſaigné & purgé, & cette fiévre ſe guérit ſans retour : Depuis ſa guériſon il eſt revenu pluſieurs fois à Paris pour quelques affaires, j'ai examiné ſa bouche, & je l'ai toujours trouvée en bon état.

REFLEXION.

Il n'eſt pas ordinaire que la carie des dents produiſe des excroiſſances : Les accidens qu'elle cauſe différent les uns des autres, ſuivant les diſpoſitions qui ſe rencontrent dans la maſſe du ſang, ou dans les parties qui environnent les dents. Si l'on avoit extirpé, ou conſumé cette excroiſſance, dès qu'elle commença à paroître, & que l'on eut ôté les racines des dents cariées, l'on auroit prévenu par-là cette grande maladie, ſujette à de fâcheux accidens & à des opérations violentes & périlleuſes.

Si ce malade avoit pû me donner le tems nécessaire pour opérer avec toute l'attention & selon la méthode requise en pareil cas, je l'aurois préparé par le repos, la diéte, les lavemens & la purgation ; je l'aurois fait mettre au lit ; je lui aurois ordonné un régime convenable ; j'aurois extirpé la tumeur tout de suite autant qu'il m'auroit été possible. Ce que je n'aurois pû extirper, je l'aurois consumé sur le champ avec le cautére actuel, & s'il n'eût pas été suffisant pour arrêter l'hémorragie, j'aurois eu recours à l'application du vitriol ; & par cette méthode je lui aurois procuré une guérison plus promte & plus assurée.

X. OBSERVATION SINGULIERE.

Sur une hémorragie survenuë aux Gencives, après les avoir coupées pour les dégorger & les raffermir.

M. Bretonnier Avocat consultant au Parlement de Paris, âgé d'environ soixante-cinq ans, s'apperçut au mois d'Octobre 1725. qu'il avoit une grande dent incisive de la machoire supérieure & une petite incisive de la machoire inférieure, si chancelantes qu'elles ne tenoient presque plus dans leurs alvéoles, surpassant les autres de beaucoup en longueur. La rencontre de ces deux dents chancelantes & trop longues qui se heurtoient, lorsqu'il vouloit mâcher, ou parler, l'incommodoit considérablement. Il me vint trouver pour sçavoir s'il n'étoit pas possible d'y remédier sans qu'il perdît ses dents; je lui dis que pour y réussir, il falloit commencer par ôter beaucoup de tartre qui les environnoit, & qui les avoit mises dans ce mauvais état; qu'il étoit nécessaire de les racourcir pour les rendre égales aux autres dents, & de les assujettir à leurs voisines par le moyen d'un fil d'or, plus convenable que tout autre en cette occasion; qu'il étoit à propos d'emporter avec les ciseaux toutes les crêtes, ou extrêmitez des gencives livides & gonflées qui s'étoient détachées des dents, & que dans la suite elles se raffermiroient. Il consentit à cette opération: Je commençai par lui nettéïer les dents & par racourcir celles qui étoient trop longues & chancelantes. Ensuite je coupai avec les ciseaux toutes les mauvaises gencives : Je comprimai avec le doigt les autres gencives, afin d'en exprimer le ſang ſuperflu, & quand elles furent ſuffiſamment dégorgées, je ceſſai de les comprimer. Je crus alors que le ſang devoit s'arrêter auſſi-tôt, ou peu de tems après, comme il arrive ordinairement après cette opération ; mais je fus trompé dans mon attente ; le ſang continua toujours de ſortir des gencives que j'avois coupées : Pour lors je dis au malade qu'il étoit impoſſible d'aſſujettir avec le fil d'or ces dents chancelantes, à moins que le ſang ne fût arrêté ; qu'il pouvoit s'en retourner chez lui, & ſe rinſer la bouche avec l'oxicrat, ce qui pourroit ſuffire pour arrêter cette hémorragie ; mais elle continua, & le lendemain il m'envoya chercher. Je trouvai que le ſang qui ſortoit des gencives n'étoit pas abondant ; que même il ne venoit que par intervale ; ce qui me fit juger que cette hémorragie ne pouvoit pas être importante. Je dis au malade que je croyois qu'il n'avoit rien à craindre ; que la tranquillité & le repos lui étoient néceſſaires, & qu'il ne devoit rien prendre qui fut capable de l'échauffer ; mais quoiqu'il eût obſervé le régime que je lui avois ordonné, & qu'il eût usé de plusieurs remédes astringens qu'on lui avoit conseillez pour se rinser la bouche, l'hémorragie continua plus ou moins abondamment pendant quatre jours & quatre nuits. Cette hémorragie persistant toujours, le malade en étant affoibli, je fus mandé de nouveau; je proposai de porter le cautére actuel sur les gencives qui fournissoient le sang; M. de Jussieu Médecin, qui s'y trouva présent, fut du même avis, & lorsque cette opération fut faite, l'hémorragie cessa & ne revint plus.

REFLEXION.

Cette Observation fait voir qu'il se trouve quelquefois des cas nouveaux, dans lesquels il faut procéder d'une façon particuliére. Je traitois d'abord cette hémorragie de bagatelle, & je négligeai d'y remédier, parce que j'avois fait un grand nombre d'opérations de cette espéce sur différentes personnes, sans avoir jamais vû un pareil accident. Quoique je sois persuadé qu'il n'y a rien à craindre dans de pareilles opérations, parce que les vaisseaux sanguins de ces parties ne sont pas considérables, & que d'ailleurs ces ſortes d'hémorragies arrivent rarement, celle-ci auroit continué juſqu'au point d'exténuer le malade, & de le faire ſuccomber, ſi on eût négligé plus longtems d'y remédier. Il y a apparence que cette hémorragie étoit occaſionnée par une cauſe univerſelle & par une cauſe locale; ſoit que le ſang étant ſcorbutique, fût trop fluide & trop diſſous, ou que les tuyaux, ou petits vaiſſeaux des gencives fuſſent devenus variqueux: Quoi qu'il en ſoit, il eſt abſolument néceſſaire en pareil cas d'emporter les mauvaiſes gencives, lorſqu'elles ſont, comme celles-ci l'étoient, livides, gonflées, molles, prolongées conſidérablement, preſque toutes détachées des dents, & ſujettes à ſaigner aiſément d'elles-mêmes; c'eſt pourquoi lorſque l'on ſçait remédier à des hémorragies ſemblables, & que les gencives ſe trouvent en pareil état, il ne faut jamais négliger de les couper & de les dégorger; puiſque c'eſt l'unique reméde qui peut le mieux les fortifier, & raffermir les dents.

XI. OBSERVATION.

A peu près semblable à la précédente.

Il y a quelques années que M. B... ayant la bouche très-malade, vint me chercher, & ne me trouvant pas, s'adressa à un Garçon qui étoit alors chez moi, & se mit entre ses mains. Ce Garçon, après les premiers secours qu'il crut nécessaires, s'avisa de lui emporter avec les ciseaux les excroissances des gencives gonflées, pour dégorger & fortifier les autres gencives; opération qui a ordinairement ce succès. Comme le malade ne fut pas plutôt arrivé chez lui, qu'il eut une hémorragie considérable, & qui continua jusqu'au lendemain, il revint trouver celui qui avoit travaillé à sa bouche, lequel fit plusieurs applications du cautére actuel, pour arrêter cette hémorragie, qui recommença peu de tems après. Le malade redemanda du secours, & les applications du cautére actuel lui furent réitérées par le même, qui lui ordonna la saignée, la diette & le repos; mais quoique ces remédes fussent convenables, la manœuvre qu'on avoit tenuë, ne fut pas suffisante pour arrêter l'hémorragie, qui exténua & fatigua le malade pendant trois jours, après lesquels elle cessa heureusement d'elle-même.

REFLEXION.

Si ce Garçon avoit été mon Eléve, comme il ne l'est pas, quoiqu'il s'en vante mal-à-propos, il auroit, sans doute, appris à mieux arrêter l'hémorragie, dont nous venons de parler, & s'il m'eût averti de ce qui se passoit à ce sujet, & qu'il eût demandé mon avis, je lui aurois conseillé de se servir de petits cautéres actuels un peu pointus, applatis par le bout, & propres à passer dans chaque intervale des dents : Par ce moyen les gencives qui y furent coupées, & d'où sortoit le sang, auroient été cautérisées, & cette hémorragie auroit bientôt cessé.

En cas que cela n'eût pas été suffisant, je lui aurois dit de faire de petits tampons de charpie fine, ou de coton, de les imbiber de l'eau styptique de Rabel, ou de celle dont j'ai donné les compositions au Chapitre XII. du Tome II. de ce Traité, de les rouler dans de la poudre de simpathie, ou dans celle de vitriol de Chypre, de placer un de ces tampons dans chaque intervale des dents, d'où sortoit le sang, d'appliquer de petits plumaceaux chargez des mêmes remédes, sur les parties extérieures & intérieures des gencives, de les assujettir pendant quelque tems avec les doigts, ou avec un fil passé dans une éguille, & qu'il faut faire entrer de dehors en dedans & de dedans en dehors à l'aide des pincettes à Horloger, dans les intervales des dents, pour embrasser & contenir cet appareil en place pendant un tems suffisant.

Je ne sçai pas pourquoi la plûpart des Dentistes affectent de ne faire aucuns Eléves : Malgré ma bonne volonté, j'ai cependant pensé tomber dans le même cas, m'étant arrivé de n'avoir chez moi que des Garçons très-bornez, sans principes & sans aucune disposition à devenir bons Dentistes, & qui par conséquent n'ont pû y rester longtems.

Pour éviter cet inconvénient, & dans le désir de marquer au Public mon extrême reconnoissance, je me suis attaché tout entier depuis plusieurs années au Sieur Duchemin mon Beaufrére. Après qu'il a eu achevé ses études Latines, j'ai commencé par lui faire faire tous ses Cours d'Anatomie & de Chirurgie, & je lui ai donné toutes les instructions nécessaires pour être un Dentiste habile. Il a parfaitement répondu aux soins que je me suis donnez, & je suis persuadé que le Public me sçaura bon gré de lui laisser un seul & unique Eléve de ma façon, qui est devenu très-capable de lui rendre service dans les opérations les plus difficiles.

CHAPITRE XXV.

Six Observations sur les Dents régénérées.

PREMIERE OBSERVATION.

D'une Dent régénérée à une personne âgée de soixante-neuf ans.

LE 19. de Décembre 1723. je me trouvai chez M. de Manteville, où M. Hallé Peintre ordinaire du Roi, & Professeur en l'Académie Royale de Peinture, assura, en présence de M. le Curé de saint André des Arcs, & de plusieurs autres personnes notables, qu'il qu'il lui étoit venu une dent au devant de la bouche à l'âge de soixante-neuf ans. Je le priai de me permettre d'examiner sa bouche, ce qu'il m'accorda ; & je reconnus que cette dent régénérée étoit une canine de la machoire supérieure. Cette dent me parut à la vérité plus nouvelle par sa blancheur, que toutes ses autres dents ; ce qui me persuada de la vérité de ce fait, qui n'est certainement pas commun ; étant plus ordinaire qu'à un tel âge on n'ait plus de dents dans la bouche, que de voir qu'il en revienne pour lors de nouvelles.

Il y a quelque tems que le même M. Hallé & moi nous nous rencontrâmes chez M. Tartanson Chirurgien-Juré à Paris: Il nous assura qu'à l'âge de soixante-quinze ans, il lui étoit venu une autre dent au devant de la bouche & du côté droit de la machoire supérieure. J'examinai cette dent, & je trouvai qu'elle étoit la pareille de la précédente qui s'étoit cariée.

RÉFLEXION.

La régénération des dents qui viennent si tard, est difficile à expliquer. Si elles se régénérent par des germes, comment ces germes ont-ils pû se conserver si longtems sans se manifester, ou bien sans s'endurcir dans les alvéoles, jusqu'au point de ne pouvoir plus être en état de végéter, & de percer les gencives, de même que les dents s'endurcissent aprés leur sortie? Si ces dents au contraire se régénérent sans germe, qu'elle est donc la matiére qui sert à les former, & par quelle route est-elle portée dans l'alvéole? Je crois qu'il vaut mieux attendre pour l'explication d'une telle reproduction, que l'on ait mieux découvert quelles en sont les véritables causes; ce qui pourra se faire par le moyen de quelque Observation, en fouillant dans les machoires des vieillards. Si l'on est assez heureux de faire là dessus quelque nouvelle remarque, on se fera sans doute un vrai plaisir d'en faire part au Public.

II. OBSERVATION.

Sur une grosse Dent molaire régénérée.

En 1708. Mademoiselle Deshayes à présent épouse de M. de Séve demeurant à Paris, ruë de Baune, étant pour lors âgée de quatorze ans, eut la premiére grosse dent molaire du côté droit de la machoire inférieure cariée. La douleur que cette dent lui causoit, la fit résoudre à se la faire ôter. Pour cet effet elle me vint trouver, & je la lui tirai. L'année suivante elle revint chez moi pour se faire nettéïer la bouche, & j'observai, en la lui nettéïant, que cette dent étoit entiérement régénérée.

III. OBSERVATION.

Concernant une deuxiéme grosse Dent molaire régénérée.

En 1721. le fils aîné de M. Duchemin Comédien ordinaire du Roi, pour lors âgé de seize ans, vint chez moi pour se faire tirer la deuxiéme grosse dent molaire du côté gauche de la machoire inférieure, laquelle étoit très-cariée. Je la tirai, & au bout d'un an & demi, elle se régénéra parfaitement.

IV. OBSERVATION.

Sur une grosse Dent molaire régénérée deux fois.

En 1723. M. Larchevêque très-habile Médecin de Roüen, étant pour lors à Paris, envoya chez moi le nommé le Duc Domestique du Collége du Plessis, auquel je tirai la deuxiéme grosse dent molaire du côté gauche de la machoire inférieure. Cette dent avoit été cassée auprès du colet par un Dentiste qui avoit essayé de l'ôter, & qui manqua son opération, parce que la couronne de cette dent lui échappa sans doute de l'instrument avec lequel il l'avoit embrassée : Cette couronne se nicha entre la gencive & l'alvéole, où elle resta plusieurs mois: Ce corps étranger causa beaucoup de ravage en la bouche de ce garçon; ce qui rendit son haleine très-puante, empêchant la réunion des gencives, entretenant un vuide qui se remplissoit des restes des alimens & de limon pourri. Dès que ce même corps étranger fut ôté, les gencives se réunirent & la puanteur cessa. Je ne sçai ce que les racines de cette dent sont devenuës; mais je suis assuré qu'il est parfaitement guéri. Ce Domestique qui pour lors avoit environ quarante ans, nous dit, à M. Larchevêque & à moi, que c'étoit pour la deuxiéme fois que cette dent s'étoit régénérée, & qu'il la faisoit ôter.

V. OBSERVATION.

Sur une groſſe Dent molaire renouvellée fort tard.

M. Fauchard ci-devant Chirurgien, & à préſent Marchand de Toile, ruë des Déchargeurs, m'a aſſuré depuis peu, qu'une des premiéres groſſes dents molaires de la machoire inférieure lui étant tombée fort tard, s'étoit régénérée à l'âge de vingt-ſept ans.

REFLEXION.

Quoique la plûpart des Anatomiſtes prétendent qu'il n'y ait que vingt dents qui ſe renouvellent ; ſçavoir, les huit inciſives, les quatre canines & les huit petites molaires, l'on voit par ces quatre Obſervations, & par pluſieurs autres à peu près ſemblables, que ces Meſſieurs ont négligé de bien examiner ce fait, puiſque les groſſes molaires ſe régénérent, non-ſeulement une fois, mais quelquefois deux. Ce fait eſt inconteſtable ; je l'ai vû arriver plus d'une fois, & je m'étonne qu'il y ait quelques Anatomiſtes qui ne ſoient pas inſtruits de la régénération de ces ſortes de dents. Je ne prétens pas avancer qu'elles se régénérent toujours, mais seulement faire observer que cela arrive quelquefois aux grosses molaires. Pour la régénération des grosses molaires, il n'y a pas un tems marqué, comme pour celle des autres dents. Les grosses molaires peuvent se régénérer en tout tems, & à tout âge : Quelquefois elles paroissent après la chûte de celles qui les précédent : D'autrefois elles ne paroissent que plusieurs années après que les premiéres ont manqué. Si les dents se régénérent en tout tems par des germes, il y a donc de ces germes qui sont bien tardifs à manifester leur production. Sans doute plusieurs germes périssent sans former une dent ; & de-là vient que certaines dents ne se régénérent jamais.

VI. OBSERVATION.

Sur un abcès considérable soudainement formé, promtement guéri & suivi de la régénération d'une petite dent molaire qui périt par dissolution, & de la régénération d'une grande incisive.

En 1712. Madame Martinot, veuve de feu M. Marion Marchand Joualier à Paris, se trouva attaquée d'une grande fluxion sur la gencive du côté droit de la machoire inférieure dans l'endroit des petites molaires. Cette fluxion fut si violente, qu'elle lui causa des douleurs insupportables. Elle dégénéra en moins de douze heures, en un abcès qui s'étendoit jusqu'à l'espace vuide d'une des petites molaires que cette Dame s'étoit fait tirer une année auparavant par le Frére Paschal Religieux de la Charité de Paris: Ce mal fut si doulouréux, qu'elle fut obligée d'avoir recours à M. Bassuel (a) qui après avoir examiné cet abcès, jugea à propos d'en faire l'ouverture avec

(a) Chirurgien-Juré à Paris.

une lancette ; ce qu'il exécuta sur le champ : Il sortit par cette ouverture plus d'une demie palette de pus, & la malade fut par-là délivrée de la douleur qu'elle souffroit : Elle bassina ensuite sa bouche plusieurs fois par jour avec le vin chaud, elle pressa souvent la partie, pour exprimer la matiére, & approcher les gencives ; & en cinq jours de tems la cicatrice se ferma & la guérison fut parfaite. Le lendemain il parut une dent nouvellement régénérée au même endroit où le Frére Paschal avoit tiré celle dont nous avons parlé. Cette Dame étoit âgée d'environ quarante-quatre ans, lorsque cette dent se régénéra. Après cet événement singulier, il lui perça encore une autre dent sans aucune douleur : Ce fut la grande incisive du côté gauche de la machoire supérieure qui lui manquoit depuis deux ans ou environ ; ces deux dents parurent également formées. Les autres dents de cette Dame ne différoient des derniéres percées, que par leur couleur qui étoit moins blanche. Ces deux dents régénérées ne sembloient pas être bien émaillées : La premiére se consuma par dissolution en moins d'un an, sans causer

causer aucune douleur & sans être cariée : Son corps & sa racine disparurent insensiblement, sans que personne y ait mis la main pour ôter la moindre de ses parties : Elle s'est entiérement consumée, & la gencive s'est parfaitement cicatrisée.

Quant à la seconde de ces deux dents régénérées, elle ne subsista qu'environ un an, ensuite elle tomba par morceaux sans causer de douleur : Il ne resta de cette derniére dent qu'un chicot que je tirai au commencement de Janvier 1724. Ce chicot n'incommodoit la personne que depuis peu de jours, quoiqu'il y eût environ onze ans qu'elle le gardât. Il est si vrai que cette dent s'étoit régénérée, qu'on n'a pû soupçonner en aucune maniére que ce fût une dent de lait ; puisque cette Dame avoit été obligée de se faire ôter celle à laquelle la nouvelle dent avoit succedé, par un Dentiste qui la lui cassa, & de laquelle il resta un chicot que le sieur Dumont lui ôta : Ce ne fut que quelque tems après l'extraction de ce chicot, que cette dent se régenéra.

REFLEXION.

Il y a apparence que la compression

que la premiére dent régénérée prête à percer, faisoit à la gencive, occasionna cet abcès. Il s'y joignit sans doute une disposition prochaine à la fluxion, qui dépendoit de la plénitude des vaisseaux. Ces deux circonstances furent suffisantes pour former si soudainement ce dépôt. La guérison ne fut si promte, que parce que l'ouverture de cet abcès fut faite à propos, & avant que la matiére eût eu le tems de carier l'os. L'inondation de la matiére ne fit point périr la dent prête à se régénérer, parce que la dent avoit acquis sans doute, avant que de comprimer la gencive, une consistance suffisante, capable de résister à l'action de la matiére putride. Si l'on avoit pansé cet abcès avec des bourdonnets & avec des tentes; qu'on eût sondé & seringué cette playe, on auroit non seulement retardé la guérison, mais on auroit pû faire périr cette dent avant qu'elle eût parû. La seconde dent régénérée ne perça sans douleur, que parce qu'elle rencontra une heureuse disposition dans la gencive, & que l'évacuation des matiéres supurées par l'abcès de la premiére, désemplit les vaisseaux; ce qui fit que la dent qui sortit la derniére, ne causa aucun mal devant ni pendant sa sortie. Ces deux dents régénérées pour la seconde fois, ne paroissoient pas émaillées, ou ne l'étoient que très-peu, ou très-mal, & leur ossification n'étant pas parfaite, elles ne pouvoient pas manquer de périr, comme elles ont péri en s'usant & en se dissolvant aisément, tant par l'action de la mastication, que par l'impression de l'air & du dissolvant qui arrose la bouche, lequel est plus ou moins actif, suivant les différentes dispositions dans lesquelles on se rencontre.

Le peu de durée de ces deux dents régénérées pour la deuxiéme fois & un peu tard, fait voir combien il est important que les dents soient très solides, & bien recouvertes d'un bon émail; puisque sans ces deux conditions, les dents ne sont pas d'un grand usage, ni d'une longue durée.

CHAPITRE XXVI.

Obſervations ſur les Dents qui viennent tard, ou qui ne viennent point du tout.

ON apperçoit ſouvent des bouches dégarnies de dents ; ce qui provient quelquefois de ce que les dents ne ſont jamais venuës, ou de ce qu'elles ne ſe ſont point régénérées. J'ai obſervé pluſieurs fois en ceux qui ont été rikais, ou en charte, que les dents ne leur ſont venuës que fort tard. J'ai encore obſervé en des ſujets ſemblables, qu'elles ne ſe régénérent qu'en fort petit nombre. J'ai vû à Tours un petit garçon âgé d'environ cinq à ſix ans, auquel la plus grande partie des dents n'avoit jamais parû: Il n'en avoit ſeulement que quelques-unes au devant de la bouche.

J'ai remarqué diverſes fois en pluſieurs adultes, que quelques unes des dents inciſives de la machoire inférieure, ne s'étoient point régénérées. J'ai obſervé auſſi en d'autres adulres, que les dents latérales, ou moyennes inciſives, ne leur manquoient que parce qu'elles ne s'étoient jamais renouvellées. Enfin j'ai vû de plus qu'en certains ſujets quelques unes des canines & petites molaires, ne s'étoient nullement régénérées après la chûte des dents de lait; quoique celles-ci fuſſent tombées d'elles-mêmes.

REFLEXION.

Il eſt ordinaire de voir que les vingt dents de lait ſe régénérent après qu'elles ſont tombées d'elles-mêmes, ou qu'on les a ôtées à propos, & même ſans qu'elles ſoient tombées, ni qu'on les ait ôtées: On en voit quelquefois reparoître d'autres à côté des dents de lait qui doivent tomber, lorſque celles-ci manquent de le faire; mais il eſt rare de voir que la nature ne reproduiſe pas de ſecondes dents. Lorſque ce cas arrive, cela ne peut dépendre que de ce que le germe des ſecondes dents a péri par quelque cauſe qui ne nous eſt pas toujours connuë; ou bien parce qu'il n'a jamais été formé de germe pour reproduire les dents qui auroient dû ſe renouveller ſuivant le cours ordinaire. Quoi qu'il en ſoit, l'on ne peut fournir en cette occaſion d'autres ſecours, que de ſuppléer au défaut des dents qui manquent, en substituant à leur place des dents postiches, naturelles ou artificielles.

CHAPITRE XXVII.

Cinq Observations concernant les Dents diversement réunies ensemble.

PREMIERE OBSERVATION.

De deux Dents cariées & réunies ensemble, ne faisant presque qu'un même corps, toutes les deux ôtées à la fois.

EN 1705. un R. P. Récolet, de la ville du Lude en Anjou, vint chez moi pour se faire ôter une grosse dent molaire qui lui causoit beaucoup de douleur. J'examinai sa bouche, je reconnus que cette dent étoit très-gâtée, & qu'il n'y avoit point d'autre parti à prendre pour le soulager, que celui d'exécuter son dessein. Quoique je n'eusse saisi avec l'instrument dont je me servis pour faire cette opération, que la dent qu'il s'agissoit d'ôter, j'en tirai néanmoins deux à la fois. Je crus dans le moment avoir fait une grande faute ; mais je trouvai que la dent qui avoit ſuivi la premiere, étoit gâtée de même que l'autre, & qu'elles étoient toutes les deux ſi adhérentes enſemble, & unies de telle maniére par leurs racines, qu'elles ne faiſoient preſque qu'un même corps. Ce Récolet croyant toujours que je m'étois trompé, eut la curioſité d'examiner ſi ce que je lui diſois étoit vrai : Pour nous en aſſurer mieux, nous prîmes un couteau, duquel nous mîmes la lame ſur les deux dents : Nous frapâmes ſur cette lame avec une pierre, & nous ne pûmes jamais venir à bout de ſéparer ces deux dents, qu'en les caſſant par morceaux, ce qui fut ſuffiſant pour perſuader ce Religieux, qu'il étoit impoſſible d'ôter l'une, ſans l'autre. La peine que je me donnai pour inſtruire ce Religieux d'un fait qui nous intéreſſoit également, fit que nous nous quittâmes bons amis.

REFLEXION.

Lorſque les dents ſont unies entre elles ſeulement par leurs racines, on ne peut s'en appercevoir qu'après les avoir ôtées. Il n'en eſt pas de même lorſque les dents ſont jointes par leur corps : Dans ce dernier cas on doit avant que d'opérer, avertir ceux qui ont de telles dents, qu'on ne peut ôter l'une sans l'autre : Par ce moyen on évite toute discussion ; mais lorsqu'on n'a pû reconnoître une adhérence cachée, que par l'examen de la dent ôtée, il faut aussi-tôt qu'on apperçoit l'adhérence, en informer la personne pour se justifier dans son esprit, & pour éviter qu'il n'impute à l'art, ou au défaut d'expérience, un accident qui dépend uniquement de la disposition naturelle.

II. OBSERVATION.

Sur deux Dents réunies ensemble, ne faisant qu'un même corps.

Le 20. Décembre 1723. Mademoiselle Le Moyne âgée de huit ans, demeurant à Paris près Saint Magloire, fut amenée chez moi : Elle étoit fort incommodée des douleurs qu'elle souffroit aux dents : En examinant sa bouche, je trouvai que la canine & l'incisive sa voisine du côté droit de la machoire inférieure, étoient si étroitement unies ensemble qu'elles ne formoient qu'un même corps. Entre l'une & l'autre de ces dents, il paroissoit une espéce de goutiére peu profonde, qui régnoit tout le long de leur corps, & un petit intervale vers leur extrêmité. Cette double dent étoit formée de deux dents de lait : Elle étoit encore bien affermie. Je ne l'ôtai point, de crainte d'endommager les germes, qui doivent naturellement produire les dents qui leur succédent.

III. OBSERVATION.

A peu près semblable à la précédente.

Le 16. Janvier 1724. je me transportai chez M. Auger Marchand Epicier en gros, ruë de la Verrerie : J'examinai les dents de sa fille âgée d'environ huit ans. Je remarquai qu'elle avoit la dent de lait latérale, ou moyenne incisive du côté droit de la machoire supérieure, unie avec la canine sa voisine, ce qui n'est point ordinaire. Je fis remarquer ce fait à M. son pere, à Madame sa mere, à M. Dandreau Auditeur des Comptes, & à plusieurs autres personnes qui se trouvérent présentes.

REFLEXION.

Il n'eſt pas aiſé de diſtinguer, ſi l'union des dents qui ſe trouvent jointes enſemble, dépend de ce que deux germes ſe ſont confondus : La cloiſon mitoyenne de deux alvéoles n'ayant pas été formée, ces deux alvéoles ne forment qu'une ſeule cavité, & par conſéquent une dent double, ou deux jumelles. C'eſt toujours un grand déſavantage que d'avoir de pareilles dents; parce que ſi l'une de ces dents jumelles vient à périr par quelque accident, l'autre eſt en grand danger d'avoir le même ſort.

IV. OBSERVATION SINGULIERE.

Sur une dent ſaine, qu'on penſa tirer avec une dent cariée ſa voiſine, parce que l'une & l'autre étoient adhérentes à la cloiſon de l'alvéole.

En 1711. un Maître Cordonnier de Nantes, me vint trouver pour lui tirer la premiere petite dent molaire du côté droit de la machoire ſupérieure. Cette dent étoit cariée & lui cauſoit une douleur insupportable : Quoiqu'elle me parût assez difficile à ôter, je ne laissai pas de l'entreprendre, & d'y réussir. Heureusement je m'apperçus en opérant, que la seconde petite molaire sortoit de son alvéole, de même que celle que je voulois ôter. Dans l'instant je lâchai prise, jugeant par-là que la portion extérieure & la cloison mitoyenne des alvéoles se trouvant fortement adhérentes à ces dents, cette cloison s'étoit rompuë & séparée du reste de l'alvéole, par l'effort que j'avois été obligé de faire : Dès que je m'en apperçus, je fis rentrer les deux dents dans leurs cavitez, je les assujettis, & je séparai avec la lime les parties des alvéoles qui les tenoient unies ensemble. Par ce moyen j'achevai d'ôter aisément la dent cariée ; & sa voisine qui avoit été ébranlée, fut raffermie de même qu'elle l'étoit auparavant. Si je ne m'étois pas avisé d'avoir recours à cet expédient, j'aurois fait une très-grande bréche à l'os maxillaire supérieur dans l'endroit des alvéoles, aussi-bien qu'aux gencives, & de plus j'aurois ôté une bonne dent, qui n'auroit pas manqué de suivre la mauvaise.

REFLEXION.

Il arrive tous les jours que l'on rencontre en ôtant une dent, de nouvelles difficultez que l'on ne peut pas prévoir. S'il y a un moyen pour éviter les accidens qui peuvent les suivre, c'est d'opérer avec prudence & sans précipitation. Il faut ménager les premiéres secousses que l'on donne à une dent, & bien observer la résistance qu'elle fait à ces premiers efforts, surtout être attentif à ce qui se passe pendant ce tems-là aux dents voisines. Si l'on voit que celles-ci s'ébranlent, on doit inférer de-là que ces dents se touchent par quelque endroit. Si leur ébranlement est plus considérable, il y a grande apparence que les dents voisines sont unies entr'elles, qu'elles adhérent à la cloison mitoyenne, ou en quelqu'autre partie de l'alvéole : En tel cas, il faut procéder de même qu'on l'a fait remarquer dans cette Observation, & qu'il est plus amplement enseigné page 194. chap. 14. de ce volume. Quand on est bien instruit, circonspect, avisé & ingénieux, on est en état non-seulement d'éviter plusieurs accidens, mais encore d'inventer par la pratique, de nouvelles maniéres d'opérer, dont le Public peut retirer de grands avantages.

V. OBSERVATION.

Sur deux Dents unies par un corps moyen.

En 1712. un Archer de la Maréchaussée de Nantes, à qui la deuxiéme grosse dent molaire du côté gauche de la machoire supérieure causoit beaucoup de douleur, s'adressa à moi pour la lui ôter. J'examinai sa bouche, & ayant trouvé cette dent gâtée, j'entrepris de la tirer; mais comme j'ai toujours eu la précaution de ne pas tirer trop rapidement les dents que je doute être adhérentes, je m'apperçus en ôtant cette dent, que la derniére molaire sa voisine ne vouloit pas l'abandonner, & qu'elle la suivoit: Je suspendis pour lors l'extraction de la premiére, croyant pouvoir la détacher de la derniére avec la lime, ou autrement; mais son éloignement des autres ne permettant pas de pouvoir la conserver, je fus obligé de prendre le parti de les ôter toutes deux. Je remarquai ensuite que l'alvéole leur étoit aussi intimement attaché qu'il le pouvoit être aux précédentes.

REFLEXION.

Cette Observation nous fait voir que l'on doit être toujours circonspect en ôtant les dents ; parce qu'il s'en rencontre, qui sont très-fortement engagées dans les alvéoles par la configuration de leurs racines ; ce qui causeroit de grands éclats, si l'on n'y prenoit garde : Il s'en rencontre encore d'autres qui sont unies entr'elles par leurs racines, ou par leur corps, sans que cette adhérence paroisse : Quelquefois même les dents voisines sont unies par un corps moyen, c'est-à-dire, par quelques portions des alvéoles, ausquelles elles adhérent réciproquement : Dans tous ces cas, si l'on peut reconnoître les adhérences, après avoir ébranlé une dent, avant que de l'ôter tout-à-fait, l'attention & le ménagement que l'on apportera, pourront servir de beaucoup à mieux réussir.

CHAPITRE XXVIII.

Douze Observations sur les Dents difformes & mal arrangées.

PREMIERE OBSERVATION.

Sur des Dents inégales, gâtées & difformes, lesquelles après beaucoup de soins, sont devenuës très-belles & très-bonnes.

EN 1723. M. Feydeau alors âgé d'environ quatorze ans, avoit les dents mal arrangées, très-inégales, minces & pointuës à leur extrêmité, sillonnées, parsemées d'une infinité de petits trous & de taches noires, couvertes d'un grand nombre de tubérositez & comme hérissées sur la surface extérieure de leur émail, & ses gencives étoient fort gonflées. Il avoit la bouche si désagréable, qu'il ne sembloit pas qu'il eût des dents, ou du moins il ne paroissoit les avoir que très-mauvaises. Ce jeune homme faisoit ses études au Collége du Plessis où je m'étois transporté pour d'autres personnes : Il me fut présenté par M. de Gaallon Prêtre, son Précepteur, pour sçavoir s'il étoit possible de remédier à sa bouche: Ayant jetté les yeux sur ses dents, je fus surpris au premier aspect de les voir dans un si triste état; je pensai qu'elles étoient toutes cariées & hors d'état de pouvoir être conservées; mais les ayant examinées de près, je jugeai que je pouvois y apporter beaucoup de remède: Je dis à M. de Gaallon, & à ceux qui se trouvérent présens, que j'espérois avec le tems les rendre d'une telle beauté, qu'elles surprendroient tous ceux qui les avoient vûës, & qui les voyoient dans cet état: Son Précepteur manda au pére & à la mére de ce jeune homme ce que je faisois espérer à ce sujet: Ils ordonnérent à leur fils de venir chez moi & de se mettre entre mes mains. Pour lors je commençai par lui emporter le superflu des gencives, & à en exprimer suffisamment le sang pour les dégorger. Je lui nettéïai les dents, & les limai sur toutes les surfaces, qui en avoient besoin, j'arrangeai celles qui étoient hors de rang avec les fils & la lame d'argent; de maniére qu'ayant opéré chaque jour, ou de deux jours l'un, aux dents de M. Feydeau, je les

les rendis en moins de deux mois telles que je l'avois assuré ; & elles sont aujourd'hui aussi belles & aussi bonnes qu'elles avoient parû auparavant difformes & mauvaises.

REFLEXION.

Les dents de ce jeune homme n'étoient devenuës dans un si mauvais état, que parce que l'on avoit négligé d'en avoir soin. Si on les avoit nettéïées de bonne heure, le limon & les parties des alimens n'auroient pas fait de telles impressions sur leur émail, ni sur la substance spongieuse des gencives. Différant plus longtems à y apporter du reméde, il auroit été impossible d'opérer avec succès ; les gencives même auroient été rongées & consumées, de façon que les dents auroient été ébranlées & comme détachées des gencives & des alvéoles, & que la plûpart des dents auroient péri par-là, & les autres auroient été entiérement détruites par la carie. Les reparations que je fis à la bouche de ce jeune homme, quoiqu'un peu tard, ont prévenu heureusement tous ces fâcheux accidens, & ont si bien rétabli ses dents, qu'à peine s'apperçoit-on qu'elles ayent été gâtées.

II. OBSERVATION.

Sur des Dents mal arrangées, dont l'extrêmité du corps inclinoit vers le palais.

En 1723. la fille de M. Rolland Auditeur des Comptes, demeurant à Paris, âgée d'environ quatorze ans, avoit les dents latérales, ou moyennes incisives de la machoire supérieure considérablement dérangées; l'extrêmité de leur corps inclinoit vers le palais. Je commençai d'abord par les séparer de leurs voisines, ce que je fis avec la lime, pour y donner un passage libre: Cette opération me servit à les ramener & à les placer dans leur ordre & dans leur état naturel, en y employant de plus le secours du fil, & celui de la lame d'argent: Par ces moyens je parvins à les mettre en bon état en moins de trois semaines.

III. OBSERVATION.

A peu près semblable à la précédente.

En la même année M. Dastuart âgé d'environ douze ans, fils de M. le Marquis de Murs & petit-fils de M. le Prévôt des Marchands de Paris, avoit les deux dents latérales, ou moyennes incisives, dérangées & très inclinées vers le palais; je les arrangeai avec le fil & la lame d'argent; ce qui me réussit parfaitement bien, en cinq semaines de tems.

IV. OBSERVATION.

Concernant plusieurs Dents incisives dérangées & inclinées en différens sens.

En la même année 1723. on amena chez moi le fils de M. de Yerville Ecuyer de la petite Ecurie du Roi. Ce jeune homme étoit âgé d'environ dix à douze ans: Il avoit deux dents incisives de la machoire inférieure fort dérangées & inclinées du côté de la langue, une troisiéme incisive de la même machoire panchée & un peu croisée sur l'une des deux dents précédentes: Le dérangement de ses dents ne se bornoit pas seulement au désordre & à la confusion de celles de la machoire inférieure, les dents de la machoire supérieure étoient aussi mal arrangées que celles de l'inférieure : La moyenne incisive du côté droit de cette machoire étoit inclinée vers le palais : L'une des parties latérales de la grande incisive étoit un peu tournée en dehors, & l'autre partie latérale de cette même dent étoit tournée en dedans : Je rétablis parfaitement toutes ces dents dérangées ; ce qui me réussit en quinze jours par le moyen de sept applications de fil, sans employer aucun autre secours.

Depuis peu j'ai encore arrangé les dents du fils de M. de Pleurre Conseiller au Parlement de Paris. Ce jeune Monsieur âgé d'environ douze ans, avoit toutes les dents incisives considérablement dérangées & difformes : L'extrêmité des unes inclinoit en dedans, l'extrêmité des autres inclinoit en dehors ; ce qui lui rendoit la bouche très-désagréable & défectueuse. Après les avoir nettéïées, égalisées & séparées avec la lime, je les lui arrangeai par l'usage des fils ; ce qui m'a parfaitement bien réussi en moins de six semaines.

Peu de tems après Madame Joly de Fleury épouse de M. le Procureur général au Parlement de Paris, m'envoya au Couvent des Religieuses de Liesse, près la barriére de Séve, pour visiter la bouche de Mademoiselle sa fille, âgée d'environ quatorze à quinze ans, & qui pour lors étoit en pension dans ce Couvent : Je trouvai ses dents incisives & canines très en désordre, dérangées & inégales en longueur, sillonnées & parsemées d'un grand nombre de taches ; les unes se portant par leur extrêmité en dedans, & les autres excessivement en dehors : Je remédiai à tous ces accidens de même que je viens de l'enseigner, & j'eus grand soin de les séparer suffisamment, pour qu'il me fût plus facile de les redresser & de les arranger ; ce qui me réussit à merveille en douze applications de fils de soye.

V. OBSERVATION.

Sur la fracture d'une grande Dent incisive à son extrêmité inférieure, & sur celle de la moyenne incisive voisine, qui étoit cassée entiérement.

Au mois de Janvier 1727. le fils de M. le Président Amelot de Gournay, âgé de treize ans, tomba ſur une pierre, il ſe caſſa une portion aſſez conſidérable de l'extrêmité inférieure de la grande dent inciſive du côté gauche de la machoire ſupérieure, & ſe rompit entiérement la moyenne dent inciſive voiſine, de maniére qu'il n'en reſtoit plus que la racine. Ce jeune homme fut amené chez moi ; je lui tirai cette racine, & j'approchai la dent canine & la premiére petite molaire vers le grand intervale que la dent caſſée entiérement avoit laiſſé ; j'approchai de même les trois autres dents inciſives ; de façon que cet intervale eſt ſi bien rempli, qu'il ne paroît pas aujourd'hui qu'il ait perdu une dent au devant de la bouche. Cette opération m'a réuſſi par le moyen des fils que je mettois de deux jours l'un, & cela pendant l'eſpace de cinq ſemaines : Après quoi j'ai limé les dents trop longues, ainſi que la dent caſſée à ſon extrêmité ; de maniére qu'il ne paroît preſque pas que cette dent ait été fracturée.

VI. OBSERVATION.

Sur des Dents mal arrangées & très-difformes, par laquelle on reconnoîtra la possibilité de redresser & replacer avec le pélican, ces sortes de Dents dans leur état naturel.

En 1712. l'épouse de M. Maziére, alors premier Commis de M. de la Serre, Directeur des Aydes & Gabelles à Angers, demeurant à Paris, ruë du Renard, m'envoya Mademoiselle sa fille, pour lors âgée d'environ onze ans, à présent Religieuse dans le Couvent des Filles-Dieu, ruë S. Denis. Cette jeune Demoiselle avoit deux dents au-devant de la bouche & du côté droit de la machoire supérieure, fort mal arrangées & inclinées en dedans du côté du palais. Pour arranger ces deux dents, je me servis du pélican, je les dressai & les mis dans leur place naturelle, sans lui faire souffrir beaucoup de douleur. J'assujettis ces deux dents avec du fil à l'ordinaire, pour les maintenir en place, & pour éviter que le ressort de l'alvéole & des gencives ne les renversât de nouveau. Je réussis si bien, qu'il ne paroît en aucune maniére qu'elle ait eu les dents difformes. Huit jours après j'ôtai le fil, & les dents de cette Demoiselle resterent bien affermies & bien arrangées. Personne n'avoit conseillé à Madame sa mére de faire faire cette opération à sa fille ; ce qui n'empêcha pas que cette Dame ne se déterminât à me l'envoyer, à l'insçû de plusieurs Dames qui étoient chez elle, lesquelles furent agréablement surprises d'un changement si promt & si avantageux.

REFLEXION.

La Chirurgie n'a point d'opération, dont le succès suive l'exécution de si près, lorsque le Dentiste est adroit, ingénieux & expérimenté. Est-il question d'ôter les corps étrangers qui s'attachent & s'unissent très-fortement aux dents, de les nettéïer & blanchir, il ne faut que le tems d'opérer, pour mettre les dents dans un si bon état, qu'elles semblent avoir été renouvellées. S'agit-il de limer les dents, pour les séparer les unes des autres, ou pour leur donner une forme convenable, l'opération l'opération finie, elles ne sont pas reconnoissables, & paroissent beaucoup plus uniformes & plus réguliéres, qu'elles n'étoient auparavant ? Combien de fois arrive-t'il que l'on délivre sur le champ ceux qui sont tourmentez de violentes douleurs de dents, par des opérations promtes & assurées ? Les dents sont-elles mal placées, rendent-elles par-là une bouche défectueuse, vilaine & insupportable aux yeux, on n'a qu'à souhaiter de se défaire de cette difformité, recourir à un habile Dentiste, se confier à lui & le laisser faire ; l'arrangement des dents changera de telle maniere, qu'on aura le plaisir de surprendre ceux qui ne seront pas accoutumez à voir ces petits prodiges de l'art. C'est ce qui arriva à cette compagnie que Mademoiselle Maziére fut rejoindre deux heures après que j'eus redressé ses dents.

VII. OBSERVATION.

Sur des Dents difformes & mal arrangées, par laquelle on verra comment se produit le dérangement des Dents, & comment on répare cette difformité.

M. de Crespy de la Mabiliére, demeurant à Angers, n'ayant jamais voulu consentir dans son bas âge, qu'on lui ôtât les dents de lait qui s'opposoient à la sortie des secondes dents incisives & canines, sa répugnance fut cause que ses dents de lait restérent trop longtems en place, & que les secondes dents incisives & canines vinrent hors de rang, & lui rendirent la bouche très-difforme. Ses parens & ses amis lui ayant fait faire attention aux conséquences de cette difformité, il se résolut de se faire ôter celles qu'on ne pourroit lui conserver : Ce ne fut qu'à l'âge de vingt-deux ans qu'il se détermina entiérement à cette opération. J'avois l'honneur d'être connu & aimé de lui & de sa famille ; je fus mandé en l'année 1696. pour rétablir ses dents dans leur ordre naturel. J'examinai avec attention l'état de ses dents, que je trouvai dans un grand dérangement, & ne pouvoir être arrangées sans en ôter quelqu'une : Je commençai par ôter les dents canines, tant de la machoire inférieure, que de la supérieure, qui s'opposoient à l'arrangement naturel des autres dents : J'en ôtai trois d'une grosseur & d'une longueur si considérables, qu'elles se portoient excessivement au dehors de la bouche, tandis que la plûpart des incisives étoient panchées du côté de la langue, & croisées les unes sur les autres derriére les canines. Après que j'eus ôté ces trois dents, j'ébranlai avec le pélican les incisives dérangées, pour les ramener, & les arranger ainsi les unes après les autres, dans le même ordre qu'elles doivent être naturellement : Après quoi je me servis de leurs voisines pour assujettir les dents que j'avois redressées, par le moyen du fil ciré, que je laissai environ quinze jours ; après lequel tems, ayant ôté ce fil, ces dents se trouvérent si bien raffermies & si bien arrangées, qu'il ne paroît pas aujourd'hui que les dents en question ayent jamais été difformes Les circonstances qu'il y a à observer pour raffermir les dents, seront rapportées au chapitre 9. tom. 2.

REFLEXION.

On ne sçauroit prendre assez de précaution, pour empêcher le dérangement des dents, presque toujours causé par l'obstacle que forment les premiéres dents, à la sortie des secondes. Lorsque les premiéres dents ne tombent pas, les secondes ne trouvant pas la place vuide, au lieu de percer en ligne directe, percent obliquement: On les voit paroître à travers les gencives, tantôt en dedans, tantôt en dehors, tandis que les dents de lait se maintiennent dans leur état : C'est dans ce tems-là qu'il ne faut pas manquer d'ôter les premiéres dents, pour leur faire céder la place, qu'elles ne céderoient pas autrement aux secondes. Si l'on ne procéde pas ainsi, il arrivera qu'elles seront la cause que les secondes dents seront panchées; de-là il arrivera que les unes & les autres seront confusément placées, les unes panchantes en dedans, & les autres en dehors; ce qui rendra la bouche difforme. On ne pourra remédier à cet inconvénient, qu'en ôtant quelquefois certaines dents, qu'en redressant & raffermissant les autres. Plus on attendra, plus cette opération sera difficile, & plus longtems on aura le malheur de souffrir & de déplaire. On n'ignore plus à présent la possibilité de cette opération, ni le bon succès qui l'accompagne.

VIII. OBSERVATION.

Sur deux Dents incisives mal arrangées.

En 1719. Madame Oneil, demeurant à Saint Germain en Laye, amena chez moi Mademoiselle sa fille âgée de dix ou douze ans. Cette Demoiselle avoit les deux moyennes incisives de la machoire supérieure considérablement dérangées. Je les redressai avec mon pélican, & les remis dans leur état naturel, en présence de Madame sa mére & de l'épouse de M. Duval Chirurgien-Juré à Paris : Ensuite je les attachai avec du fil, que j'ôtai quelques jours après. Les dents de cette jeune Demoiselle sont restées parfaitement bien raffermies, & si bien arrangées qu'il ne paroît nullement qu'elles ayent été jamais autrement. Elles n'étoient hors de rang, que parce qu'on avoit attendu trop tard à ôter les dents de lait.

IX. OBSERVATION.

Sur une Dent qui paroissoit située au palais, laquelle fut placée au rang des autres.

La même année 1719. M. de la Barre âgé d'environ trente ans, ayant la dent canine du côté droit de la machoire supérieure placée vers le palais, & cette dent le faisant paroître comme ébréché, il me pria de la lui arranger, ce que je fis avec le pélican, & l'assujettis si promtement avec le fil, que j'eus beaucoup de peine à lui persuader que cette dent redressée étoit la même qui se recourboit auparavant vers son palais : Il me soutenoit toujours que je lui en avois mis une postiche ; son opiniâtreté alla si loin, que nous nous fâchâmes tous deux. Je pensai me repentir cette fois d'avoir si bien réussi. Il ne pût se persuader de l'existence de cette dent, qu'au bout de huit jours, que j'ôtai le fil, & qu'il vit sa dent si bien raffermie, qu'il ne disconvint plus que ce ne fût sa dent naturelle.

X. OBSERVATION.

A peu près semblable à la précédente.

La même année Mademoiselle Marie-Anne Renoult, niéce de M. Duchemin, Comédien ordinaire du Roi, ayant une semblable dent placée de même que l'étoit celle dont nous venons de parler, vint chez moi pour se la faire arranger; ce que je fis dans le moment avec le pélican. J'employai les mêmes moyens dont je m'étois servi pour arranger celle de M. de la Barre; ce qui me réussit de même.

REFLEXION.

L'on voit par ces cinq Observations, qu'il est souvent fort aisé de redresser certaines dents, pourvû néanmoins que l'on soit muni des instrumens convenables, qu'on les sçache bien manier, & que l'on observe toutes les circonstances qu'on rapportera au chapitre 8. tom. 2. où l'on verra qu'il se trouve des dents, qui ne sont pas si faciles à redresser, & qu'il y en a d'autres qu'il ne faut point entreprendre de redresser ; parce qu'il se rencontre quelquefois en celles-là des difficultez insurmontables.

XI. OBSERVATION.

Concernant des Dents mal arrangées & très-difformes.

En 1719. M. l'Abbé Morin de Chartres en Beausse, âgé d'environ vingt-deux ans, ayant les dents canines & les incisives très-dérangées & très-difformes, fut voir à ce sujet plusieurs de mes confréres, pour sçavoir d'eux s'il étoit possible de les lui arranger. Quelques-uns trouvérent la chose si difficile, qu'ils lui conseillerent de n'en rien faire : Le hazard voulut qu'il vint chez moi, dans le tems qu'il s'y rencontra un de mes confréres : Nous examinâmes tous deux sa bouche avec beaucoup d'attention. Comme ce Dentiste étoit mon ancien, & que je le croyois plus expérimenté que moi, je le priai de me donner son avis sur la méthode qu'il faloit suivre pour réussir dans un cas semblable : Soit qu'il ne voulût pas m'instruire, ou qu'il ne fût pas en état de m'aider de ſon conſeil, il ne me répondit pas comme je l'aurois ſouhaité ; ce qui m'obligea de lui dire, que j'eſpérois que dans trois ou quatre jours les dents de ce Monſieur ſeroient parfaitement bien arrangées. Ce Dentiſte ignoroit que cela ſe pût faire ſi promtement. Au bout de ce tems, ſa curioſité l'obligea de revenir chez moi, & il fut tout étonné de voir les dents de M. l'Abbé Morin parfaitement bien arrangées : Il reſta pour lors convaincu de la vérité de ce que je lui avois avancé.

REFLEXION.

Les choſes les plus aiſées à exécuter, paroiſſent impraticables à ceux qui ne ſont pas ſuffiſamment inſtruits. Tous les jours nous voyons des exemples qui confirment cette vérité. Ce que l'un tient pour impoſſible, eſt facilement exécuté par un autre. M. l'Abbé Morin a fait cette heureuſe expérience par lui-même. S'il s'en étoit tenu au ſentiment de pluſieurs Dentiſtes, ſes dents ſeroient encore difformes & hors d'état de bien exécuter toutes leurs fonctions.

XII. OBSERVATION.

Sur une Dent incisive dérangée & redressée en très-peu de tems avec le pélican.

Il y a plusieurs années que l'épouse de M. Gosset Correcteur des Comptes, qui demeure ruë Bourlabbé, m'ayant mandé pour examiner les dents de Mademoiselle sa fille, alors âgée de douze ans, je trouvai que cette Demoiselle avoit la moyenne dent incisive du côté gauche de la machoire supérieure fort dérangée & inclinée vers le palais: Madame sa mére me demanda s'il étoit possible de donner à cette dent son arrangement naturel, & d'ôter par ce moyen la difformité qu'elle causoit à la bouche de la jeune Demoiselle: Je répondis que je le pouvois faire facilement dans huit ou dix jours de tems, par le moyen des fils; pourvû qu'elle envoyât Mademoiselle sa fille tous les jours chez moi; mais comme différens maîtres d'exercices se trouvoient chaque jour chez elle à certaines heures pour l'instruire, ma proposition ne fut point acceptée, parce qu'on ne vouloit pas l'en détourner: Cela m'obligea de lui dire que si elle souhaitoit, je placerois cette dent dérangée dans son état naturel en quelques minutes.

Surprise du peu de tems que je demandois pour exécuter cette opération, elle consentit sans balancer que j'opérasse sur le champ. Je commençai par séparer avec la lime la dent dérangée, parce qu'elle étoit fort pressée par ses voisines, qui avoient un peu diminué l'espace que la dent dérangée devoit occuper. Cela fait, je redressai cette dent avec mon pélican, & la remis dans son arrangement naturel, comme je l'avois proposé; ce qui étonna beaucoup cette Dame, Madame sa sœur & plusieurs autres personnes qui se trouvérent présentes, & qui me dirent, qu'elles avoient souvent vû redresser & arranger des dents par feu M. Carmeline & par plusieurs autres; mais que ce n'avoit jamais été par une méthode semblable & en si peu de tems. Si-tôt que j'eus mis cette dent au rang des autres, je l'assujettis aux dents voisines par le moyen d'un fil commun que j'y laissai huit jours; & pendant ce tems-là je fis rinser la bouche de la Demoiselle quatre à cinq fois par jour avec l'eau ferrée mêlée avec moitié d'eau vulnéraire. Cette dent s'est si bien raffermie, qu'il ne paroît pas qu'elle ait été jamais dérangée de sa situation naturelle.

CHAPITRE XXIX.

Observation par laquelle on reconnoîtra la vraie luxation d'une dent, & quelles furent les adhérences qui survinrent en conséquence.

LE 15. Janvier 1724. Jeanne Varien femme du nommé Jean Huet, dit la Garenne, Soldat aux Gardes Françoises, Compagnie de M. de Visé, demeurant Fauxbourg S. Germain, ruë de la Corne, amena chez moi Catherine Huet sa fille, âgée d'environ neuf ans : Elle étoit très-tourmentée des douleurs qu'elle souffroit à la bouche, occasionnées par la luxation complette d'une petite molaire du côté gauche de la machoire inférieure : J'examinai la bouche de cette enfant ; j'observai que cette dent étoit entiérement hors de son alvéole, & renversée de telle façon entre les deux dents voisines, que l'extrémité de son corps touchoit la langue; que son colet & partie de sa racine étoient recouverts de la gencive; que l'extrêmité de sa racine avoit percé & lardé la gencive; & perçoit & lardoit encore la surface intérieure de la lévre inférieure près le commencement de la jouë. Il ne me fut pas difficile d'emporter cette dent, en la pinçant par son corps, & je le fis sans violence. Après que cette dent fut ôtée, j'examinai l'endroit où elle s'étoit logée depuis longtems. Je trouvai l'alvéole affaissé, les gencives déchirées & ulcérées en divers endroits, & même la gencive extérieure se rencontra fortement adhérente à la lévre; ce qui m'obligea de couper cette adhérence avec un bistouri: Je fis laver la bouche de cette enfant avec de l'oxicrat, & pour empêcher que la gencive ne se réunît de nouveau avec la lévre, dans l'endroit où l'ulcération réciproque de la surface de la gencive & celle de la jouë se rencontroient, je mis entre la lévre & la gencive, un peu de linge trempé dans le miel rosat. La malade fut pansée de même soir & matin, & guérie en très-peu de jours. Le déplacement de cette dent dépendoit d'une cause intérieure : Si l'alvéole n'avoit pas été effacé, j'aurois tenté d'y replacer cette dent, qui d'ailleurs n'étoit nullement cariée ; mais l'alvéole étant rempli, il n'étoit pas possible d'entreprendre ce remplacement, supposé qu'elle n'eût pas été dent de lait.

REFLEXION.

Cette dent ne s'étoit ainsi déplacée, qu'en conséquence d'une cause intérieure : Les sucs qui abreuvent la gencive & la membrane qui enveloppe la dent, étant devenus corrosifs, avoient pour ainsi dire, disséqué la gencive & séparé la dent de l'alvéole ; de telle façon que la dent venant à se déboîter, inclina vers la langue, & perça par ses racines la gencive extérieure. Cette dent restant placée dans cette situation, fut recouverte des gencives, incommoda la langue par l'extrêmité de son corps, & ulcéra la jouë par l'extrêmité de ses racines ; ce qui occasionna l'adhérence qui s'étoit formée entre la gencive & la jouë. Si l'on avoit négligé plus longtems de l'ôter, elle auroit ulcéré la langue, & donné occasion aux gencives de s'ulcérer davantage, & aux chairs excroissantes déja formées à son occasion, d'acquérir un plus grand volume. D'où nous devons conclurre, que lorsqu'on trouve des dents ainsi déboîtées, il ne faut pas différer à les ôter, en procédant de même que je l'ai fait en cette occasion. Par cette méthode, on sera certain de délivrer entiérement la personne à laquelle il sera arrivé un pareil accident.

CHAPITRE XXX.

Cinq Observations sur les Dents remises dans leurs mêmes alvéoles, ou transplantées dans une bouche étrangére.

PREMIERE OBSERVATION.

Sur une Dent cariée, ôtée & remise dans son même alvéole, laquelle Dent reprit fort heureusement.

EN 1721. je remis en cette Ville une dent incisive de la machoire inférieure à M. le Fort, duquel je ne sçai ni la qualité, ni la demeure. Cette dent étoit restée sur ma table près d'un quart-d'heure après avoir été ôtée, avant que je la lui remisse ; cependant elle s'est si bien réunie & raffermie dans son même alvéole, qu'elle est encore aujourd'hui aussi stable qu'elle l'étoit auparavant, quoiqu'elle fût cariée. Je m'étois proposé de la plomber ; mais ne causant pas de douleur, ce Monsieur a négligé de me venir voir. Depuis peu de tems l'ayant rencontré plusieurs fois, je n'ai pas manqué d'examiner dans quel état étoit cette dent ; je l'ai trouvée dans celui où elle étoit avant l'opération.

II. OBSERVATION.

A peu près semblable à la précédente.

Le 10. Avril 1725. la fille aînée de M. Tribuot Facteur d'Orgues du Roi, vint chez moi : Elle étoit attaquée d'une grande douleur causée par une carie de la premiere petite dent molaire du côté droit de la machoire supérieure : Cette Demoiselle balança sur le parti qu'elle avoit à prendre ; elle souhaitoit de se faire ôter sa dent, pour se délivrer

vrer de la douleur qu'elle souffroit ; mais elle avoit beaucoup de peine à s'y résoudre, par rapport à la difformité qu'auroit causé la perte de cette dent ; ce qui l'engagea à me demander, s'il n'étoit pas possible de la lui remettre, après l'avoir ôtée, comme je l'avois fait à sa sœur cadette.

Je lui répondis que cela pouvoit se faire aisément ; pourvû néanmoins que cette dent pût être ôtée sans se casser, sans faire éclater quelques portions de l'alvéole, & sans faire quelque déchirement considérable à la gencive. Pour lors elle se détermina entiérement. Je la lui ôtai avec tant de précaution & si heureusement, qu'elle ne fût nullement cassée, & que l'alvéole & les gencives ne furent point offensées ; ce qui m'engagea à remettre sur le champ cette dent cariée dans son alvéole.

Ainsi je lui fis occuper la même place qu'elle remplissoit auparavant : Ensuite j'eus soin de l'attacher aux dents voisines avec un fil commun, & de l'y assujettir pendant quelques jours.

Elle s'est si bien raffermie, qu'il ne paroît pas qu'elle ait été tirée de son alvéole, & qu'on l'y ait remise. Elle causa seulement quelques douleurs pendant deux jours après avoir été remise; ce qui pouvoit procéder de quelque irritation dont se ressentoit la membrane qui tapisse l'alvéole : Peut-être que cette douleur pouvoit encore être produite par la compression que la racine de la dent faisoit contre quelques petits lambeaux, ou quelque petite portion de cette même membrane. Quoi qu'il en soit, ce remplacement a réussi, sans qu'il soit arrivé aucun autre accident, & la dent fait sa fonction accoutumée comme les autres : Elle est insensible, & j'ai plombé son trou carié, pour la mieux conserver.

III. OBSERVATION.

Sur une dent cariée ôtée de son alvéole, & remise avec succès.

Le 29. Avril 1727. Mademoiselle de la Roche, Gouvernante des enfans de M. de Lamoignon de Blanc-Mesnil Président à Mortier, demeurant à l'Hôtel de Lamoignon, ruë Pavée au Marais, âgée de trente ans, vint chez moi pour se délivrer d'une douleur occasionnée par la premiére petite dent molaire du côté droit de la machoire supérieure, cariée à sa partie latérale &

postérieure. Ayant examiné cette carie, je dis à cette Demoiselle qu'il n'y avoit point d'autre moyen pour la guérir, que de tirer cette dent : Mais comme elle avoit toutes les autres dents fort belles & fort saines, & qu'il lui étoit fâcheux de perdre celle-ci, par la difformité que son extraction auroit faite à sa bouche, je lui dis que si je pouvois ôter cette dent sans la rompre & sans causer trop de déchirement à l'alvéole & à la gencive, il me seroit aisé de la lui remettre & de la bien affermir : A quoi ayant consenti, je tirai cette dent cariée, & la remis dans le moment dans son même alvéole ; je l'assujettis aux dents voisines avec un fil, & je fis rinser la bouche de cette Demoiselle cinq à six fois le jour avec une lotion faite d'une chopine de vin rouge ferré, une once de miel rosat & une bonne cueillerée de mon styptique astringent, le tout mêlé ensemble. Le douziéme jour j'ôtai la ligature de fil qui avoit servi à assujettir cette dent, qui se trouva très-bien raffermie. Quelque tems après j'en ai nettéïé le trou carié & je l'ai plombée : Depuis ce tems-là elle n'a causé aucune douleur, & elle sert de même que les autres dents,

J'ai fait dans la suite une semblable opération à une Demoiselle de l'âge d'environ vingt-trois ans, & je puis assurer qu'elle m'a encore mieux réussi que la précédente.

IV. OBSERVATION.

Sur une Dent saine, qui fut ôtée par la faute de la malade & promtement remise avec succès dans son même alvéole, sans que que la malade s'en apperçût.

En 1722. la fille cadette du même M. Tribuot dont j'ai parlé, alors âgée d'environ dix-huit ans, vint chez moi pour se faire tirer la deuxiéme petite molaire du côté droit de la machoire inférieure. Cette dent étant cariée, lui causoit des douleurs insupportables. La jeune personne qui les souffroit, appréhendoit tellement de se la faire ôter, qu'elle eut toutes les peines du monde à s'y déterminer. Cette dent étoit très-petite, extrêmement applatie par ses parties latérales, & fort serrée entre les autres dents. Ces circonstances m'obligérent de me servir d'une des branches du pélican la plus étroite &

plus capable de paſſer librement entre les deux dents voiſines, pour ne pas les intéreſſer, en tirant celle qu'il s'agiſſoit d'ôter. J'avertis cette jeune perſonne que cette dent n'étoit pas des plus aiſées à tirer ; qu'elle devoit ſe tranquilliſer, & bien prendre garde à ne pas remuer ſa tête, ni porter ſes mains ſur les miennes ; ce qu'elle faiſoit, lorſque j'introduiſois l'inſtrument en ſa bouche ; que c'étoit m'expoſer à manquer ſa dent, ou de s'en faire tirer une autre ; que j'aimois mieux ne pas l'entreprendre que de riſquer un tel inconvénient. Elle me promit d'obſerver ce que je lui demandois ; mais lorſque j'eus porté l'inſtrument ſur ſa dent, & que je voulus donner le mouvement de poignet pour l'ôter, ſa crainte l'engagea à me ſaiſir le bras avec force, à tourner & retirer ſa tête ; ce qui fit que l'inſtrument gliſſa malgré moi ſur la petite molaire ſa voiſine, & qu'il l'emporta. Je ne me déconc rtai point, je redoublai dans le moment mon coup de main, & j'ôtai auſſi celle qu'il s'agiſſoit d'ôter. Cela fit croire à cette perſonne que cette dent avoit été manquée la premiére fois. Je lui remis promtement ſa dent ſaine que je tenois dans ma main, sans néanmoins lui dire pour lors qu'elle avoit été entiérement tirée ; je lui fis croire qu'elle n'étoit qu'ébranlée. J'assujettis cette dent à sa voisine par le moyen d'un fil ciré, & après que ce fil eut resté huit à dix jours, elle se trouva si bien raffermie, sans avoir changé de couleur, qu'il ne paroît pas aujourd'hui qu'elle ait été tirée de son alvéole. Environ un an après, cette personne revint chez moi se faire accommoder les dents, je les limai de même que celle que j'avois ôtée & remise dans son même alvéole, pour les rendre égales en longueur : Cette dent se trouva aussi ferme & aussi sensible, que si elle n'avoit jamais été tirée. Ce fut alors que je dis à cette Demoiselle ce qui s'étoit passé ; elle me dit qu'on lui avoit ôté la pareille du côté gauche de la même maniére, sans que celui qui la lui avoit ôtée eût pris la sage précaution de la remettre.

Quand par quelque accident on ôte une dent saine, il faut toujours la remettre le plus promtement qu'il est possible dans son même alvéole, & le plus souvent elle s'y raffermit.

V. OBSERVATION SINGULIERE.

Sur la ſenſibilité d'une Dent étrangère, laquelle ayant été placée dans une autre bouche, cauſa peu de tems après des douleurs conſidérables.

En 1715. me trouvant à Angers, M. de Romatet Capitaine dans le ſecond Bataillon de Bourbonnois, & à préſent Lieutenant de Roi à Bayonne, vint chez moi, pour ſe faire ôter une dent canine du côté gauche de la machoire ſupérieure : Cette dent étoit très-gâtée : Il me demanda s'il n'étoit pas poſſible d'en remettre une autre récemment tirée d'une autre bouche. L'ayant aſſuré que la choſe ſe pouvoit, il envoya chercher ſur le champ un Soldat de ſa Compagnie qu'il avoit déja prévenu. J'examinai la pareille dent de ce Soldat, laquelle je trouvai trop large & trop épaiſſe ſur la ſurface intérieure. Néanmoins comme nous n'avions point à choiſir, je fus obligé de m'en ſervir, me propoſant de la diminuer avec la lime. Je tirai la dent de ce Soldat, je limai ce qu'elle avoit de trop en longueur & en épaisseur. Cela n'ayant pû être exécuté, sans découvrir l'intérieur de la cavité de cette dent, je me proposai de la remplir de plomb, si-tôt que cette même dent seroit raffermie dans l'alvéole où je la transplantai : Elle fut affermie douze à quinze jours après, & pour lors je la plombai : Cette dent étrangére ne fut pas plutôt plombée, qu'il survint une douleur insupportable à M. de Romatet. Cette douleur dura jusqu'au lendemain, que je fus obligé de déplomber cette dent. Je ne pouvois m'imaginer qu'une dent transférée d'une bouche dans une autre, fut susceptible de douleur, attendu que le nerf & les membranes en avoient été séparez; cependant lorsque j'eus ôté le plomb, la douleur cessa dans le moment, de même que si je lui avois ôté cette dent, laquelle lui a servi ainsi que ses autres dents naturelles.

M. de Romatet étant venu à Paris vers la fin de l'année 1723. m'a assuré, en présence de plusieurs Messieurs dignes de foi, que la dent que je lui avois transplantée, lui avoit duré six ans, & qu'il l'auroit encore, si le corps de cette dent ne s'étoit point altéré &

& rompu par la carie que la découverte de la cavité y avoit occasionnée, & qu'ayant voulu en faire ôter la racine par M. de Grand-Champs à Bayonne, il ne put lui ôter cette racine sans ouvrir auparavant la gencive, & sans lui causer beaucoup de douleur.

REFLEXION.

Que penser de la douleur que M. de Romatet a ressentie au sujet de cette dent que je transplantai dans sa bouche, si nous n'admettons que quelques filets nerveux de l'alvéole ont trouvé de certains conduits dans les racines de cette dent, propres à les laisser passer jusques dans la cavité, & à les rendre capables par leur réunion de donner de la sensibilité à la dent.

On dira sans doute que les canaux des dents, & les vaisseaux qui y entrent, sont très-fins ; que les liqueurs qui s'insinuent dans les vaisseaux divisez, ne tardent guéres à être coagulées par l'impression de l'air qui les a touchées ; & que cela doit être un obstacle à la circulation des sucs de la dent. J'avouë que de telles dispositions forment de grandes difficultez ; mais lorsque l'espace du tems n'est pas considérable, il ne faut point craindre que la réunion manque de se faire. Les liqueurs qui viennent du côté de l'alvéole, suffisent pour surmonter ce même obstacle, & par ce moyen commercer de l'alvéole à la dent, & de la dent à l'alvéole, à peu près de même que si ces parties n'avoient jamais été divisées. La réunion & la distribution des nerfs dans une telle dent paroît très-certaine; puisqu'on remarque qu'une dent sortie de son alvéole, qu'on y remet, ou qu'on transplante sur le champ, est quelquefois aussi sensible à l'action de la lime, après qu'elle est reprise & raffermie, que celles qui sont toujours restées dans leur place naturelle.

Il peut encore arriver, que quoiqu'une dent semblable à celle dont il s'agit, n'ait point de liaison avec les parties sensibles de l'alvéole, le plomb introduit dans sa cavité cause la douleur dont nous venons de parler, en ce que remplissant la cavité de la dent, il empêche l'issuë de la liqueur qui s'épanchoit par les extrêmitez des tuyaux rompus; & il arrive de-là, que cette liqueur devient un corps étranger, qui comprimant les vaisseaux de toutes parts, produit cette douleur.

Cette liqueur arrêtée, s'altérant par son séjour, & agissant sur les filets nerveux qu'elle picote, cause des divulsions qui font naître les douleurs que l'on ressent. Quoi qu'il en soit, la douleur doit cesser lorsqu'on a ôté le plomb; parce que la liqueur retenuë, ayant la liberté de sortir, ce qu'il y avoit d'acre & de corrosif est emporté par l'issuë de cette même liqueur, & par celle que fournissent les alimens & la salive, laquelle s'insinuant dans la cavité de la dent, en ressort de même, lave & déterge suffisamment l'endroit que la matiére renfermée par le plomb irritoit; cela suffit à la vérité pour ôter la douleur, mais non pour guérir la carie; c'est pourquoi il faut veiller à tout ce qui se passe en pareille occasion, & tâcher de prendre son tems à propos, pour ruginer & plomber la dent de nouveau, de même qu'on le fait aux dents cariées qui ne sont pas remplacées, ou transplantées.

On avoit crû, & plusieurs croyent encore, qu'il n'est pas possible que les dents se réunissent & se raffermissent dans leurs alvéoles, lorsqu'elles en ont été entiérement ſéparées ; on avoit encore plus de peine à concevoir, qu'une dent tranſplantée dans une bouche étrangére, pût ſe réunir & s'y raffermir.

Certains Auteurs avoient conſeillé de ſuivre cette méthode, tandis que d'autres y étoient tout-à-fait oppoſez. Les heureux ſuccès que nous en avons vûs, nous en prouvent inconteſtablement la poſſibilité.

M. Mauquets ſieur de la Motte Chirurgien à Valognes, dans ſon Traité complet de Chirurgie, tom. I. Obſervation deuxiéme, rapporte dans la réflexion qu'il fait concernant cette deuxiéme Obſervation, ce qu'il a remarqué à l'occaſion des dents ôtées & remiſes dans leurs mêmes alvéoles. Il fait connoître d'abord, qu'il eſt très-préjudiciable d'ôter une dent qui n'eſt point cariée, & dont la douleur ne dépend que de l'irritation de la membrane qui enveloppe ſa racine. Il conſeille, ſi l'on a ôté une telle dent, de la remettre promtement en ſa place. Il aſſure qu'elle s'y reprend aiſément, pourvû néanmoins que dans les premiers jours, on ait un grand ſoin de l'y maintenir. Il dit en avoir vû plusieurs expériences, entr'autres sur un Gentilhomme de Valognes, auquel on avoit arraché une belle dent qu'il se fit remettre à l'instant, laquelle reprit sa place, & se réunit parfaitement bien : Il espéroit que le petit nerf qui la retenoit dans le fond de l'alvéole étant rompu, il ne souffriroit plus de douleur dans la suite; mais cependant il fut trompé dans son attente; puisque quelques années après ce gentilhomme en ressentit de si cruelles, qu'il fut obligé de prendre le parti de se la faire arracher une seconde fois : Cela ne fut exécuté qu'après plusieurs reprises, & en entraînant une portion de la machoire inférieure avec elle, d'où il s'ensuivit des douleurs outrées; ce qui fait conclurre à M. de la Motte, qu'il n'est guéres de plaisirs sans peine; cependant il conseille de pratiquer la même opération en pareil cas, c'est-à-dire, de remettre une dent saine en sa place, lorsqu'on l'a ôtée par inadvertance; parce que, dit-il, il y a tout lieu d'espérer que les suites n'en seront pas également fâcheuses. Il assure qu'il a vû que cette pratique a souvent réussi.

Le même Auteur explique ensuite

de cette façon le désordre qui arriva à l'extraction de la dent de ce Gentilhomme. » La membrane, dit-il, » ayant souffert quelque déperdition » d'une partie de sa substance, & la » partie de l'alvéole s'en étant trouvée » dépouillée, la dent se réunit à cette » portion d'os découvert qui ne fit plus » qu'un corps avec elle; ce qui fut cau- » se qu'on ne pût arracher cette dent, » sans emporter une portion de la » machoire, & ce qui arriveroit tou- » jours par la même raison en cas pa- » reil; mais comme elle n'a lieu que » par hazard, cette réunion n'est point » à craindre. » Par ce raisonnement cet Auteur nous fait concevoir, que quand on remettra une dent qui sera revêtuë d'une membrane, ou que l'alvéole sera tapissé de quelque membrane, pour lors on ne doit point craindre, que l'os de la dent se réunisse avec celui de l'alvéole; parce qu'il n'y aura que les membranes qui se réuniront entr'elles, & qu'ainsi on pourra l'ôter une seconde fois, sans craindre d'emporter aucune portion de l'alvéole.

Les Observations que M. de la Motte vient de nous communiquer à ce ſujet, confirment la poſſibilité de remettre avec ſuccès les dents dans leur place, & même celle de les tranſplanter d'une bouche dans une autre. A la vérité elles ne réuſſiſſent pas toutes ; & il s'en trouve qui ne ſont pas de longue durée, par le défaut d'une juſte proportion entre la figure des racines de ces dents, & la capacité ou forme intérieure des alvéoles où l'on veut les placer.

CHAPITRE XXXI.

Deux Obſervations ſur des Dents qui furent enfoncées dans le ſinus maxillaire ſupérieur droit & dans l'alvéole, en voulant les ôter.

PREMIERE OBSERVATION.

Sur une Dent qui fut enfoncée par un Charlatan dans le ſinus maxillaire ſupérieur droit, & ſur les ſuites de cet accident.

POUR faire ſentir combien il eſt important de ne ſe fier dans des cas de conſéquence qu'à des perſonnes expérimentées, je rapporterai ici l'état fâcheux dans lequel se trouva en l'année 1720. M. Henri Amariton fils de M. Amariton Ecuyer, Seigneur de Beaurecœuil, Paroisse de Nonette, sur la riviére d'Allier, près la ville d'Issoire en la Limagne d'Auvergne, pour s'être mis entre les mains d'un Charlatan. Il s'agissoit d'une dent canine qui l'incommodoit beaucoup par son volume & par sa situation. Elle étoit située sur la surface intérieure de la premiére petite molaire du côté droit de la machoire supérieure, & elle inclinoit considérablement vers le palais. L'embarras & la peine que cette dent causoit à ce Monsieur le déterminérent à se la faire ôter, & dans cette résolution, au commencement du Carême de la même année, il se mit entre les mains du nommé la Roche Opérateur, demeurant audit Nonette, qui le plaça de la maniére qu'il jugea la plus convenable : Ensuite il appliqua une clef percée sur l'extrêmité de la couronne de la dent, puis il frapa à grands coups avec une pierre sur cette clef : Par cette manœuvre il enfonça la dent presque de travers dans le sinus maxillaire supérieur, de maniére qu'on ne la voyoit plus. Lorſque cette dent eut ainſi diſparu, cet empirique aſſura les aſſiſtans que le malade l'avoit avalée : Cela paroiſſoit aſſez vraiſemblable, puiſqu'on avoit cherché cette dent ſans la pouvoir trouver. Quelque tems après le malade ſentit une douleur aſſez grande en cet endroit ; ce qui l'obligea d'envoyer quérir M. Duver ſon Médecin, lequel trouva une petite tumeur dure, ſans inflammation, qui s'étoit manifeſtée ſur la jouë près du nez, & ayant examiné le dedans de ſa bouche, il y apperçut trois trous fiſtuleux très-petits qui donnoient paſſage à une humeur ſéreuſe très-fœtide: Quelque tems après il ſe fit deux autres petits trous fiſtuleux ſur la tumeur. Pluſieurs conſultations furent faites à ce ſujet, par les Chirurgiens de la ville de Clermont, où le malade s'étoit tranſporté, & à Paris, par Meſſieurs Arnault (a) & Petit. Ces derniers ayant examiné le mémoire qui contenoit le détail de la maladie, reconnurent qu'elle étoit aſſez conſidérable pour être traitée dans les formes. Ils donnérent leur ſenti-

(a) Chirurgien-Juré à Paris, & ancien Prévôt de ſa Compagnie.

ment, lequel fut envoyé à Clermont: Les Chirurgiens de cette Ville n'ayant pas entrepris la cure, soit que le cas leur parût trop difficile, ou qu'on n'eût pas assez de confiance en eux, le malade dans le mois de Juillet de la même année vint à Paris; il eut recours aux mêmes Messieurs Arnault & Petit. Ces deux Chirurgiens tirérent bientôt le malade d'affaire. Au bout de dix à douze jours de pansement, M. Petit tira la dent heureusement, ce qu'il exécuta par une incision qu'il avoit été obligé de faire à la tumeur, qu'il jugea occasionnée par l'extrêmité de la racine de la dent. Ayant découvert cette racine, il la saisit avec les pincettes droites, & tira la dent entiére. Enfin peu de jours après, le malade fut guéri par les remédes ordinaires, sans qu'il ait eu le visage difforme en aucune maniére, à peine a t'on pû connoître qu'on lui ait fait une incision. Cette Observation m'a été communiquée par M. Amariton du Plaisir, parent de M. Amariton de Beaurecœuil, auquel le cas que je viens de rapporter est arrivé, & elle m'a été confirmée par M. Petit.

II. OBSERVATION.

D'une Dent enfoncée dans un alvéole voisin.

Me trouvant à Angers en 1717. un Cardeur de laine de la même ville, eut le malheur d'avoir un accident semblable à celui dont nous venons de parler; à la différence près que la dent du Cardeur de laine fut logée dans l'alvéole d'une dent voisine qui avoit été ôtée, & que ce malade eut plus promtement du secours. Il me vint trouver sept jours après son accident. Je lui ôtai sa dent avec les pincettes droites, quoiqu'auparavant il n'y eût aucune apparence de dent en cet endroit, à cause du gonflement qui y étoit survenu. Cette dent ne fut pas plutôt ôtée que le malade se trouva guéri, comme si je n'avois fait que lui tirer simplement une autre dent.

REFLEXION.

Rien n'est plus ordinaire, que de se livrer au premier venu pour se faire ôter une dent; & l'on réussiroit difficilement à faire comprendre le danger où l'on est quelquefois exposé dans l'exécution d'une opération qui paroit d'abord si simple & si commune, si les exemples des accidens fâcheux qui arrivent à ce sujet, ne nous faisoient appercevoir les risques que l'on court en pareille occasion ; surtout lorsqu'on se confie à des ignorans, ou à des imposteurs, qui pour en imposer, sont capables de tout entreprendre témérairement. Les deux Observations ci-dessus confirment ces fâcheuses véritez. L'une & l'autre de ces deux personnes qui ont enfoncé les dents dont nous venons de parler, n'ont procédé de même que parce qu'ils se sont servis d'instrumens qui ne convenoient pas. Ces prétendus Opérateurs ne pouvant ôter ces dents, & voyant qu'elles avoient disparu, voulurent persuader que les malades les avoient avalées, & l'on ne pût s'appercevoir que trop tard du contraire. Si les Chirurgiens qui furent appellez les premiers en consultation, après ces accidens, avoient été instruits par quelques Observations à peu près semblables ; qu'ils eussent été bien informez de la structure de ces parties, & qu'ils eussent réflechi sérieusement sur la manœuvre dont on s'étoit servi en opérant sur ces dents, il leur auroit été aisé de reconnoître le fait dont il s'agissoit, & d'y remédier, avant que la maladie eût fait de si grands progrès; ils auroient par-là soulagé les malades, & guéri radicalement leur maladie dans son commencement.

CHAPITRE XXXII.

Trois Observations sur les excroissances pierreuses formées sur les dents, ou dans leur voisinage.

PREMIERE OBSERVATION très-remarquable.

Sur une excroissance pierreuse, formée à l'endroit des Dents molaires, laquelle excroissance fut précédée d'un abcès & du concours de plusieurs accidens fâcheux qui se succédérent les uns aux autres pendant l'espace de vingt mois.

MONSIEUR Houssu neveu de M. le Cointre Musicien & Pensionnaire de l'Académie Royale de Musique, demeurant ruë des Poitevins, proche Saint André des Arcs, tomba de cheval avec sa nourrice, n'étant alors âgé que de quatre ans : En tombant il se heurta le côté droit de la machoire inférieure, & dans le même endroit il parut quelques jours après une contusion qui se termina par un abcès. Au bout de trois ou quatre ans, la partie inférieure de la jouë du même côté, se gonfla peu à peu ; la matiére infiltrée causa une tumeur dure & indolente ; ce qui fit présumer aux Chirurgiens qui visitérent le malade, que sa machoire avoit été fracturée par sa chûte : Ils présumérent aussi que cette tumeur n'étoit que la matiére du calus entassée dans l'endroit & aux environs de l'os maxillaire, qu'ils supposoient avoir été fracturé : Ils conclurent qu'il étoit nécessaire d'ôter les dents qui étoient proche de cet endroit, & qu'ils soupçonnoient d'être cariées : Ils crurent par-là prévénir les suites que la carie des dents auroient pû occasionner. Cette opération fut faite à ce malade, sans qu'il en reçût aucun soulagement ; il arriva même qu'à l'âge de seize ans la derniére dent molaire du côté droit de la machoire inférieure voulant paroître, occasionna un second abcès causé par les tiraillemens que souffrirent les gencives & l'alveole dans cette occaſion. Cet abcès fut plus conſidérable que le premier, par rapport à la compreſſion que faiſoit la dureté de cette excroiſſance pierreuſe, que les gencives enveloppoient.

La matiére de cet abcès eut ſon iſſuë par le dedans de la bouche, la tumeur dure & inſenſible ne ſe diſſipa point; ce qui obligea un Chirurgien de cette Ville, de tenter par l'application des cataplâmes, la réſolution, ou la ſuppuration des matiéres dépoſées. Ces remédes n'ayant pas eu plus de ſuccès que les précédens, ce même Chirurgien s'aviſa de percer la tumeur en dehors, il ne ſortit que du ſang des lévres de la plaie. Cette mauvaiſe réuſſite devoit ſuffire pour rendre ce Chirurgien plus retenu; mais ſon opiniâtreté fit qu'il ne pût s'empêcher de faire le troiſiéme jour une ſeconde inciſion: Il ne ſortit pareillement de cette ſeconde inciſion, que du ſang; ce qui ne pût encore le détourner de pourſuivre ſon entrepriſe: Il tourmenta vainement ſon malade. Au bout de ſix ſemaines il opéra de nouveau, il fit une inciſion cruciale dans le même endroit, & par cette inciſion il coupa un rameau d'artére, qui cauſa une hémorragie que l'on n'arrêta qu'avec beaucoup de peine. Ces différentes incisions faites mal à propos, ne donnérent issuë qu'au sang qui sortit des vaisseaux, sans diminuer aucunement le volume de la tumeur qu'il croyoit attaquer par ces opérations.

Pendant le cours des pansemens qui durérent dix-huit mois, on appliqua plusieurs fois le cautére actuel pour dissiper cette tumeur. Toutes ces opérations furent inutiles. Enfin on abandonna ce malade, qui resta cinq ans dans ce triste état, sans aucun secours ni soulagement: Au contraire pendant ce tems-là le volume de la tumeur augmenta considérablement. Les parens de ce jeune homme ennuyez de la durée de cette maladie, consultérent feu M. Carmeline Chirurgien Dentiste, qui reconnut que cette tumeur n'étoit attachée à la gencive que par une fort petite baze, d'où il conclut qu'il lui seroit fort aisé de l'extirper: Elle n'étoit point d'ailleurs adhérente à la jouë. Il exécuta ce qu'il s'étoit proposé quinze jours aprés sa premiére visite. L'extirpation étant faite, la jouë se rapprocha de la gencive. La plaie qu'on avoit ci-devant faite à cette même jouë par

des

des opérations inutiles & mal entenduës, fut légérement pansée, & ne tarda pas à se guérir : Celle qu'on avoit faite à la gencive, en extirpant cette excroissance, fut bientôt guérie pareillement.

Ce fut par cette opération, bien différente des prémiéres, que M. Carmeline termina avec un heureux succès une maladie qui avoit duré tant d'années, & qui avoit exposé ce malade à des dangers dont les suites avoient été si fâcheuses. Cette excroissance (a) pése actuellement une once cinq gros : Elle doit avoir été plus pesante & d'un plus grand volume lorsqu'on l'extirpa. Il ne fut pas possible de cicatriser l'ulcére de la jouë occasionné en conséquence des opérations pratiquées indiscrétement, sans qu'il restât une cicatrice difforme & incommode, qui formoit un trou dans lequel on pouvoit introduire le petit doigt : Ce trou étoit cicatrisé dans toute sa circonférence, il perçoit d'ailleurs la jouë de part en part, & occasionnoit par cette disposition la sortie de la salive & des alimens mâchez. Le malade par son industrie trouva le moyen de remédier

(a) Voyez la Planche 4. de ce Volnme.

à cet inconvénient : Il imagina de boucher ce trou avec un tampon de cire introduit par le dedans de la jouë ; ensorte que rien ne pût passer du dedans de la bouche en dehors, cachant d'ailleurs la difformité extérieure avec une mouche bien gommée. Je suis possesseur de ce corps pierreux : M. Houssu ayant eu recours à moi pour faire quelque réparation considérable à sa bouche, m'en a fait présent avant son départ pour un voyage de long cours.

RÉFLEXION.

Le corps pierreux dont il s'agit dans cette Observation, est d'une telle contexture, qu'il ne paroît pas être formé par une matiére tartareuse ; mais bien plutôt par un suc osseux qui s'est échapé de la substance de l'os même, par la rupture de quelques fibres osseuses ; à peu près de même qu'il arrive dans la formation des exostoses. Les causes qui peuvent avoir donné lieu à une maladie aussi bizarre & aussi singuliére, ne me sont pas suffisamment connuës ; parce que je n'ai point suivi cette maladie, & que je n'ai pas même eu occasion d'en conférer avec les Médecins & Chirurgiens qui ont traité le malade. C'eſt pourquoi, ſans faire de longs & vagues raiſonnemens ſur ce ſujet, je me ſuis borné à ne rapporter ici que les principales circonſtances que cette Obſervation renferme, & celles qui m'ont été les mieux vérifiées; ce qui m'a parû ſuffiſant pour pouvoir parvenir à reconnoître une ſemblable maladie, & pour procéder à ſa guériſon, en cas que dans la pratique on vint à en rencontrer une à peu près du même caractére.

II. OBSERVATION.

Sur une excroiſſance devenuë pierreuſe, reſſemblant à peu près à un petit Champignon.

En 1721. l'épouſe de M. Begon Banquier, ruë de Clery à Paris, me conſulta ſur une tumeur excroiſſante qui lui étoit ſurvenuë à la gencive du côté droit de la machoire inférieure. Cette excroiſſance étoit à peu près de la même nature de celle dont j'ai parlé dans la précédente Obſervation: Je remarquai qu'elle étoit très-dure, & que ſon attache, ou baze étoit peu étenduë, & figurée en forme de col. Son corps avoit à peu près la figure d'un champignon, & il étoit du volume d'une noisette. Je ne jugeai pas qu'aucun médicament fût capable de détruire ce corps étranger; je fus d'avis d'en faire l'extirpation. Je préférai l'instrument tranchant à la ligature, d'autant plus que ces excroissances ne fournissent ordinairement que très-peu de sang. Cette Dame ne se rendit point alors à toutes les raisons dont je me servis, pour la résoudre à souffrir cette opération, qu'elle éluda jusqu'à l'année suivante; au bout duquel tems s'étant apperçuë que cette tumeur s'étoit de beaucoup augmentée, elle me manda de nouveau, étant entiérement résoluë à se la faire ôter: Ce que je fis à l'instant, au grand étonnement de la malade, qui ne souffrit que très-peu. L'opération faite, j'examinai à loisir cette excroissance; je la trouvai très-dure, comme osseuse, ou pierreuse, d'une consistance à peu près égale à la solidité de celle que M. Carmeline avoit ôté au malade dont j'ai parlé. Celle que j'extirpai à cette Dame, quoiqu'à peu près du même caractére, n'avoit pas reçû un si grand accroissement, parce qu'elle avoit été emportée de bonne heure. Le succès en fut très heureux ; il ne sortit que très-peu de sang de cette extirpation & la guérison en fut promte. Cette Dame n'a depuis ressenti aucune incommodité, & il n'y a aucune apparence de récidive.

Du succès heureux de cette Observation & de celui de plusieurs autres à peu près semblables que la pratique nous a fournies, nous pouvons conclurre que le moyen le plus certain pour guérir promtement, radicalement & avec moins de violence ces sortes d'excroissances osseuses, c'est celui de les extirper, en se servant à son choix d'un scapel, dont la lame soit à dos, à peu près semblable à celle d'un bistouri, ou bien de ciseaux, suivant qu'il conviendra le mieux, par rapport à la situation, au volume, à la figure, & à la consistance de ces sortes d'excroissances.

REFLEXION.

Il n'est pas surprenant de voir qu'il se forme des corps pierreux, & même de véritables pierres dans la bouche, puisque l'on en a rencontré souvent qui s'étoient formées dans toutes les parties du corps. Cela dépend des causes qui donnent occasion aux matiéres plâtreuses, ou pierreuses de se déposer, tantôt dans une partie, tantôt dans une autre. Quelquefois ces causes sont intérieures, quelquefois extérieures, & d'autres fois les causes extérieures & intérieures concourent égalemen à la formation de ces corps durs.

Lorsque c'est dans la bouche que l'on apperçoit ces sortes de tumeurs, si c'est dans leur commencement que l'on fait cette découverte, il faut tâcher de les résoudre, ou de les faire suppurer le plus promtement qu'il est possible; & si l'on ne peut par ces voies-là venir à bout d'en terminer heureusement la guérison, il faut sans hésiter en venir à l'extirpation. Si l'on différe de la faire, il arrivera que leur progrès deviendra de jour en jour plus considérable. Pour éviter alors les suites qu'on en doit appréhender, il ne suffit pas toujours que le Dentiste se détermine à prendre ce parti, il faut aussi que le malade & ceux qui s'intéressent à sa santé y consentent; mais souvent il se rencontre qu'on les trouve fort peu disposez à prendre une bonne résolution, parce que chacun craint les opérations qui ſont inſéparables de la douleur. C'eſt pourquoi ceux qui ſont appellez auprès de ces malades timides, doivent faire tous leurs efforts pour diſſiper leur crainte & leur répugnance, en leur faiſant comprendre le danger où ils s'expoſent, en éludant des opérations dont leur guériſon dépend uniquement.

III. OBSERVATION. SINGULIERE.

Touchant une pétrification formée ſur une des dents molaires.

Feu M. Baſſuel, Maître Chirurgien, qui étoit curieux de ce qui concerne ſa profeſſion, me fit voir une piéce tartareuſe, ou pierreuſe, très-rare. C'étoit ſur une dent molaire du côté droit de la machoire inférieure qu'elle s'étoit formée, étant preſque toute couverte d'un tartre petrifié.

Ce corps étranger qu'il ôta il y a nombre d'années, à une femme fort âgée, eſt preſque du volume d'un œuf de jeune poule; (*a*) il eſt convéxe & aſſez arrondi par ſes parties ſupérieures, à quelques éminences près, concave, raboteux & très-irrégulier par

(*a*) Voyez la Planche 2. de ce Volume.

ses parties inférieures : L'endroit de ce corps sur lequel les dents opposées appuyoient, est un peu concave & enfoncé : Il a sa surface assez polie : La partie de ce corps qui touchoit la langue est unie & égale : Celle qui touchoit la peau de la bouche du côté du muscle masseter & de l'apophise coronoïde est un peu enfoncée, cependant assez unie ; s'étant figurée ainsi par la pression des parties : La surface tournée du côté de la jouë est la plus saillante, la plus convéxe, la plus raboteuse & la plus arrondie. La dent a suivi ce corps pierreux, ses racines restant entiérement à découvert. Le corps de la dent est enchassé & caché dans cette substance pierreuse, à laquelle il est intimement uni & fortement attaché. Cette matiére tartareuse ou pierreuse, s'étoit étenduë sur les gencives, tant antérieurement, que postérieurement. Ce corps étranger est actuellement du poids de sept gros : Sans doute il pesoit davantage lorsque ce Chirurgien l'ôta de la bouche de cette femme, la matiére ayant dû se dessécher depuis ce tems-là. Quant à la grosseur & à la figure, il faut remarquer que peut-être il n'a pas été ôté en entier ; qu'il qu'il peut en être resté quelque partie dans la bouche, & que l'instrument qui a servi pour le tirer peut en avoir détruit quelque portion. Ce corps, avant que d'être ôté, faisoit paroître la joue tuméfiée par sa pression : On auroit crû à voir cette joue, qu'elle étoit attaquée d'une tumeur humorale d'un volume considérable. Ce même corps empêchoit encore que les dents de la machoire supérieure & celles de l'inférieure ne s'approchassent les unes des autres par leurs extrêmitez, comme elles s'approchent ordinairement.

REFLEXION.

Ce corps tartareux, ou pierreux, ne s'est augmenté jusqu'à ce point, que parce qu'on a négligé de l'ôter dans son commencement. Les personnes que cette femme a d'abord consultées, ont ignoré quelle en étoit la nature, & quel étoit le moyen de le détruire ; ce qui a été la cause que cette maladie n'a pas été guérie, avant qu'elle eût fait de tels progrès. Le Public éprouve tous les jours des avantures semblables, sans s'appercevoir que les maladies ne deviennent le plus souvent si invétérées, que par la négligence, ou l'ignorance de ceux à qui il se confie sans discernement. D'ailleurs la crainte mal fondée que l'on a pour les opérations, fait que le malade est toujours porté à suivre l'opinion de celui qui les élude. On ne se résout à souffrir aucune opération qu'à la derniére extrêmité, & souvent lorsqu'il n'est plus tems de la faire avec succès, ou sans encourir de grands dangers. Il est difficile de concevoir comment cette femme avec ce corps pierreux entre les dents, a pû faire la mastication, sans que sa machoire se soit luxée en quelque maniére; & l'on doit convenir que jamais opération n'a été mieux indiquée, ni plus heureusement exécutée que celle que M. Bassuet fit en cette occasion.

CHAPITRE XXXIII.

Quatre Observations sur les violentes douleurs de tête, &c. causées par les Dents.

PREMIERE OBSERVATION.

Sur la carie d'une Dent, qui causoit une douleur d'oreille très-violente, sans que la Dent fût douloureuse, laquelle douleur cessa après que la Dent fut ôtée.

IL y a nombre d'années que Mademoiselle de la Gibonnais demeurant à Nantes, étant venuë à Paris, m'envoya chercher pour lui nettëier les dents. J'apperçus en visitant sa bouche, qu'une grosse molaire du côté droit de la machoire inférieure étoit cariée. Je m'informai d'elle, si cette dent lui faisoit quelque douleur, elle me dît qu'elle ne lui en causoit aucune; mais qu'elle avoit du côté de la dent cariée une douleur à l'oreille qui subsistoit depuis longtems, sans y avoir pû trouver aucun soulagement, quoiqu'on y eût fait plusieurs remédes. Je ne jugeai pas que la dent fût la cause de cette douleur ; ainsi je me contentai de la plomber, pour l'empêcher de se gâter davantage. La même douleur subsistant toujours, quoique la dent fût plombée, cette Demoiselle consulta M. Courier (a) qui lui dît que la dent cariée pouvoit être la cause de son mal d'oreille, & qu'ainsi il faloit commencer par la faire ôter. L'avis fut suivi, & cette Demoiselle fut guérie entiérement peu de tems après.

REFLEXION.

Par cette Observation & par plusieurs autres, on voit que la carie des dents peut être le principe de différentes maladies. Quelquefois la douleur que cette carie cause, fait souffrir toute la tête : D'autrefois elle n'en afflige qu'une seule partie ; ce qui se passe souvent d'une maniére si cachée, qu'à peine pense-t'on qu'un tel effet provienne de sa véritable cause. C'est pourquoi il ne faut pas manquer en des cas à peu près semblables, de bien examiner l'état des dents, de les sacrifier s'il le faut, pour se délivrer plutôt des maladies qu'elles occasionnent, & dont les suites pourroient être très-fâcheuses.

(a) Médecin de la Faculté de Paris.

II. OBSERVATION.

Dans laquelle on verra que les douleurs de Dents causent des maux de tête, qui guérissent par la seule extraction de la Dent.

En 1715. Madame de Maubreuil, demeurant à Nantes, étant affligée d'un très-grand mal de tête, consulta à cette occasion son Médecin & son Chirurgien, qui lui ordonnérent plusieurs remédes. Cette Dame fut saignée & purgée plusieurs fois; mais comme son mal ne diminuoit point, ces Messieurs lui ordonnérent le bain, & l'application des sangsuës à la tête; elle exécuta de point en point leur ordonnance. Tous les remédes qu'elle fit, ne la soulagérent nullement. Cette Dame avoit deux dents gâtées, qui depuis longtems lui causoient de la douleur, & l'empêchoient de manger. Cela lui fit penser qu'elles pouvoient être la cause de tous les maux qu'elle souffroit. Comme j'avois l'honneur d'être connu d'elle particuliérement, elle se résolut de me venir trouver à Angers où je demeurois pour lors. Etant arrivée chez moi, je visitai sa bouche, & trouvai qu'elle avoit deux dents molaires très-cariées, l'une au côté droit de la machoire inférieure, & l'autre au côté gauche de la même machoire: Je jugeai que ces deux dents étoient la seule cause de son mal de tête, & je la déterminai pour lors à se les faire ôter; ce que je n'eus pas plutôt fait, que cette Dame se trouva entiérement délivrée d'une douleur qui l'avoit tourmentée pendant plus de six mois. Cette Dame que j'ai vûë plusieurs fois depuis mon établissement à Paris, m'a assuré n'avoir plus souffert du mal de tête.

REFLEXION.

Il n'y a pas de maladie plus commune que celle que l'on nomme mal de tête, dont les causes sont infinies. Quelquefois il est occasionné par la carie des dents, & pour lors on n'en peut être délivré qu'en ôtant les dents malades. L'Observation suivante en servira encore de preuve.

III. OBSERVATION.

Sur un grand mal de tête causé par plusieurs Dents cariées ; ce que l'on n'avoit pendant longtems, ni reconnu, ni soupçonné.

Madame la Marquise de Trans, demeurant en Brétagne, étant incommodée depuis longtems d'une douleur qui lui occupoit toute la tête, consulta plusieurs Médecins & Chirurgiens habiles, qui l'assurérent que son mal de tête, n'étoit qu'un rumatisme. Fondez sur cette opinion, ils lui firent beaucoup de remédes, dont elle ne reçut aucun soulagement. Cette situation fâcheuse la fit résoudre, il y a quatre ans, d'aller aux eaux de Bourbon qu'on lui avoit ordonnées : Dans ce dessein cette Dame vint à Paris, où elle consulta un Médecin célébre, qui fut d'abord de l'avis des premiers, traitant son mal de rumatisme. Les remédes qu'il employa pour la guérir, furent inutiles. La Dame se plaignant toujours de la douleur excessive qu'elle sentoit à la tête & aux dents, ce Médecin conjectura à la fin, que le grand mal de tête dont elle se plaignoit, pouvoit être occasionné par les dents; & sur cette conjecture, il conseilla à cette Dame de voir un Dentiste. Comme j'avois l'honneur d'être connu d'elle depuis plusieurs années, je fus mandé pour la voir. Ayant examiné ses dents, je trouvai une grosse molaire du côté gauche de la machoire inférieure, & deux dents de la supérieure du côté droit, cariées considérablement. Les gencives de ces trois dents, étoient gonflées & enflammées: Aprés avoir sondé ces dents, je dis à cette Dame que leur carie étoit parvenuë à un tel point qu'il étoit impossible de les conserver, & que je ne doutois nullement que cette même carie ne fût la seule cause de son mal de tête; qu'enfin je croyois qu'il faloit les lui ôter. Elle répugna d'abord à mon avis; mais ayant fait attention qu'il étoit conforme à celui de son Médecin, elle me permit enfin d'en tirer deux. La douleur n'étant pas entiérement passée par leur extraction, elle me fit appeller cinq jours aprés, pour lui ôter la troisiéme: Ce fut la derniére grosse molaire de la machoire ſupérieure que je lui ôtai. Son mal ſe diſſipa promtement, & depuis ce temslà cette Dame n'a reſſenti aucune atteinte de douleur de tête, ni de dents.

REFLEXION.

Le mal de tête de cette Dame étoit ſimptomatique & tout-à-fait dépendant de la carie de ſes dents; puiſqu'il a ceſſé lorſqu'elles ont été ôtées. Tels remédes que l'on eût pû pratiquer, ce mal de tête n'auroit jamais ceſſé de la tourmenter: Il ne s'agiſſoit pas de combattre une cauſe univerſelle, mais une cauſe locale qui conſiſtoit en la carie de ces trois dents. Sans avoir fait de telles obſervations, on auroit de la peine à s'imaginer que la carie des dents fût capable de produire un mal de tête, dont la ſource étoit ſi équivoque, qu'il a trompé pendant longtems pluſieurs Médecins & Chirurgiens habiles, & qui auroit fait traîner à cette Dame une vie languiſſante, ſi j'avois balancé à exécuter une telle opération, qui la délivra entiérement de ce rumatiſme prétendu, & qui lui épargna la peine & les frais d'un voyage, ſans compter que par-là elle fut garantie de courir le riſque des effets dangéreux que les bains pris mal-à-propos auroient pû produire.

IV. OBSERVATION.

Sur de très-grandes douleurs aux dents, à la temple, à l'oreille, du côté gauche, au menton, au palais & à la gorge, sans que l'on pût sçavoir ce qui pouvoit les occasionner.

En l'année 1727. Mademoiselle Chabot, demeurant à Orléans, fut attaquée à l'âge d'environ vingt-sept ans, de douleurs très-violentes à toutes les parties qu'on vient de nommer. Cette malade consulta M. Eustache habile Médecin, & M. Noël Maître Chirurgien dans la même Ville. Ces Messieurs crurent que ce ne pouvoit être qu'un rumatisme; parce que cette Demoiselle disoit ne sentir pas plus de douleur à une seule dent qu'à toutes les autres de ce même côté, & que d'ailleurs il ne paroissoit aucunes parties tuméfiées ni enflammées. Ils ordonnérent les saignées, les lavemens, les purgations & les cataplâmes: Elle fut saignée deux fois au bras & deux ſois au pied, reçut pluſieurs lavemens, fut purgée deux fois, & continua les cataplâmes, ſans en recevoir aucun ſoulagement. Pendant le cours de ce traitement, elle s'apperçut qu'elle avoit la deuxiéme petite dent molaire du côté gauche de la machoire ſupérieure cariée. Elle la fit voir au Garçon Chirurgien de M. Noël, qui la lui tira. On crut alors avoir trouvé & emporté la cauſe de cette maladie; mais une heure après elle recommença avec autant de violence qu'auparavant, & dura encore quelques mois, après quoi elle ſe diſſipa d'elle même. Au commencement du mois de Février de l'année 1728. cette perſonne étant venuë à Paris, fut atteinte du même mal, ſans ſçavoir encore d'où il pouvoit provenir. Elle alla trouver M. Petit, pour le conſulter: Cet habile Chirurgien conſeilla à la malade de me voir à ce ſujet, vû que ces douleurs pouvoient être cauſées & entretenuës par quelque dent cariée, & que les remédes qu'on feroit d'ailleurs pourroient être plus nuiſibles à ſa ſanté que ſalutaires. La malade m'ayant fait venir chez elle, & m'ayant fait le détail de ſa maladie, j'examinai ſa bouche, où je trouvai la deuxiéme grosse dent molaire du côté gauche de la machoire inférieure assez cariée pour lui causer tous les désordres dont elle se plaignoit, & je reconnus que pour les terminer, il n'y avoit point d'autre parti à prendre que d'ôter cette dent. La malade y consentit, & la dent ne fut pas plutôt ôtée, que toutes les douleurs se dissipérent entiérement & sans aucun retour.

Ce que je viens de rapporter dans cette Observation est à la connoissance de M. le Chevalier de Louville, qui s'est trouvé présent à cette opération.

REFLEXION.

Il n'est pas ordinaire de sentir des douleurs semblables, si équivoques & si compliquées, causées par les dents; cependant on ne voit encore que trop fréquemment de ces sortes de cas, & personne ne peut être sûr de n'y pas tomber, à moins qu'on n'ait la précaution, & qu'on ne soit à portée de les prévenir. Si cette malade s'étoit mise d'abord entre les mains d'un Dentiste expérimenté, elle auroit évité les douleurs cruelles qui l'ont tourmentée longtems, aussi-bien que l'usage de pluſieurs remédes qui pouvoient plutôt être contraires que propres à ſa ſanté. Sur cet exemple & ſur pluſieurs autres qui ſont rapportez dans mes Obſervations, nous devons conclurre qu'il ne faut rien négliger pour notre inſtruction, ni pour prévenir, ou guérir les maladies qui peuvent nous affliger; qu'il ne faut point mépriſer ce que nous ne connoiſſons pas, ni ce que nous ne pouvons exécuter par nous-mêmes; parce qu'il n'eſt point de parties qui ne ſoient ſujettes à des accidens, qui pour l'ordinaire ſont accompagnez d'une infinité de circonſtances, & qu'il faut une longue expérience & une très grande application pour en connoître & en combattre toutes les maladies.

CHAPITRE XXXIV.

Deux Observations sur les désordres que le scorbut cause dans la bouche.

PREMIERE OBSERVATION.

Sur le ravage que le scorbut fit à la bouche d'une pauvre femme.

EN 1711. une pauvre femme de Nantes, âgée de cinquante-cinq ans, étant attaquée du scorbut qui lui avoit fort endommagé la bouche, entra à l'Hôtel-Dieu de la même Ville, où elle fut traitée pendant près d'un mois. Après ce traitement, elle en sortit sans être parfaitement guérie ; ce qui l'obligea quelque tems après de s'adresser à moi. Elle se plaignoit d'une grande douleur qu'elle souffroit dans la bouche : cela me donna de l'attention, & fit que j'examinai sa bouche avec grand soin : Pour lors je trouvai deux trous fistuleux assez considérables, qui perçoient du dedans de la bouche en dehors, sous le menton. Je sondai ces deux trous, & je découvris par-là qu'il y avoit une grande partie des alvéoles cariée ; ce qui me détermina à lui ôter quelques dents molaires chancelantes qui lui restoient encore : Je lui tirai aussi hors de la bouche trois exfoliations des alvéoles, dont la plus considérable étoit de la longueur d'un pouce & demi, & large d'un demi pouce : J'emportai de même toutes les chairs pourries. Je pansai cette pauvre femme avec le baume dessicatif du Pérou, dont je faisois injection deux fois le jour dans les trous fistuleux : Au bout de vingt-huit jours, cette femme fut parfaitement guérie.

REFLEXION.

Cette femme sortit de cet Hôpital sans être guérie, ni soulagée des desordres que le scorbut avoit faits en sa bouche ; parce qu'on avoit négligé d'examiner la cause locale, & de la combattre par les opérations & les remédes convenables. Si je n'avois fait des incisions pour découvrir la carie, afin de donner jour à la matiére de s'évacuer, & de l'empêcher de séjourner dans des sinus ; si je n'avois pas ôté les chairs corrompuës & les piéces d'os cariez, je n'aurois jamais pû soulager, ni guérir cette malade, & cette cure ne m'a réüssi, que parce que j'y ai apporté une grande attention.

II. OBSERVATION.

Sur les excroissances, les caries, les ulcères & les abcès, que le scorbut avoit produits dans la bouche d'un jeune homme.

En 1713. un Domestique de M. le Curé de la Paroisse de saint Germain de Rennes en Bretagne, fut attaqué du scorbut à la bouche. Il se mit entre les mains d'un Maître Chirurgien des plus habiles de la même Ville, qui le traita pendant un tems assez considérable, sans pouvoir le guérir: Ce Domestique voyant que sa maladie continuoit toujours, s'adressa à moi. Je commençai par visiter sa bouche: Ensuite je lui ôtai quelques mauvaises dents & plusieurs petites exfoliations & esquilles des alvéoles cariez: Je coupai avec les ciseaux toutes les chairs excroissantes, ulcérées & pourries qui lui rendoient l'haleine d'une odeur insupportable; j'en exprimai beaucoup de sang; je lui nettéiai ensuite

ſuite les autres dents. Je le fis ſaigner & purger une fois, & lui fis uſer de fois à autres pendant quelque jours pour ſe laver la bouche, d'une lotion faite avec une pinte de vinaigre du plus fort, dans lequel j'avois fait infuſer ſur les cendres chaudes, une once de graine de moutarde concaſſée. Je continuai enſuite à lui faire laver la bouche tous les jours pluſieurs fois, avec une autre lotion faite d'une chopine de vin blanc, d'une chopine d'eau de plantain, d'un verre d'extrait de creſſon, de deux onces d'eſprit de cochlearia, de deux onces de miel roſat, & de quatre gros d'alun calciné, le tout mêlé enſemble. Ayant traité ce malade de cette façon pendant trois ſemaines, il fut parfaitement guéri.

REFLEXION.

On ne peut s'empêcher de convenir que le Chirurgien avoit négligé dans ſa pratique la connoiſſance des maladies de la bouche ; car il ne s'agiſſoit, pour faire cette cure, que de dilater de petits ſinus, d'emporter des excroiſſances, de procurer l'exfoliation de l'os carié, de déterger, de mondifier les ulcéres, & d'ôter les mauvaiſes dents; ce que les Chirurgiens pratiquent journellement avec succès en pareille occasion: Il n'étoit question que de suivre la même méthode dans le cas dont il s'agissoit, pour terminer heureusement la guérison de cette maladie: Par conséquent on ne peut imputer l'inutilité de son premier traitement qu'à beaucoup de négligence.

CHAPITRE XXXV.

Douze Observations qui concernent les dépôts, tumeurs & abcès, occasionnez par les Dents.

PREMIERE OBSERVATION.

Sur un dépôt causé par une dent canine, non cariée, mais usée par la rencontre d'une autre dent.

LE 19. Décembre 1723. M. l'Abbé Cherier Licentié de la Faculté de Paris, avoit la dent canine du côté gauche de la machoire supérieure, saine, très-solide & sans carie; mais seulement usée par la rencontre & le frotement des autres dents & des alimens. Cette dent lui causa néanmoins une douleur si considérable, qu'il fut obligé d'appeller M. de Manteville Chirurgien, qui examina ses dents, & n'en trouvant aucune de cariée, lui conseilla de me faire venir. J'allai voir cet Abbé, j'examinai ses dents, & je reconnus que la fluxion dont il s'agissoit, étoit si considérable, qu'elle tendoit à former un abcès. Je conseillai à M. l'Abbé Cherier de couper par morceaux une racine de guimauve & deux ou trois figues grasses, de les mettre bouillir dans du lait, d'en tenir de tems en tems dans sa bouche du côté de la douleur, ce lait étant un peu tiéde, & par intervale d'appliquer une portion de ces figues sur la gencive tuméfiée; de faire des cataplâmes avec le lait & la mie de pain, les jaunes d'œufs & le safran, de les appliquer sur la jouë enflée, & de se tenir chaudement. Cela ayant été exécuté, l'abcès se forma très-promtement sur la gencive de la dent usée, & dès le lendemain au soir le Chirurgien perça cet abcès. Il comprima suffisamment par dehors & par dedans les gencives; par ce moyen il fit sortir beaucoup de matiére. Nous conseillâmes au malade de faire bouillir de l'orge & de l'aigremoine dans de l'eau, d'y joindre un peu de miel rosat, & de s'en laver chaudement la bouche de tems en tems, ce qui ayant été fait, il fut en peu de jours parfaitement guéri.

II. OBSERVATION.

Sur une tumeur & une fistule causées par la carie d'une Dent molaire.

En 1720. le fils de M. Clezié Marchand Quinquaillier, demeurant à Paris, ruë des Mauvais-Garçons, pour lors âgé de vingt-cinq ans, avoit la deuxiéme grosse molaire du côté droit de la machoire inférieure cariée très-considérablement; ce qui lui causa une tumeur de la grosseur de la moitié d'un jaune d'œuf; laquelle étoit située à la partie extérieure de la jouë du même côté. Cette tumeur ayant abcédé & percé d'elle-même, suppuroit par intervale. Le malade s'adressa d'abord à un Maître Chirurgien de cette Ville, qui crut que pour le guérir, il ne faloit qu'ouvrir davantage la tumeur avec la lancette, & y mettre quelque emplâtre, ce qu'il exécuta; mais il fut trompé dans son espérance, car il resta après ce traitement un trou fiſtuleux à la joüe, par où il ſortoit tous les jours une matiére ſanieuſe. Enfin au bout de quelque tems, ce jeune homme s'étant adreſſé à moi, je viſitai ſa bouche, & je reconnus que ſon mal ne pouvoit provenir que de la carie de ſa dent : Je ne balançai point à la lui ôter ; & cette dent étant hors de ſa bouche, ce malade fut parfaitement guéri en peu de tems.

III. OBSERVATION.

Sur un abcès ſurvenu à la pommette de la joüe, en conſéquence de trois racines, ou chicots, d'une groſſe dent molaire cariée du côté gauche de la machoire ſupérieure.

En 1722. le fils du ſieur Saint Michel, Tambour des Mouſquetaires, ayant un abcès fiſtuleux ſur la pommette de la joüe du côté gauche, ſa mére s'adreſſa à un Chirurgien de cette Ville. Ce Chirurgien ayant examiné la maladie de ce jeune homme, crut qu'il ne s'agiſſoit que d'y donner quelques coups de ciſeaux, & d'y appliquer quelques remédes ; ce qu'il fit ſans aucun ſuccès. La maladie continuant toujours, cette femme conſulta M. Turſan Chirurgien-Major des Gendarmes, qui lui conſeilla de s'adreſſer à moi. Elle m'amena ſon fils, pour lors âgé de quatorze à quinze ans, & je trouvai qu'il avoit trois racines d'une dent molaire du même côté, très profondes & cachées dans les gencives qui étoient fort gonflées ; ce qui rendoit ces racines très-difficiles à ôter ; néanmoins j'y réuſſis. Il fut guéri peu de tems après, & il ne lui eſt reſté qu'une cicatrice dans le même endroit ; ce qui arrive ordinairement à ces ſortes de maladies, & ce qui provient du trop long ſéjour de la matiére, qui conſume les cellules graiſſeuſes, & y laiſſe toujours une perte de ſubſtance, pour peu que ces maladies ſoient négligées.

IV. OBSERVATION.

Sur un abcès ſurvenu au-deſſous du maxillaire inférieur par la carie d'une groſſe dent molaire, & guéri par la ſeule extraction de la dent cariée.

En 1722. la fille de M. Verneuil Marchand Tapiſſier demeurant à l'Hôtel de l'Alliance près de la Comédie Françoiſe, pour lors âgée de douze ans, avoit une groſſe dent molaire du côté gauche de la machoire inférieure très-cariée. Cette carie cauſa à cette jeune fille un petit abcès qui dégénéra en fiſtule au-deſſous du maxillaire inférieur. Elle vint chez moi pour ſe faire ôter cette dent gâtée. Je la lui ôtai à l'inſtant; & cette petite opération fut ſuffiſante, pour faire diſparoître promtement l'abcès, & guérir radicalement cette maladie.

V. OBSERVATION.

Sur une fistule survenuë aux gencives du devant de la bouche, à la machoire inférieure.

Le 12. Décembre 1723. M. du Rouret Mousquetaire, me fut adressé au sujet d'un effort très-violent qu'il avoit fait avec les dents du devant de sa bouche. Cet effort lui occasionna quelque tems après une fistule, située entre la racine de la petite incisive & la canine du côté droit de la machoire inférieure. Cette fistule étoit assez profonde; il en sortoit des matiéres putrides à la moindre pression. Je sondai cette fistule : J'y fis une petite incision de haut en bas, de la longueur d'environ trois ou quatre lignes; & lorsque j'eus découvert l'alvéole, je trouvai qu'il étoit percé d'un petit trou, qui commençoit à sa partie supérieure & moyenne, & qui se terminoit vers la partie latérale de l'extrêmité de la racine de la dent incisive. Je pansai cette fistule soir & matin pendant huit jours avec de très-petites tantes de charpie, que j'introduisois jusqu'au fond de la fistule, après les avoir imbibées

bibées de deux parties égales d'eau de rhuë & de vin blanc, dans lesquelles je mêlois quelques gouttes d'huile de vitriol; après quoi je me servis du baume du Commandeur pour imbiber mes petites tentes, lesquelles je diminuai à chaque pansement; ce qui dura encore huit autres jours. Le malade fut ensuite guéri radicalement.

REFLEXION.

Il est rare de voir guérir ces fistules, soit parce que la plûpart de ceux qui en sont atteints, les négligent, soit parce qu'ils s'adressent à des personnes peu versées dans la pratique de panser ces sortes de maladies, qui d'ailleurs ne sont pas incurables par leur propre caractére; puisqu'il ne s'agit pour les guérir, que de les traiter comme j'ai traité celles-ci.

VI. OBSERVATION.

Sur l'effet de la carie de deux racines d'une dent, qui occasionna une tumeur & un abcès du côté gauche de la machoire inférieure.

Le 6. Décembre 1723. l'épouse de

M. Brizard Concierge & Garde-meuble de l'Hôtel de Conti, ayant les deux racines de la deuxiéme grosse molaire du côté gauche de la machoire inférieure cariées depuis plusieurs années, la carie de ces racines lui causa une tumeur considérable du même côté. Je fus appellé pour examiner cette tumeur, & pour extirper ces deux racines; ce que je fis en présence de M. Finot (*a*) & de M. Darmagnac. (*b*) Le vuide que ces deux racines laissérent, me facilita l'introduction de mon stilet, que j'introduisis dans la tumeur: Par ce moyen je m'assurai de sa profondeur, qui s'étendoit jusqu'à la base de l'os maxillaire inférieur. Je reconnus pour lors que cet os étoit découvert: Je fis une incision suffisante à la partie supérieure de la gencive, afin de donner plus facilement issuë à la matiére; & pour empêcher que l'ouverture de la plaie ne se fermât trop tôt, je pansai cette Dame avec une tente de charpie couverte d'un peu de cire blanche.

(*a*) Docteur-Régent de la Faculté de Médecine de Paris, & Médecin de S. A. S. Madame la Princesse de Conti Douairiere.

(b) Apotiquaire de S. A. S. Monseigneur le Prince de Conti.

Je renouvellois cette tente soir & matin, & je seringuois le dedans de la plaie toutes les fois que je la pansois, avec une lotion faite de deux onces d'eau vulnéraire, d'eau de canelle orgée, de baume de fioraventi & de miel rosat, de chacun une once, le tout mêlé ensemble : Le quatriéme jour je cessai l'usage des tentes, & je continuai de seringuer la plaie comme auparavant, jusqu'au vingt-cinquiéme jour que la maladie fut parfaitement guérie.

REFLEXION.

Si l'on avoit différé davantage d'ôter ces deux racines cariées, & de dilater suffisamment cet abcès, le séjour de cette matiére auroit formé de nouveaux sinus, & fait de plus grands progrès ; alors il n'auroit peut-être pas été possible de términer aussi heureusement la cure de cette maladie.

VII. OBSERVATION.

Sur un abcès fistuleux causé par une dent cariée, & guéri promtement par la seule extraction de la dent.

En 1712. le fils aîné de M. Petit

Procureur à Nantes, ayant une groſſe dent molaire cariée du côté droit de la machoire inférieure, & cette dent lui ayant cauſé pluſieurs fluxions, il lui ſurvint à la jouë droite un abcès, qui dégénéra bientôt en une fiſtule, de laquelle il ſortoit pluſieurs fois le jour de la matiére putrefaite & ſanieuſe. Ce malade s'étoit fait traiter par un des plus habiles Chirurgiens de la même Ville, lequel fit à cette fiſtule pluſieurs inciſions, & la traita par différens panſemens. De tous ces traitemens il ne réſulta que des cicatrices apparentes, ſans aucun ſuccès; ce qui détermina ce malade à venir me conſulter. J'examinai ſa bouche, & je reconnus que cette fiſtule n'étoit entretenuë que par la dent cariée, & que pour obtenir une promte & parfaite guériſon, il s'agiſſoit de la lui ôter. Le malade eut peine à ſe perſuader que cette ſimple opération pût être capable de le guérir; ce qui l'engagea à conſulter d'autres perſonnes, dont les avis furent opposez au mien. Cependant quelque tems après ce malade revint à moi, & me pria de vouloir encore conſulter ſa maladie avec M. Boutin très-habile Chirurgien de la même Ville. Après avoir examiné ſa bouche, nous convinmes qu'il faloit abſolument ôter cette dent; ce que je fis à l'heure même, & quelques jours après il ſe trouva parfaitement guéri de ſa fiſtule : Il m'aſſura que les remédes inutiles qu'on lui avoit faits auparavant, lui avoient coûté beaucoup d'argent ſans en retirer aucun avantage.

REFLEXION.

S'il y a des circonſtances dans leſquelles il faille éluder le plus longtems que l'on peut, d'ôter certaines dents cariées, le fait rapporté dans cette Obſervation, fait voir qu'il y en a de contraires, où il ne faut point héſiter à les ôter; comme lorſqu'il s'agit de guérir une fiſtule qu'elles entretiennent. Dans un pareil cas, on ne doit pas avoir regret de perdre une dent; puiſqu'on ſe délivre à peu de frais d'un mal qui défigure le viſage, & qui pourroit à la fin devenir incurable, laiſſer des difformitez affreuſes, faire ſouffrir longtems un malade, & épuiſer ſa bourſe.

VIII. OBSERVATION.

Sur un abcès occasionné par une Dent cariée.

Le fils de M. Galois Marchand Epicier, ruë des Boucheries, Fauxbourg S. Germain, avoit la premiére grosse dent molaire du côté droit de la machoire supérieure cariée à un tel point, qu'elle lui occasionna une tumeur située sur le milieu de la surface externe du maxillaire supérieur, s'étendant jusqu'auprès de l'orbite : Elle étoit du volume d'un jaune d'œuf de poule. La longue durée de cette tumeur obligea le pére & la mére de ce jeune enfant âgé de douze ans de consulter M. Petit Maître Chirurgien, qui ayant examiné cette maladie, connut qu'elle dépendoit de la dent cariée. Il leur dît de me consulter aussi sur ce fait. Madame Galois suivit l'avis de M. Petit ; elle accompagna son fils chez moi le 5. Mai 1724. Je remarquai que cette tumeur contenoit une matiére épanchée, & je jugeai que ce dépôt avoit été causé par la carie de la dent. Je n'hésitai pas pour lors à déterminer cette Dame à consentir que cette dent fût ôtée, pour prévenir les fâcheuses suites qui arrivent presque toujours dans ces sortes de maladies, & je l'assurai que c'étoit le seul moyen qu'il y avoit à pratiquer en cette occasion pour obtenir une promte & sûre guérison, sans avoir recours à aucun autre reméde. Cette Dame y consentit d'autant plus volontiers, que mon sentiment se trouva conforme à celui de cet habile Chirurgien. L'extraction de cette dent ne fut pas plutôt faite qu'il sortit une quantité assez considérable de matiére séreuse & jaunâtre par l'endroit que les racines de cette même dent occupoient avant l'extraction: J'introduisis mon stilet dans l'alvéole, & je trouvai que cet abcès s'étendoit jusques dans le sinus maxillaire supérieur. Ensuite je comprimai la région de cette tumeur en tous sens, & par-là je procurai l'évacuation d'un reste de matiére sanguinolente, épaisse & noirâtre. L'extirpation de cette dent & la totale évacuation de la matiére firent aussi-tôt disparoître cette tumeur, & cette maladie fut en peu de jours guérie parfaitement.

IX. OBSERVATION.

Sur deux Dents molaires très-cariées qui causérent une fluxion, suivie d'un abcês, dont les accidens furent très-dangéreux.

En l'année 1719. le sieur Nicolas de Louviers Relieur de Livres à Paris, eut les deux derniéres dents molaires du côté gauche de la machoire inférieure très cariées; elles lui causérent une fluxion si extraordinaire, & des douleurs si insupportables, qu'il pensa en perdre la vie; son visage en devint monstrueux; trois glandes sous le menton se tuméfiérent, paroissant chacune de la grosseur d'un œuf de Pigeon; sa gorge & sa bouche se gonflérent à un tel point qu'il lui étoit presque impossible de l'ouvrir, & de faire passer les alimens les plus liquides dans son estomac. Se voyant dans un si triste état, il envoya prier M. Chauvet Chirurgien-Juré à Paris, de le venir voir: Il examina sa maladie, jugea à propos de le saigner sur le champ, & lui fit appliquer un cataplâme émolliant sur les parties les plus tuméfiées; mais malgré ces remédes, la maladie augmenta de telle ſorte, & les parties de la bouche & de la gorge ſe gonflérent ſi conſidérablement, que le malade ne pouvoit plus avaler, ni retenir ſa ſalive, qui couloit auſſi abondamment que s'il eût eu un pthyaliſme occaſionné par l'effet de quelques remédes mercuriaux.

M. Chauvet étant retourné le voir, fut ſi ſurpris de le trouver en ce pitoyable etat, qu'il crut que cette maladie étoit une eſquinancie confirmée; ce qui l'obligea de conſeiller au malade d'appeller un Médecin. On alla auſſitôt prier M. de Juſſieu (*a*) de le venir viſiter. Ces deux Meſſieurs qui le virent enſemble eurent aſſez de peine à examiner ſa bouche; parce qu'il ne pouvoit l'ouvrir ſuffiſamment pour donner lieu de connoître la cauſe de ſa maladie; néanmoins M. de Juſſieu jugea qu'elle n'étoit occaſionnée que par des dents cariées. La gencive du même côté étoit ſi tuméfiée, qu'elle ſurpaſſoit ces mêmes dents; ce qui leur fit juger qu'il y avoit un abcès formé à

(*a*) Docteur en Médecine de la Faculté de Paris, de l'Académie Royale des Sciences, & Profeſſeur en Botanique au Jardin Royal des Plantes.

cette partie, & qu'il faloit l'ouvrir pour donner promtement issuë à la matiére. M. Chauvet ayant ouvert cet abcès, il n'en sortit que très-peu de pus, parce que la plus grande quantité de cette matiére étoit renfermée dans le fond des alvéoles, & aux environs de l'angle de cette machoire : cependant cette petite évacuation donna lieu de détendre un peu ces mêmes parties, & de faciliter davantage l'ouverture de la bouche. M. de Jussieu conseilla au malade de m'envoyer chercher, pour se faire tirer les dents qui causoient tout son mal, s'il étoit possible d'y porter l'instrument. M'étant donc transporté chez lui, je trouvai en examinant sa bouche, que c'étoient les deux derniéres dents molaires du côte gauche de la machoire inférieure qui étoient cariées, & qui avoient causé tout ce désordre, comme M. de Jussieu l'avoit très-bien observé. J'eus beaucoup de peine à ouvrir assez la bouche de ce malade, pour y introduire la branche de mon pélican. Je choisis une de celles dont le crochet étoit moins long & le plus large pour le pouvoir porter plus aisément sur la surface intérieure des deux dents cariées, afin de les pouvoir tirer d'un ſeul coup, & d'éviter par ce moyen la récidive de l'effort & de l'ébranlement ; ce qui me réuſſit très-bien. Auſſi-tôt que ces deux dents furent ôtées, il ſe fit une évacuation de pus ſi conſidérable par les alvéoles qui contenoient leurs racines, qu'il en ſortit plus de trois palettes : Ce pus étoit verdâtre & d'une puanteur inſupportable. Le malade avoit été tourmenté de très-cruelles douleurs pendant huit à dix jours, & il en fut délivré bientôt après l'extraction de ces deux dents cariées ; l'évacuation de cette quantité de pus aïant procuré la promte guériſon d'une maladie auſſi conſidérable.

X. OBSERVATION.

Sur la carie d'une Dent, qui pour avoir été négligée, cauſa des accidens funeſtes, & donna lieu à de très-grandes opérations de Chirurgie.

François le Blanc Compagnon Maçon à Ville-Neuve-le-Roi, près Paris, à l'âge de cinquante-ſept ans, au mois d'Octobre 1725. s'apperçut par des douleurs ſi violentes, & une fluxion ſi conſidérable qu'il ne pouvoit plus y réſiſter, qu'il avoit la derniére groſſe dent molaire du côté droit de la machoire inférieure cariée : Il eut recours à ſon Chirurgien ordinaire, qui le ſaigna, & lui ordonna des cataplâmes. Ces remédes furent inutiles, la fluxion perſiſta, & il ſe forma un abcès à côté de la dent cariée. La douleur & la fluxion parurent diminuer ; mais la matiére renfermée qui n'avoit point été évacuée, reflua dans la maſſe du ſang, & cauſa une fiévre violente avec délire, qui mit le malade en danger de perdre la vie : Dans cet état il fut encore ſaigné deux ou trois fois, & purgé.

Peu de tems après, l'abcès s'ouvrit de lui-même dans la bouche ; mais la matiére qui en ſortoit continuellement, & qui étoit d'une fœtidité inſupportable, n'étoit que la partie la plus ſéreuſe & la plus fluide.

L'évacuation de cette matiére fit ceſſer la fiévre & le délire ; mais la jouë du malade reſtoit toujours très-tuméfiée, à cauſe que la matiére la plus épaiſſe n'en avoit point été évacuée. Le Chirurgien qui le voyoit, employoit des cataplâmes & des embrocations dans l'intention de résoudre cette tumeur. Il traita ainsi son malade même pendant un mois entier sans aucun succès.

M. Montaut Maître Chirurgien au même lieu, fut appellé : Il examina la jouë de ce malade, il la trouva très-dure & grosse comme un pain d'une livre. La machoire inférieure avoit perdu son action, & les dents inférieures étoient écartées des supérieures d'un travers de petit doigt, ce malade remuoit à peine les lévres pour cracher & prendre du bouillon.

Ce dernier Chirurgien jugea que la partie la plus épaisse de la matiére étoit restée dans le sac, tandis que la plus fluide sortoit continuellement.

Le Chirurgien ordinaire du malade ne fut point de cet avis, & soutenoit qu'il n'y avoit point de matiére; parce qu'il n'y sentoit point, disoit-il, de fluctuation ; mais le Chirurgien Consultant conclut qu'il n'y avoit point d'autre moyen pour le guérir, que d'ouvrir cette tumeur par le dedans de la bouche, ce qu'il faloit faire absolument, afin que si par hazard l'os de la machoire n'étoit pas carié, cette tumeur pût se guérir par cette simple ouverture,

Tandis que le Chirurgien ordinaire persistoit dans son sentiment, & qu'il refusoit de faire cette opération, M. Montaut prit une lancette à abcès, & la plongea dans le sac : Il fit horisontalement une ouverture assez grande, de laquelle sortit une matiére fort épaisse, mais en petite quantité ; ce qui l'obligea de prendre un bistouri avec lequel il agrandit l'ouverture déja commencée avec la lancette.

Ensuite il appuya sa main gauche sur la jouë : Par cette compression il fit sortir toute la matiére, laquelle étoit trés-dure & en forme de caillots gros comme des noisettes.

Aprés avoir vuidé ce sac, il appliqua un bandage expulsif sur la jouë du malade.

Le soir il le pansa de nouveau : Il prit alors un stilet qu'il introduisit par l'ouverture qu'il avoit faite le matin, & il le conduisit jusques sous l'angle inférieur de la machoire ; ce qui le détermina à faire une contre-ouverture le lendemain au matin.

Il introduisit par cette derniére ouverture une sonde, qu'il fit pénétrer jusques sous l'angle de la machoire inférieure, & avec un rasoir il incisa sur cette même sonde, à la faveur de laquelle il introduisit encore une autre sonde, & il divisa transversalement avec un bistouri les tégumens & les chairs qui couvroient les sinus.

Ayant découvert la machoire, il la trouva cariée: Il reconnut par le moyen de la sonde que la carie s'étendoit jusqu'au condille & jusqu'à la cavité glénoïde de l'os temporal; ce qui l'obligea à continuer ses incisions qui formoient la figure d'un T renversé.

En faisant cette derniére ouverture, il ne put éviter de couper un rameau considérable de la carotide externe; ce qui causa une forte hémorragie: Il s'en rendit maître par la ligature & le point d'appui.

Il tamponna la plaie autant qu'il lui fut possible, afin de pouvoir dans la suite porter les médicamens nécessaires sur l'os carié: Dans cette intention il se servit d'injections spiritueuses, dessicatives & vulnéraires: Il fit principalement usage de l'esprit de vin, dans lequel il faisoit infuser de la canelle & du girofle. Il pansoit cette plaie deux fois le jour avec des bourdonnets trempez dans cette liqueur, avec un digestif par-dessus.

Quinze jours après l'opération, l'exfoliation se fit, & il tira quatre piéces d'os très-considérables, qui consistoient en une portion de l'apophyse coronoïde, le condille entier de la machoire, une moyenne portion de son angle, & une autre portion plus considérable du même angle. Lorsque cette derniére piéce se détacha, elle entraîna avec elle la dent cariée, qui avoit causé ce désordre.

L'exfoliation faite, ce Chirurgien eut la liberté de voir ce qui se passoit à la partie inférieure de l'os temporal, où ce malade disoit sentir depuis longtems une grande douleur avec quatre ou cinq batteurs de ciment; c'étoit ainsi qu'il s'exprimoit.

Dans cette partie si douloureuse & si sensible, son Chirurgien reconnut que les os étoient à découvert, que la cavité glénoïde étoit découverte & de même l'apophise zigomatique & le stilloïde, que tous ces os étoient dépouillez jusqu'au trou auditif externe; ce que ce Chirurgien découvrit au moyen de son stilet, avec lequel il rencontra l'os temporal carié à un tel point, que son stilet le traversa jusqu'à la dure mére: il le passa par-dessous l'arcade zigomatique,

que, & il pénétra jusqu'à la fente orbitaire externe : Comme il ne faut jamais désespérer entiérement dans les cas les plus fâcheux, il se servit en continuant le traitement de cette maladie, de son injection qu'il jetta dans le fond des sinus, tamponnant autant qu'il lui fut possible. Craignant toujours qu'il ne se fît quelque forte exfoliation du temporal & du sphénoïde, accompagnée de quelque accident mortel, & n'ayant pas la liberté de porter le reméde dans tant de cavitez, tout ce qu'il pouvoit faire, c'étoit de seringuer la plaie avec la même injection deux fois le jour; ce qui réussit si bien, que les battemens cessérent, & la douleur se dissipa.

Aprés toutes ces opérations & deux mois de pansement, tous les accidens disparurent; mais il resta une fistule incurable, le canal excréteur de la glande parotide ayant été coupé par le milieu. La liqueur que cette glande filtroit prit son cours par dehors, à l'endroit où l'opération fut faite : Cet accident fut la principale cause de cette fistule, qui est une de celles qui ordinairement ne guérissent point.

La paupiére inférieure de l'œil du

même côté est restée éraillée, & est demeurée paralitique par la destruction d'un rameau du nerf de la cinquiéme paire qui se distribuë à la face : Il paroît une cataracte qui commence à se former, qui selon toute apparence est causée par l'obstruction qui s'est communiquée au corps graisseux & aux vaisseaux sanguins, qui se distribuent au globe de l'œil. A ces accidens près, le malade joüit à présent d'une parfaite santé.

REFLEXION.

On voit par cette Observation le danger où a été exposé ce malade par la négligence de son Chirurgien ordinaire : Elle nous apprend que l'on doit toujours remédier promtement aux maladies qui paroissent les plus légéres dans leur commencement ; prévoir les accidens qui peuvent arriver, & apporter ses soins pour les prévénir. Il arrive souvent, ou que ceux qui en sont affligez se flatent & croyent qu'elles passeront d'elles-mêmes, ou que les Chirurgiens peu expérimentez, ausquels ils s'adressent, n'en prévoyant pas les suites, & n'y apportant point les remédes nécessaires, elles deviennent d'une très-grande conséquence dans leurs progrès, & mettent les malades en danger de mort, comme on vient de le voir.

Messieurs Winslow, de Manteville, Verdier, de Saint Yves (a) & moi avons vû & & examiné le malade après sa guérison, & les piéces d'os qui se sont exfoliées de sa machoire.

C'est M. Montaut qui a fait cette cure, & qui m'a communiqué cette Observation.

XI. OBSERVATION.

Sur une petite Dent incisive, qui sans être cariée, avoit causé plusieurs fluxions, suivies d'un abcès considérable.

En 1724. M. Pierre Mathieu de Nîmes en Languedoc, étant à Paris, fut attaqué à l'âge de vingt ans d'une fluxion si considérable, qu'il fut obligé d'avoir recours à M. de Jussieu; mais comme ses occupations de Médecine ne lui permettoient pas alors de pouvoir se transporter chez ce malade, il me fit dire de m'y rendre de sa part, pour examiner la maladie, & voir ce

(a) Chirurgien Oculiste à Paris.

qui pouvoit causer la douleur & la fluxion dont il étoit attaqué : J'examinai son visage & sa bouche, & je remarquai qu'il avoit le menton enflé & farci de plusieurs glandes grosses comme des pois. Je regardai avec toute l'attention possible ses dents, sans en trouver une seule de cariée ; l'incisive du milieu, & du côté gauche de la machoire inférieure se trouvoit très-sensible lorsqu'on la touchoit, & même un peu chancelante ; ce qui étoit causé par l'engorgement de l'humeur qui avoit écarté l'alvéole & les gencives qui environnoient cette dent. Je demandai au malade s'il avoit reçu quelque coup, ou fait quelque effort violent sur cette dent : Il me dît, que non, mais qu'il y avoit quatre ans qu'elle lui avoit fait un peu de douleur, & que huit mois après, elle lui avoit causé une fluxion & une douleur assez considérable pendant trois ou quatre jours ; mais bien différente de celle qu'il ressentoit depuis cinq à six jours. Quoique cette dent ne fût point cariée, je ne laissai pas de soupçonner qu'elle causoit tous ces désordres, par l'effet de la liqueur épanchée & arrêtée dans les vaisseaux de sa cavité, ou sur la membrane de l'alvéole; qu'ainsi cet engorgement causoit lui seul la douleur vive, & l'inflammation que toutes les parties du menton ressentoient; ce qui pouvoit causer un abcès. Ce malade avoit été saigné à propos par le conseil de son Chirurgien. Je lui conseillai pour topique une lotion faite avec deux figues grasses & une racine de guimauve coupée par morceaux, bouillies deux ou trois bouillons dans une chopine de lait, avec une petite poignée de feuilles de mauves & une cueillerée d'orge, & de tenir souvent dans sa bouche, une portion de cette lotion, après l'avoir fait tiédir; & l'application d'un cataplâme fait avec la mie de pain, le lait, le jaune d'œuf & le saffran soir & matin sur la partie tuméfiée, ce qui fut exécuté: Je fus le lendemain avec M. de Jussieu chez le malade; nous trouvâmes qu'il avoit la lévre beaucoup plus enflée qu'auparavant, le menton de même & fort tendu; ce qui étoit accompagné d'une petite rougeur dans un seul endroit: Nous jugeâmes par tous ces signes, que l'abcès pouvoit être formé dans le fond de l'alvéole, & que le séjour de la matiére causeroit infailliblement quelque désordre en cette partie, & se porteroit jusqu'au dehors, si l'on n'y donnoit ordre promtement. Nous conclûmes de-là, qu'il faloit, sans différer, ôter la dent, afin que la matiére s'évacuât; ce qui arriva comme nous l'avions pensé. Cette dent étoit tout-à-fait hors de rang, & portée vers la langue. Les deux dents voisines remplissoient en partie l'espace qu'elle devoit seule occuper. Une dent ainsi située, ne pouvoit être sûrement ôtée qu'avec le poussoir; ce fut pour cette raison, qu'après avoir situé ce malade sur une chaise ordinaire, & que je me fus placé avantageusement derriére lui, sa tête étant affermie contre mon corps, je portai l'extrêmité dentelée du poussoir sur la surface extérieure & moyenne de la dent qui causoit la douleur; je frapai un seul coup sur l'extrêmité du manche de cet instrument avec une livre de plomb en masse; ce qui fut suffisant pour ôter cette dent, & pour procurer l'évacuation de beaucoup de pus par l'alvéole, qui renfermoit sa racine. Nous conseillâmes au malade de se faire saigner une seconde fois, de continuer son cataplâme, & de tenir souvent dans sa bouche du même lait dont il s'étoit servi; ce qui fut continué jusqu'au lendemain ; & peu de jours après il fut entiérement guéri & délivré par cette opération, des douleurs qui le tourmentoient, & d'une dent incommode & hors de rang, qui étoit non-seulement inutile, mais même défectueuse.

Lorsque cette dent fut tirée, il ne s'y trouva aucune carie ; mais nous remarquâmes, que depuis le milieu de sa racine jusqu'à son extrêmité, elle étoit intérieurement très-livide ; & pour empêcher qu'elle ne se desséchât trop tôt, je l'enveloppai d'un papier mouillé, & dès que je fus rentré chez moi, je limai jusqu'à la cavité l'endroit de la racine qui paroissoit livide : Alors il sortit de la cavité de cette racine une odeur très-fœtide, sans que j'apperçusse aucune carie, ni aucune matiére purulente. Je pense que cette puanteur dépendoit de quelques soufres, qui s'étoient exhalez d'une matiére fermentée dans le voisinage de l'extrêmité des racines de cette dent, & qui s'étoient insinuez dans sa cavité par le trou qui donne passage aux vaisseaux, & que s'y étant introduits, ils y étoient restez enfermez, jusqu'à ce que limant cette dent, j'eusse ouvert la cavité qui les contenoit,

XII. OBSERVATION.

Sur un abcès causé par une petite Dent molaire, précédé d'une fluxion très-douloureuse, & suivi d'une fistule.

Le 20. Décembre 1723. M. le Nain Lieutenant de Roi de la Province de Dunkerque & Colonel d'Infanterie, demeurant à Paris, ruë Saint André des Arcs, ayant la deuxiéme petite molaire du côté droit de la machoire inférieure un peu usée, cette dent lui causa une fluxion & une douleur si considérable, que la jouë du même côté en devint extrêmement tuméfiée : Il m'envoya chercher : Ayant examiné sa bouche, je trouvai sa gencive un peu tenduë & fort enflammée; ce qui me fit juger, qu'elle avoit de la disposition à s'abcéder. Je lui conseillai de se faire saigner, de prendre une demie poignée d'orge, une poignée d'aigremoine, ou de feuilles de mauve, deux figues grasses, & une racine de guimauve coupée par morceaux, & de faire bouillir le tout dans une pinte d'eau commune, d'en

tenir

tenir ſouvent dans ſa bouche, après l'avoir fait un peu tiédir, & de faire un cataplâme avec la mie de pain, &c. comme ci-devant, & d'en appliquer chaudement ſoir & matin ſur la jouë enflée; ce qui ayant été fait pendant deux fois vingt-quatre heures, M. Sauré Maître Chirurgien, & moi, nous étant rendus chez ce malade, nous trouvâmes l'abcès en état d'être ouvert: Ce Chirurgien en ayant fait l'ouverture, il en ſortit beaucoup de matiére: Le lendemain le malade fut encore ſaigné: Il continua quelques jours à tenir de la même liqueur de tems en tems dans ſa bouche: Cela le délivra de ſa fluxion & de ſa douleur, mais n'empêcha pas qu'il ne reſtât une fiſtule accompagnée d'inflammation à la gencive, d'où il ſortoit une matiére purulente à la moindre preſſion qu'on y faiſoit, & même ſans y toucher. Cette fiſtule obligea M. le Nain trois ſemaines après, de me faire revenir chez lui, afin de ſçavoir ce qu'il y auroit à faire pour ſa guériſon: Je lui dis qu'il n'y avoit qu'à ôter la dent qui lui avoit occaſionné ſa fluxion, & qu'il ſeroit bientôt délivré de ſa fiſtule, ou que s'il vouloit conſerver ſa dent, il faloit faire quelques incisions à l'endroit de la fistule, & la panser réguliérement tous les jours; que par ce moyen j'espérois que cette fistule seroit guérie parfaitement : Il aima mieux prendre le dernier parti que de perdre sa dent. Je commençai, après avoir sondé la fistule, à y faire une incision cruciale jusques dans sa profondeur, pour empêcher que les lévres de la plaie ne vinssent à se réunir trop tôt, j'en coupai les angles avec des ciseaux, & pour la panser, je me servis d'égales parties de vin blanc, d'eau de rhuë & d'eau vulnéraire, d'un peu de miel rosat, & de quelques goutes d'huile de vitriol, dont je fis un mélange, pour y imbiber un petit tampon de charpie, que j'introduisois dans l'ouverture de la fistule, & que je renouvellois soir & matin; ce que je fis pendant cinq à six jours; après quoi je m'apperçus qu'il y avoit un peu au-dessus de la fistule quelque portion de l'alvéole, qui avoit de la disposition à s'exfolier, ce qui m'obligea d'y faire une simple incision, & de continuer le même pansement. Au bout de trois ou quatre jours il s'exfolia trois petites portions de l'alvéole. Je continuai ensuite d'appliquer pendant neuf à dix jours dans cette fistule de petits tampons de charpie, imbibez du baume du Commandeur, lesquels tampons je diminuois toutes les fois que je la pansois. Le malade fut parfaitement guéri par cette méthode, & il a conservé sa dent.

REFLEXION.

Cette Observation de même que les précédentes, fait connoître que la douleur & la carie des dents occasionnent ordinairement des tumeurs, des abcès & des fistules, non-seulement aux gencives, mais encore en plusieurs autres parties du visage, & que ces accidens n'arrivent le plus souvent, que parce qu'on a négligé de remédier d'abord à la carie des dents; que l'on s'est servi de remédes contraires, ou inutiles; ou que l'on n'a pas ôté assez tôt les dents, ou les chicots; que l'on n'a pas saigné & purgé le malade à propos; ou que l'on n'a pas eu recours à des remédes dérivatifs & évacuans, avant que les dépôts se fussent formez; ou bien parce qu'étant une fois formez, on a négligé de les résoudre, ou de les ouvrir dès que cette matiére a été formée; ce qui a donné occasion à la matiére de découvrir & de pénétrer l'os, & par conséquent de produire une maladie dont la guérison est très-difficile. Ainsi pour n'avoir pas pansé méthodiquement ces sortes d'abcès, il se forme à la fin des fistules. Or la plûpart de ces fistules restent incurables, non qu'elles le soient par elles-mêmes; mais parce que peu de personnes se sont appliquées à les bien traiter; & que ceux qui en ont été attaquez, n'ont pas toujours eu le bonheur de rencontrer des Praticiens assez expérimentez. D'où il faut conclurre qu'il y a des moyens pour guérir certaines maladies, qui ne sont connus que de peu de personnes; quoique la connoissance de ces mêmes maladies, & de ces mêmes moyens ne soit pas difficile à ceux qui se sont sérieusement attachez à acquérir la capacité, l'expérience & l'adresse nécessaire. Sans le secours de tels Dentistes, les personnes atteintes de ces maladies se trouvent exposées à courir de très-grands risques; parce qu'étant négligées, le progrès de leur mal a souvent des suites si fâcheuses, qu'elles sont exposées à essuyer des opérations longues & douloureuses; ensorte que des sujets foibles & cacochimes ſont quelquefois en danger de perdre la vie.

CHAPITRE XXXVI.

Obſervation ſur les excoriations calleuſes de la langue, des jouës & des gencives, cauſées par le frotement des chicots, ou dents éclatées, &c.

LE 12. Janvier 1724. M. Helvetius le pére, m'envoya une pauvre femme qui avoit le côté de la langue & le dedans de la jouë du côté gauche de la machoire inférieure, très-calleux, & même excoriez par des dents cariées & rompuës: Leurs chicots frotant ſans ceſſe contre ces parties avoient occaſionné ces excoriations calleuſes. Je limai les pointes aiguës de ces chicots, & en peu de tems, cette pauvre femme ſe trouva parfaitement guérie.

Le 13. Janvier de la même année, M. le Mercier Imprimeur & Marchand Libraire, ruë S. Jacques à Paris, ayant des excoriations à peu près ſemblables à celles que j'ai rapportées ci-dessus, causées par le frotement de la derniére dent molaire du côté droit de la machoire inférieure, consulta le même Médecin, qui lui conseilla encore de s'adresser à moi. Ce Libraire m'étant venu trouver, j'examinai sa bouche, & je remarquai que la derniére molaire du côté droit de la machoire inférieure étoit cariée, qu'il s'étoit rompu une portion de son corps, & que le reste de cette dent avoit des pointes très-tranchantes, qui avoient excorié le côté de la langue du côté de la même dent, & y avoient fait un petit trou : Je limai les parties aiguës de cette dent ; ce qui procura en peu de jours une guérison parfaite.

CHAPITRE XXXVII.

Sur des ulcéres calleux situez au dedans de la jouë & aux gencives, causez & entretenus par la compression d'une derniére dent molaire.

LE 18. Mars 1724. Mademoiselle de Neuf-Chaise fille d'un Gentilhomme de Poitiers, vint chez moi, après avoir souffert pendant un an des douleurs violentes, occasionnées par la derniére dent molaire du côté droit de la machoire supérieure. Cette Demoiselle avoit été un mois entier sans pouvoir ouvrir la bouche, ni prendre pour sa nourriture que les alimens les plus liquides : Après ces accidens, j'examinai la bouche de la malade, & je trouvai que cette dent avoit causé des ulcérations, des excroissances calleuses aux gencives & à la jouë, proche les muscles fermeurs de la machoire, & un enfoncement dans lequel la partie extérieure du corps de cette dent se trouvoit logée : j'ôtai cette dent, & je la trouvai un peu cariée à son collet & à la partie extérieure de l'extrêmité de son corps. Peu de jours après en avoir fait l'extraction, la malade fut parfaitement guérie, en se lavant souvent la bouche avec du vin rouge tiéde, dans lequel on dissolvoit un peu de miel rosat.

REFLEXION.

On doit conclurre de ces remarques de pratique, qu'il se rencontre des excoriations, ou des ulcéres calleux à la surface de la langue, ou à la surface intérieure des jouës, ou des lévres, qui ne dépendent que du frotement des dents, des chicots, ou de quelqu'unes de leurs esquilles, contre les parties charnuës; puisque la seule extraction du corps étranger suffit pour guérir ces ulcérations, qui sans cette opération, loin de guérir, ne manqueroient pas d'augmenter par le frotement actuel de ces corps raboteux, poignans, ou tranchans, contre des parties molles & sensibles. De tels cas nous engagent à examiner avec attention les ulcéres de la bouche; afin de reconnoître quelle est la véritable cause qui les produit, & qui les entretient; parce qu'il est très-important de ne pas s'y tromper, pour ne pas confondre ces ulcéres simples, avec les ulcéres vénériens, ou les scorbutiques, &c. Cela est d'autant plus de conséquence, que si l'on prenoit le change en pareille occasion, l'on engageroit sans nécessité un malade à faire des remédes dont l'usage lui seroit plus nuisible que profitable.

CHAPITRE XXXVIII.

Six Observations singulières.

PREMIERE OBSERVATION.

Sur une excroissance fongueuse & charnuë, située dans une cavité cariée de la couronne d'une grosse dent molaire, & contiguë au cordon des vaisseaux dentaires.

LE 5. Avril 1724. l'épouse de M. Bouret Lieutenant général de Gisors, amena chez moi Mademoiselle sa fille âgé de quinze ans, pour lui faire accommoder ses dents; je remarquai en opérant qu'elle avoit la premiére des grosses molaires du côté gauche de la machoire inférieure si considérablement cariée à l'extrêmité de sa couronne, qu'elle ne pouvoit depuis longtems mâcher sur cette dent; ce qui causoit que le tartre s'accumuloit beaucoup sur les dents de ce même côté. Je conseillai à cette jeune Demoiselle de consentir que je la lui ôtasse, afin qu'elle eût la liberté de mâcher aisément des deux côtez. J'avois déja remarqué dans la cavité de cette dent une excroiſſance charnuë & fongueuſe, de la groſſeur d'un pois, & que cette chair étoit très-ſenſible au moindre attouchement; je crus néanmoins que cette excroiſſance n'étoit qu'un prolongement de la gencive qui s'étoit dilacérée & étenduë par ſon gonflement dans la cavité cariée de la dent, comme il arrive quelquefois, lorſqu'on ne peut faire la maſtication ſur les dents cariées; mais après avoir tiré cette dent, & l'avoir examinée, j'obſervai que cette excroiſſance charnuë ne provenoit que du cordon des vaiſſeaux dentaires, qui s'étoient dilatez & gonflez juſqu'au point que je viens de le rapporter.

REFLEXION.

Il n'eſt pas ordinaire de voir en pareil cas des excroiſſances ſemblables. Pour expliquer de quelle façon celle-ci a pû ſe former, il n'y a qu'à ſe rappeller qu'il eſt poſſible que toutes les parties charnuës & membraneuſes produiſent des excroiſſances fongueuſes, lorſqu'une fois elles ſont rompuës, dilacérées, ou ulcérées, & qu'elles ſont abreuvées de quelque ſuc vicié: C'eſt par rapport à ces circonſtances que les excroissances ordinaires se produisent, & c'est aussi par des causes à peu près semblables que celle-ci s'étoit formée. Lorsqu'une dent est aussi considérablement cariée, que l'étoit celle dont je viens de parler, & que ses vaisseaux occasionnent une excroissance dans sa cavité cariée, on tenteroit vainement de vouloir guérir ces deux maladies, & de conserver la dent; c'est pourquoi il faut l'extirper promtement, pour prévenir les accidens fâcheux qui en pourroient survenir.

II. OBSERVATION.

Sur une Dent cariée par une carie séche, qui dégénéra successivement en carie molle, & qui pénétra jusqu'à la cavité de la Dent par une route imperceptible.

M. le Marquis de Parabére, Brigadier des Armées du Roi, avoit depuis nombre d'années la premiére grosse dent molaire du côté gauche de la machoire inférieure, cariée d'une carie séche, sans qu'il eût ressenti à cette dent aucune douleur.

Cette carie changea en partie de caractére : Elle devint peu à peu molle & pourrissante dans un petit endroit, & pénétra assez avant dans le corps de la dent pour découvrir les parties sensibles, & permettre à l'air de les frapper assez rudement pour causer au malade beaucoup de douleur.

Il me fit appeller le 18. de Juillet 1724. Etant arrivé chez lui, j'examinai sa dent avec attention : La carie en question étoit si peu apparente, qu'il me fut difficile de la connoître; & quoiqu'à la fin je m'en fusse assuré, je ne pouvois me persuader qu'elle fût capable de lui causer une douleur aussi vive que celle qu'il ressentoit : La carie ne me paroissant pas assez considérable pour la produire, & cette dent étant très-nécessaire à la mastication, je ne pouvois me résoudre à la lui ôter, quoique le malade y fût determiné pat la violence des douleurs qu'il souffroit.

Après avoir mûrement réfléchi sur la singularité de cette maladie, je jugeai, que quoique cette carie fût peu apparente, elle pouvoit par quelques petits conduits s'être communiquée dans la cavité du corps de la dent, par où l'air s'étant introduit, avoit pénétré les parties membraneuſes & nerveuſes renfermées dans cette cavité, qu'il avoit irritées & enflammées en altérant les liqueurs qui y circulent; de maniére qu'il s'y étoit formé un abcès.

Je jugeai encore qu'en ouvrant davantage la cavité, je donnerois par ce moyen iſſuë à la matiére; que le malade ſe trouveroit guéri, & conſerveroit ſa dent.

Pour ſatisfaire à mon intention, je pris une de mes plus petites ſondes courbes, j'appuyai fortement ſon extrêmité pointuë dans la petite carie; cette ſonde fut ſuffiſante pour pénétrer la carie juſqu'à la cavité de la dent, & je n'eus pas plutôt retiré mon inſtrument, qu'il en ſortit du pus & du ſang, comme je l'avois prévû.

Je dis au malade & à d'autres perſonnes de diſtinction qui ſe trouvérent préſentes, que j'étois perſuadé que la cauſe de cette douleur étoit entiérement emportée, & que la dent ſe conſerveroit: Ils eurent beaucoup de peine à m'en croire, ils vouloient même que j'ôtaſſe cette dent ſans différer davantage. Pour les tranquilliſer, gagner leur confiance, & fortifier mon pronostic, je leur dis que j'avois quantité d'expériences semblables, & que si le succès ne répondoit pas à mon attente, j'en serois fort surpris; qu'enfin, il seroit toujours tems d'en venir à cette opération; que je les priois d'attendre jusqu'au soir, & que si la douleur n'étoit point cessée, on me le fit sçavoir. Cela ne fut pas nécessaire, car la douleur ne revint point. J'allai voir ce Marquis plusieurs jours après, & je le trouvai entiérement guéri. Il n'y a point eu de récidive, & cette dent ne lui sert pas moins que les autres.

III. OBSERVATION.

Sur une Dent canine, & sur le pus qui s'étoit formé dans sa cavité, lequel fut évacué par un trépan perforatif.

Le 12. de Novembre 1724. M. Tartanson Chirurgien-Juré à Paris & ancien Prévôt de sa Compagnie, fut attaqué d'une cruelle douleur aux dents incisives & canines de la machoire inférieure; il me manda pour sçavoir d'où pouvoit provenir une douleur si vive, ſans que ſes dents fuſſent cariées, n'étant ſeulement qu'un peu uſées à leurs extrêmitez. Après les avoir examinées & touchées avec ma ſonde, je connus ce qui en étoit, & je l'aſſurai qu'il n'y avoit que la ſeule canine du côté droit de la même machoire qui fût ſenſible, & qui lui causât cette vive douleur; ce qui provenoit de ce que cette dent étant plus uſée que les autres par ſon extrêmité, le nerf qui entre dans ſa cavité avoit été plus frapé de l'air que ceux des autres dents.

Je lui dis, que j'étois perſuadé qu'il y avoit une matiére purulente épanchée dans cette cavité, & qu'il faloit perforer cette dent pour l'évacuer; que par ce moyen la douleur ceſſeroit bientôt, & qu'on lui conſerveroit ſa dent. Lorſque j'eus perſuadé M. Tartanſon de l'utilité de cette opération, je pris un burin qui me ſervit de perforatif, dont je portai la pointe ſur l'extrêmité de la dent dans l'endroit de ſa cavité, & en le tournant de droit à gauche & de gauche à droit, je commençai l'ouverture de cette même cavité; enſuite je pris un équarriſſoir, dont je me ſervis en le tournant de la même maniére, pour agrandir & approfondir l'ouverture que j'avois déja commencée, & aussi-tôt que la cavité de cette dent abcédée fut ouverte, il en sortit du pus & du sang assez considérablement ; ce que je fis voir au malade par le moyen d'un miroir, en présence du sieur Larreyre (a) son Garçon Chirurgien. Ce fait parut singulier à M. Tartanson, quoique très-habile dans son art ; & à la vérité il n'est pas ordinaire de voir une semblable maladie. Si quelques Auteurs ont rapporté avant moi des maladies à peu près semblables, je ne crois pas que l'on ait pensé auparavant à mettre en usage les moyens convenables pour les guérir, dont le principal est de trépaner la dent, comme je le fis en cette occasion, pour donner issuë à la matiére renfermée dans sa cavité.

M. le Nain dont j'ai déja parlé, a eu plusieurs dents attaquées de maladies semblables, qui lui ont causé beaucoup de douleur : Je les ai toutes guéries par le moyen que je viens d'indiquer. Quelques mois après j'ai plombé ses dents, sans que depuis elles lui ayent causé la moindre douleur, &

(a) Il est devenu depuis Chirurgien de feu S. A. S. M. le Duc de Condé.

elles lui servent comme les autres dents.

Depuis peu Madame de Saint-Benoît Religieuse au Couvent du Chasse-Midi, étant attaquée d'une grande douleur occasionnée par une semblable maladie à la premiére petite dent molaire du côté droit de la machoire supérieure, elle eut recours à moi : Je me servis de la même méthode qui me réussit avec tant de succès, que la douleur cessa presqu'aussi-tôt, & que cette Religieuse a conservé sa dent.

Il ne faut donc jamais négliger de trépaner une dent en pareille occasion ; de même qu'on fait cette opération sur le crane & sur d'autres os, pour donner issuë aux matiéres qui sont épanchées dans les cavitez de ces os, où elles se sont formées contre l'ordre naturel.

IV. OBSERVATION.

Sur une exostose carcinomateuse des plus considérables, accompagnée de la perte de plusieurs dents.

Nicolas Bataille, fils d'un Vigneron

de Nogent-sur-Marne, âgé d'environ dix-huit ans, fut atteint de violentes douleurs aux dents molaires du côté gauche de la machoire inférieure. Ces douleurs furent bientôt suivies d'une fluxion considérable qui gonfla la jouë du même côté. Cette fluxion se dissipa en partie; mais il resta aux gencives une petite tumeur fixe, dure & indolente, qui s'augmenta peu à peu. Les deux derniéres dents molaires de la même machoire & du même côté où la douleur & la fluxion s'étoient manifestées, se cariérent en même tems: La carie de ces deux dents fit un si grand progrès en une année, qu'il ne resta que leurs racines: La tumeur s'augmenta si considérablement, qu'elle devint de la grosseur du poing. Cette tumeur occupoit toute la base de l'os de la machoire inférieure & toute la jouë gauche, sans néanmoins causer au malade d'autre incommodité que celle de l'empêcher d'ouvrir la bouche à son ordinaire.

Voyant que cette tumeur s'augmentoit de plus en plus, il prit le parti de se transporter chez M. Helvetius le pére, pour le consulter. Les occupations de ce célébre Médecin ne lui permirent pas pour lors d'examiner ce malade. M. Verdier Chirurgien-Juré à Paris, s'étant trouvé là par hazard, examina son mal, & jugeant qu'il demandoit un promt secours, il lui conseilla de me venir trouver, & de se faire ôter les dents qu'il croyoit être la cause de ce désordre. Le malade vint chez moi le 19. d'Août 1724. j'examinai sa bouche, où il me fut presqu'impossible d'introduire mon pélican, ne la pouvant ouvrir suffisamment. Les racines, ou chicots qu'il s'agissoit d'ôter, étoient fort cachez par l'élévation des gencives gonflées. Nonobstant toutes ces difficultez, je réussis à les ôter, & il ne s'écoula qu'un peu de sang à l'ordinaire. J'introduisis ensuite une sonde courbe dans les cavitez des alvéoles des racines que j'avois ôtées, pour connoître si ces cavitez avoient quelque communication avec la tumeur, les ayant pour lors soupçonnées d'être cariées; mais ayant reconnu qu'il n'y avoit aucune communication des cavitez des alvéoles avec la tumeur, j'examinai les autres dents, & je découvris aux gencives un petit trou fistuleux, situé près de la seconde petite molaire, quoiqu'elle ne fût point cariée. Ce trou pénétroit jusqu'à la partie la plus déclive de la tumeur, qui s'étendoit jusqu'à la base de l'os de la machoire inférieure.

Je fis entendre au pére du malade, que l'extraction des racines que j'avois ôtées, contribüeroit peu à la guérison de son fils, & que pour mieux connoître cette maladie, il faloit nécessairement ôter la seconde petite dent molaire, quoiqu'elle ne fût point cariée, & même emporter la portion de l'alvéole où étoit le trou fistuleux; afin que l'on eût une ouverture suffisante pour voir ce qui se passoit dans la tumeur. Je leur dis d'aller trouver M. Verdier, & de lui communiquer ce que j'avois observé & ce que je proposois de faire à ce sujet : M. Sauré & M. Verdier vinrent ensuite ensemble chez moi; ils examinérent la maladie, & se trouvérent de mon sentiment.

Pour lors j'ôtai la dent dont je viens de parler, & une portion de l'alvéole, d'où il ne sortit qu'un peu de sang à l'ordinaire, & cette opération ayant procuré une ouverture suffisante à y pouvoir introduire l'extrêmité du doigt, elle donna le moyen de reconnoître l'état de la maladie, que nous reconnûmes être une vraie exoſtoſe des plus conſidérables. L'ouverture que l'extraction de la dent & la portion de l'alvéole avoient faite, n'étant pas ſuffiſamment grande pour guérir cette maladie, de laquelle ces Meſſieurs voulurent bien me laiſſer le traitement, je fis pour lors une inciſion depuis la ſymphiſe du menton, juſqu'au muſcle maſſeter, dans l'endroit où les gencives s'uniſſent avec la joüe; ce que j'exécutai avec un biſtouri & des ciſeaux courbes bien tranchans. Enſuite j'introduiſis mon doigt par cette ouverture dans la tumeur, où je trouvai beaucoup de chairs fongueuſes & calleuſes contenuës dans la capacité d'une exoſtoſe carcinomateuſe. Cette exoſtoſe étoit figurée de maniére qu'elle repréſentoit aſſez bien une eſpéce de calotte. Elle étoit concave du côté des gencives & convéxe du côté de la joüe, & ſon épaiſſeur étoit à peu près de l'épaiſſeur d'un liard. Elle s'étendoit depuis l'angle de la machoire inférieure, juſqu'à la ſynphiſe du menton, & depuis la baſe de la même machoire juſqu'au zigoma du même côté. J'emportai quelques portions de ces chairs fongueuſes que je détachai avec le doigt;

ensuite j'appuyai fortement le pouce de la main gauche sur la convexité de la jouë ; de façon qu'ayant suffisamment enfoncé du côté de la bouche cette exostose, j'introduisis en même tems dans sa capacité avec la main droite, l'extrêmité tranchante d'un petit ciseau en forme de bec d'âne : Avec cet instrument en dédolant un peu, je fis si bien, que je vins à bout de rompre cette exostose, & d'en ôter quelques portions & quelques parties des chairs calleuses qui étoient adhérentes à la surface concave de la calotte qui formoit l'exostose : Ensuite je pansai le malade avec plusieurs gros bourdonnets chargez d'un digestif fait avec le miel de Narbonne & le jaune d'œuf. Je continuai ce pansement une fois le jour pendant huit à dix jours : Toutes les fois que je trouvois l'occasion de détacher des chairs fongueuses, ou calleuses, & même des portions d'os, je le faisois à mesure que la suppuration m'en procuroit le moyen ; ce que j'exécutois quelquefois avec le doigt, & quelquefois avec les pincettes droites, ou avec les pincettes courbées en bec de Gruë, ou de Corbeau. Lorsque j'eus ôté à plusieurs reprises les portions les plus considérables de l'exostose & des excroissances carcinomateuses, je changeai de reméde, & je me servis de la teinture de mirrhe & d'aloës, dont j'imbibois mes bourdonnets, & j'en continuai l'usage environ douze à quinze jours. Je fus attentif à ôter les portions des corps étrangers exostosez, ou carcinomateux, à mesure qu'elles étoient disposées à se détacher.

Après tous ces pansemens, ces exfoliations, ces extirpations & suppurations de la tumeur, je pansai le malade deux fois le jour avec le baume du Commandeur, dont j'imbibois mes bourdonnets, les diminuant en nombre & en volume, à mesure que la capacité de la tumeur diminuoit. Je continuai pendant douze à quinze jours; mais m'étant apperçû que ce baume seul desséchoit & racornissoit en quelque maniére les chairs, je ne mis plus qu'un ou deux bourdonnets dans le fond de la tumeur, imbibez du même baume, & par dessus d'autres bourdonnets imbibez dans le vin rouge bouilli avec le miel de Narbonne.

Je pansai ainsi le malade pendant quinze autres jours, de maniére que par ces opérations & ce traitement, l'exostose disparut presque entiérement en deux mois de tems, la jouë se trouva dégagée, les gencives se rétablirent dans leur état naturel, la machoire conserva son mouvement, & qu'il n'est resté d'autres vestiges considérables de cette maladie, qu'un peu d'élévation à la partie extérieure de la base de la machoire inférieure, dans le même lieu où cette exostose avoit sans doute pris son origine : D'ailleurs le visage du convalescent reprit son teint & sa forme naturelle ; ce jeune homme recouvra son embonpoint ordinaire, sans sentir aucun mal, il travailla comme il faisoit auparavant, & parut joüir de la meilleure santé.

Je n'ai pourtant regardé cette cure que comme palliative, & je n'ai point entrepris la cure radicale ; parce que ce Vigneron n'étoit point en état de supporter les frais qu'il auroit falu faire pour avoir un lieu commode, des alimens convenables, une garde, quantité de bons remédes, &c. toutes choses absolument nécessaires, si l'on eût entrepris de plus grandes opérations, & que l'on eût aussi travaillé à purifier la masse de son sang, des vices de laquelle dépendoit sans doute l'origine

de

de cette maladie. Quoique ce Vigneron fût dépourvû de tous ces ſecours, les ſoins que j'avois pris charitablement pour lui, avoient de beaucoup ſurpaſſé mon attente.

Sa ſanté paroiſſoit bien rétablie; mais quelque tems après il mourut d'une maladie aiguë: Quoiqu'elle n'ait parû avoir aucun rapport avec celle dont je l'ai traité, on peut cependant conjecturer que le levain cancéreux pourroit bien avoir cauſé cette derniére, & par conſéquent la mort.

V. OBSERVATION.

Lettre adreſſée à l'Auteur par M. Juton, Maître Chirurgien à Orgereus, ſur un abcès conſidérable, ſurvenu en conſéquence d'une carie de dents qui fut négligée.

MONSIEUR,

Je ſuis perſuadé que vous êtes très-curieux des faits qui concernent votre profeſſion, & que je vous ferai plaiſir de vous faire l'hiſtoire d'un abcès conſidérable qui a ſuccédé à une douleur de dents.

Le 22. Août 1724. je fus mandé pour voir le nommé Louis Anjauran habitant du Hameau du Moutiers. Je trouvai ce malade avec un peu de fiévre, affligé d'une tumeur beaucoup plus groſſe qu'un œuf de Poule d'Inde, ſituée du côté droit de la machoire inférieure : Tout le viſage de ce même côté étoit gonflé, & ſurtout les paupiéres. A peine ce malade pouvoit-il ouvrir la bouche pour qu'on y pût introduire l'extrêmité du petit doigt, au moyen duquel on ſentoit le dedans de la bouche gonflé, plus dur que l'extérieur de la jouë, & ſans que la douleur fût vive. Cela me fit juger que cette tumeur avoit pour cauſe quelque mal de dents ; je fus confirmé dans mon opinion, lorſque le malade m'avoüa qu'il avoit reſſenti quelques douleurs aux dents avant ſon accident. Je touchai la tumeur ſaillante en dehors, je diſtinguai la fluctuation, & je m'apperçus qu'il étoit tems de donner iſſuë à la matiére qu'elle renfermoit. Je propoſai d'ouvrir cette tumeur par une inciſion, l'on n'y conſentit pas ; mais le lendemain le malade & ſes amis furent fâchez d'avoir différé, & bien surpris de voir que la matiére avoit tout d'un coup changé de place, qu'elle étoit descenduë le long du cou, entre les tégumens & les muscles, où elle avoit formé une tumeur dont le volume étoit six fois plus considérable que ne l'étoit celui de la tumeur qui avoit paru le jour précédent, & que la derniére par sa situation & par l'abondance de la matiére étouffoit le malade. Lorsque ces accidens furent parvenus à ce point, on me vint chercher au plus vîte : Dès que je fus arrivé, je fis l'ouverture de cet abcès ; je fus supris de voir jaillir une matiére presque limphatique & d'une odeur insupportable, dont la quantité fut d'une pinte, ou environ, mesure de Paris. Je m'apperçus à chaque pansement qu'elle couloit abondamment ; & elle ne commença à diminuer & à perdre son odeur puante, qu'au bout de quatre jours. Les évacuations & les cataplâmes convenables, n'ayant point ramoli, ni relâché les muscles & la peau qui étoient extrêmement engorgez, il me fut impossible d'ouvrir la bouche du malade & d'appercevoir où étoit la dent que je soupçonnois être la cause du mal, qu'un mois après l'opération. Les muſcles & la peau s'étant réduits peu à peu à leur état naturel, pour lors je viſitai la bouche du malade, & je m'apperçus que depuis la premiére molaire juſqu'au fond de la bouche, il ne reſtoit à la machoire inférieure du même côté de l'abcès, que les racines des quatre molaires ſuivantes; que la racine de la derniére dent étoit vacillante, & que ſon alvéole étoit cariée. J'ôtai la racine de cette dent, & je laiſſai les racines des trois autres. Je vis enſuite l'injection que j'introduiſois par la plaie, ſortir par cette nouvelle ouverture que laiſſoit la racine ôtée, & qui bientôt après l'exfoliation ſe cicatriſa, & ſe guérit parfaitement, en même tems que l'ouverture de l'abcès ſe termina par un ſuccès auſſi heureux. Cette guériſon m'a paru aſſez ſurprenante; car il étoit à craindre qu'il ne reſtât une fiſtule après les ſuites d'un abcès auſſi compliqué; d'autant plus que l'abondance des matiéres qui ſe ſont évacuées dans les divers panſemens & dans les intervales des uns aux autres, tiroit ſa ſource en partie de quelques vaiſſeaux ſalivaires ouverts.

J'eſpére, Monſieur, que vous accompagnerez cette Obſervation de vos judicieuſes réflexions, & que vous ferez connoître inceſſamment au Public le danger auquel il s'expoſe en négligeant les maladies qui arrivent aux dents. Je ſuis, &c.

A Orgereus ce 27. Mars 1727.

Réponſe de l'Auteur à M. Juton.

MONSIEUR,

Je vous ſuis très obligé de votre attention, & je vous remercie de la bonne opinion que vous avez de moi. L'application que j'ai donnée à la partie de la Chirurgie que j'ai embraſſée, m'a engagé dans une entrepriſe qui m'a coûté plus que je ne l'avois cru. Il y a pluſieurs années que je travaille à faire un Traité des maladies des dents. J'ai augmenté mes cahiers depuis que je n'ai eu l'honneur de vous voir, de plus des trois quarts. J'ai été fort attentif à ne rien omettre de tout ce que j'ai ſçu devoir contribuer à la conſervation des dents & à la guériſon d'un très-grand nombre de maladies qui arrivent à la bouche, lesquelles sont presque toujours relatives aux dents. J'avois cru d'abord que je donnerois moins d'étenduë à mon Ouvrage; mais je tentois en vain de me prescrire des bornes; plus je voulois ne faire qu'un petit Livre, plus l'étenduë de la matiére m'offroit de nouvelles occasions de l'augmenter. Enfin de peur d'être trop diffus, j'ai fixé l'étenduë de mon Livre a deux volumes in-douze. J'ai fini le premier Tome par un Recueil d'Observations sur les maladies des dents, ausquelles je joindrai la votre avec bien du plaisir: Elle sera accompagnée de quelques autres qui ont un grand rapport avec elle. C'est avec raison, Monsieur, que vous me conseillez d'engager le Public à faire attention aux grands accidens que peuvent causer les maladies des dents, lorsqu'elles sont négligées. La méthode que j'ai suivie en écrivant mon Livre, vous fera connoître que je l'ai informé des conséquences fâcheuses qui peuvent naître du peu de soin qu'on prend pour prévenir de bonne heure ces accidens. J'ai enseigné sans réserve les moyens de les éviter, & par-là j'ai réglé mon zéle pour le bien public, sur le vôtre.

L'Obſervation que vous me communiquez, eſt aſſurément digne de réflexion, par la violence des accidens qui ont ſuccédé à la maladie dont il s'agit, par les difficultez que vous avez rencontrées à les ſurmonter, & par un ſuccès ſi heureux, qu'il a preſque ſurpaſſé votre attente. La carie des dents avoit donné occaſion à la carie de l'alvéole; une ſanie avoit ſans doute fermenté entre la gencive & l'alvéole; elle avoit diſſéqué ſes parties & formé un abcès; la matiére a coulé, elle s'eſt étenduë & augmentée par le continuel dépôt qui s'eſt fait d'une limphe acre & irritante, en conſéquence des vaiſſeaux ſalivaires rongez & corrodez.

Le dépôt de cette limphe augmentée juſqu'à un certain point, s'eſt manifeſté au dedans de la bouche & à la ſurface extérieure de la jouë: Vous n'avez pas été le maître d'évacuer cette matiére auſſi-tôt que vous l'avez apperçuë: Par ſa qualité, par ſon poids & par ſa quantité, elle a changé de place, en ſe gliſſant dans les interſtices des muſcles; elle s'eſt portée ſur une partie plus baſſe; elle a comprimé la trachée artére & les muſcles du larinx; en ſorte qu'elle étoit prête à ſuffoquer le malade, si vous ne l'aviez pas secouru à propos par l'ouverture que vous fîtes de ce grand abcès. Le traitement qui a succédé à votre opération, a dégagé les parties; les muscles de la bouche ont repris leur ton naturel; pour lors il vous a été facile d'examiner la bouche, de découvrir l'endroit de la carie, & de détruire la cause de tous ces désordres. Vous avez par-là donné lieu à la nature de rétablir promtement les parties malades dans leur premier état. Voilà l'idée que je conçois de la maladie, dont la guérison est dûë à la bonne conduite que vous avez tenuë dans ce traitement.

Je souhaite, Monsieur, que vous réussissiez de même dans toutes vos entreprises, & je vous prie instamment de continuer à me faire part des Observations que la pratique de votre Art vous donnera occasion de faire. Je suis, &c.

A Paris ce 15.
Avril 1727.

VI. OBSERVATION.

Sur le diagnoſtic qui ſe tire de l'inſpection des dents.

Il ne ſuffit pas d'avoir enſeigné dans ce Traité comment ſe fait la généra-tion des dents, leur accroiſſement, la maniére dont elles ſe régénérent, quelle eſt leur ſtructure, quelles ſont les cauſes qui les détruiſent, ce qu'il y a de plus convenable pour leur conſerva-tion, en combien de façons l'art peut réparer leurs difformitez & remédier aux maladies qui les attaquent, il faut encore que je faſſe remarquer certaines circonſtances qui concernent les diagnoſtics & pronoſtics, qui ſe prennent de leur inſpection, leſquelles ſervent à acquérir une plus parfaite connoiſſance de pluſieurs maladies qui ſurviennent au corps humain.

Hippocrate, Galien, Avicenne, Aëce, Riviere, Lommius, (*a*) Gordon dans ſa Pratique, & pluſieurs autres Auteurs célébres, rapportant les ſignes de certaines maladies aiguës, ont

(*a*) Dans la traduction du Tableau des maladies par M. le Breton.

grand ſoin de faire obſerver, non-ſeulement les ſignes que l'on peut prendre de l'inſpection des yeux, des temples, des oreilles, du nez, de la langue & des lévres, &c. mais encore ceux que donne la différente couleur des dents.

Souvent dans des cas ſemblables, la couleur des dents eſt un indice de la grandeur d'une maladie, ou de ſon opiniâtreté.

Suivant Gordon, (*a*) ceux qui ſont tourmentez d'une fiévre continuë, & qui ont les dents livides, ou noires, ne ſont pas hors de danger; mais s'ils les ont noires & en même tems ſéches comme du bois, c'eſt un ſigne de mort.

C'eſt par l'inſpection des gencives & par celle des dents, que l'on reconnoit combien le ſcorbut eſt plus ou moins invétéré.

L'on tire auſſi de cette inſpection, des indices pour mieux connoître les différens tempéramens.

Ceux dont les dents ſe conſervent le mieux, ſont ordinairement les plus ſains, les plus robuſtes, les moins valétudinaires, & ceux qui vivent le plus

(*a*) Part. 3. ch. 25. de ſa Pratique.

longtems. C'eſt le ſentiment d'Hémard, qui dit, (a) que le bon état & la blancheur des dents, ſont un ſigne de la bonne diſpoſition des parties principales, de la tête & de l'eſtomac.

Le même Auteur ajoute, d'après Ariſtote, Liv. 2. ch. 2. des parties des animaux, & en la Section 34. des Problêmes, que les dents bien rangées, bien ſerrées & de grandeur médiocre, marquent dans les hommes de la force & une longue vie.

L'inſpection des dents ſert encore à reconnoître les différens âges de certains animaux.

Je dois rapporter ici la citation qu'Hémard fait d'Ariſtote, qui dit (b) que la blancheur des dents ſe perd avec l'âge dans les animaux, excepté dans les chevaux, dont les dents deviennent plus blanches, à meſure qu'ils vieilliſſent.

Lorſque l'on néglige d'avoir ſoin de ſes dents, ces mêmes indices deviennent équivoques. La négligence détruit ſouvent des dents qui auroient duré longtemps, pour peu qu'on ſe fût

(a) Pag. 10. l. 9.

(b) L. 2. ch. 2. & 3. des parties des animaux.

donné le ſoin de les conſerver.

Si les dents ne ſont pas bien nettes, lorſque l'on vient à être attaqué de quelque grande maladie, leur couleur ne peut rien indiquer de poſitif; l'on peut ſe tromper en imputant aux effets de la maladie la mauvaiſe couleur des dents, dépendante d'ailleurs d'une mal-propreté habituelle, occaſionnée par le limon, ou par le tartre, qui ſéjournant ſur leur ſurface depuis longtems, s'y eſt collé, ou y a fait une impreſſion ſuffiſante, pour en varier la couleur.

Afin d'éviter de ſe méprendre en ces occaſions, il faut s'informer dans quel état étoient les dents du malade avant ſa maladie; s'il n'a point pris du mercure; ſi ſa bouche n'a pas été depuis peu gargariſée, oú rinſée avec quelques ingrédiens capables de colorer les dents, de même que le font les préparations de Saturne, pluſieurs autres remédes & certains alimens; & parlà l'on évitera de ſe tromper & de faire un faux pronoſtic.

Puiſque l'inſpection des dents que l'on a conſervées en bon état, ſert à mieux connoître des maladies conſidérables, de quelle importance n'eſt-il point de les entretenir toujours propres & bien nettes?

J'ai cru que pour intéresser les négligens à la conservation de leurs dents, je devois joindre ce motif à tant d'autres que j'ai indiquez dans ce Traité, qui tendent tous à faire voir qu'on ne doit rien omettre pour la conservation des dents & des parties qui les environnent.

Ceux qui négligent la propreté de leur bouche, sont du moins amateurs de la vie, & ils pourront s'appercevoir par la lecture de ce Traité, combien les dents servent à la conservation, ou au rétablissement de la santé, & combien il importe d'en prendre un soin tout particulier.

J'aurois pû encore grossir ce Traité, si j'avois voulu rapporter les fables que plusieurs Auteurs racontent concernant les dents.

Il y en a qui ont prétendu que l'on pouvoit par la connoissance des signes tirez de l'inspection des dents, prédire l'avenir & apprendre à chacun quel seroit son sort. Il est étonnant que des Auteurs sensez se soient laissez prévenir par de telles erreurs, dont l'expérience a découvert la fausseté.

Au surplus, j'ai pris grand soin de n'avancer rien dans ce Traité, que ce que j'ai exactement vérifié par la pratique. Pour cette raison je me suis abstenu d'expliquer un grand nombre de faits très-curieux qui concernent les dents & leurs maladies; parce que cette discussion auroit pû m'engager à hazarder des conjectures vagues sur des choses qui ne sont pas encore suffisamment connuës. Ces considérations m'ont déterminé à me renfermer dans de justes bornes. Je croirai cependant avoir recueilli une moisson assez abondante, lorsqu'à cette premiére partie j'en aurai joint une seconde, où je vais expliquer avec le plus de clarté & de justesse qu'il me sera possible, plusieurs maniéres d'opérer pour l'embellissement, la conservation & la guérison des dents, & où je décrirai plusieurs instrumens & machines qui étoient déja en usage à ce sujet, & quelques autres plus commodes & plus utiles, qui sont de mon invention.

Je souhaite néanmoins que ceux qui me succéderont, travaillent encore avec plus de succès sur cette matiere.

Fin du premier Tome.

www.ingramcontent.com/pod-product-compliance
Lightning Source LLC
Chambersburg PA
CBHW060910220326
41599CB00020B/2917